Alabanzas para el
Estilo de Vida Saludable Bragg
y el Libro Corazón Saludable Bragg

Estos son, si acaso, algunos de los miles de testimonios que recibimos anualmente alabando a los Libros de Salud Bragg por los beneficios de Súper Salud y rejuvenecimiento que cosechan – físicamente, mentalmente y espiritualmente. ¡También esperamos tener noticias suyas pronto!

Cuando yo era un joven entrenador de gimnasia en la Universidad de Stanford, las palabras y el ejemplo de Paul Bragg me inspiraron a vivir un estilo de vida saludable. Entonces tenía veintitrés años; ahora tengo más de 63 y mi salud sirve como un testimonio viviente de la sabiduría de salud Bragg, llevada a cabo por su dedicada hija paladina de la salud, Patricia. ¡Gracias!
– Dan Millman, autor de "The Way of the Peaceful Warrior"
• *www.DanMillman.com*

Paul Bragg salvó mi vida cuando asistí a una Cruzada de Salud Bragg en Oakland. A los 15 años, era tan enfermizo y débil que debía usar un soporte de espalda para sentarme. Le doy gracias al Estilo de Vida Saludable Bragg por mi larga, activa, y feliz vida; y me encanta promocionar salud y condición física.
– Jack LaLanne, seguidor Bragg y Pionero de Condición Física hasta los 97 años
• *www.JackLaLanne.com*

De joven tuve una disfunción de aprendizaje y me dijeron que nunca podría leer, escribir o comunicarme normalmente. A la edad de 14 años me salí de la escuela y a la edad de 17 terminé en Hawaii practicando el surfeo. Mi camino a la recuperación me condujo al Dr. Paul Bragg, quien cambió mi vida dándome una afirmación simple para repetir: "Soy un genio y yo aplico mi sabiduría." El Dr. Bragg me inspiró a vivir un estilo de vida saludable, regresar a la escuela, obtener mi educación y, a partir de ahí, empezaron a suceder milagros. He sido autor de 72 programas de entrenamiento y 40 libros y disfruto de llevar a cabo cruzadas alrededor del mundo gracias a Bragg.
– Dr. John Demartini, Paladín Dinámico estrella de "The Secret"
• *www.DrDemartini.com*

Durante 40 años he seguido el Estilo de Vida Saludable Bragg – le enseña a asumir el control de su salud y construir una vida saludable, larga y llena de satisfacción. – Mark Victor Hansen, Co-Creador, Serie "Chicken Soup for the Soul" (Sopa de Pollo para el Alma)

Un ayuno con agua destilada o purificada puede ayudarle a sanar con más rapidez; limpiar su hígado, riñones y colon; purificar su sangre; ayudarle a perder exceso de peso e hinchazón; sacar las toxinas; aclarar los ojos, lengua y limpiar el aliento. Le doy gracias a los Libros de Salud Bragg por mi conversión al camino saludable.
– James F. Balch, M.D., Co-Autor, "Prescription for Nutritional Healing"

B

Alabanzas para el Libro Estilo de Vida Saludable Bragg y el Libro Corazón Saludable Bragg

Amo los libros Bragg, especialmente "El Milagro del Ayuno".
Son muy populares y amados en Rusia y en Ucrania. Doy gracias
por mi salud y mi súper energía. ¡Gané el famoso Maratón
Honolulu con el récord para mujeres nunca igualado!
– Lyubov Morgunova, Corredora Campeona, Moscú, Rusia

Gracias, Patricia, por nuestro primer encuentro en Londres en 1968.
Cuando estaba sintiendo el peso de mis años, me diste tu libro "El Milagro
del Ayuno" – me puso a ejercitarme – caminando rápido y comiendo
más sabiamente. Fuiste una bendición enviada por Dios y exactamente
cuando más necesitaba cargarme saludablemente para mis Cruzadas.
– Reverendo Billy Graham • *www.BillyGraham.org*

Gracias a usted y a su increíble padre por su guía y enseñanza durante estos
años. Qué gran regalo nos dieron usted y su padre durante todos estos
años a través de sus Libros de Salud Bragg y los maravillosos productos
de Salud Bragg. Sus libros del Ayuno y Vinagre han mejorado mi vida
inmensamente. He perdido 30 libras y me siento varios años más joven.
¡A mi joven edad de 67 años, les doy las gracias por los grandes beneficios
de salud que estoy gozando y por todo el trabajo al que usted y su padre
han dedicado su vida! Deseándoles todas las bendiciones bajo el Sol.
– Capitán Wes Herman (retirado) Santa Barbara County Fire Dept.

Su padre, el Dr. Paul Bragg, ES el PADRE de la industria y de todo
el movimiento de salud natural. Todo lo que se ha hecho en torno
a la cultura física y de la salud natural, desde entonces, ha sido
basado en la visión pionera y principios articulados por el Dr. Bragg.
¡Nos dio a todos nuestra guía de salud!
– Dr. William Wong • *www.DrWong.us*

Le doy gracias a Paul Bragg por su labor precursora y de cruzadas
de Salud. El Dr. Bragg hizo el camino de nuestros principios 100%
saludables y me inspiró para iniciar los restaurantes Good Earth. Soy
un usuario y entusiasta de los Productos Bragg. – Bill Galt, CA

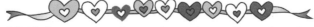

*La felicidad es cuando . . . lo que pienses, lo que digas, cómo vives y
lo que hagas está en armonía pacífica.* – Mahatma Gandhi

C

Alabanzas para el Libro
Estilo de Vida Saludable Bragg
y el Libro Corazón Saludable Bragg

En 1975, fui diagnosticado de cardiopatía coronaria. Seguí las Clases de Ejercicios Bragg y Conferencias de Salud Bragg gratuitas en el césped de Fort DeRussy, en Playa Waikiki, 6 días por semana. Han pasado años y sigo fuerte y saludable, gracias al Estilo de Vida Saludable Bragg. En la década de 1930, mi padre tuvo una artritis severa de cadera y casi no podía caminar. Siguió el Estilo de Vida Saludable de Bragg, además de hacerse sus bebidas de Vinagre Bragg, y curó su artritis.
– Helen Risk, RN, Hawaii

Luego de 4 semanas con Vinagre Bragg, mi colesterol bajó de 260 a 193. Mi Antígeno Prostático Específico (PSA) bajó de 4.4 a 3.6, no ha estado tan bajo desde 1998. No hice ninguna otra dieta. ¡Es maravilloso! Gracias. – Tom Reardon, MA

Empecé a tomar el VSM Bragg y en pocos días noté que mi presión sanguínea había bajado a 108/74. ¡Es increíble! ¡Por favor continúen difundiendo salud por el mundo! – Dr. Qasim Hussain Shah, Malasia

Tenía un bloqueo del 99% en mi arteria carótida y tenía programada una cirugía. ¡¡Leí los libros del "Vinagre de Sidra de Manzana" y el de "Corazón Saludable Bragg" y empecé a tomar la bebida de Vinagre Bragg!!! Mi doctor me dijo que ahora mi arteria tiene "cero" bloqueo y que mi presión sanguínea y colesterol están perfectos. ¡Grandes milagros! ¡Gracias! – Joseph Gajdosz, NY

¡El Estilo de Vida Saludable Bragg con Ayuno ha cambiado mi vida! Perdí peso y mis niveles de energía están por los cielos. Espero con emoción los días de "Ayuno". Pienso mejor y soy mejor esposo y padre. Gracias, Patricia, esto ha sido una gran bendición en mi vida. Además, gracias por compartir el Estilo de Vida Saludable Bragg en nuestra conferencia "AOL". – Byron H. Elton, vicepresidente de Entretenimiento, Time Warner AOL

¡Les doy gracias a los Paladines de la Salud Paul Bragg y su hija Patricia por sus años dedicados de servicio difundiendo la salud, puesto que nuestro Señor quiere que seamos saludables! Ha hecho una gran diferencia en mi vida y en la de millones alrededor del mundo. – Pat Robertson, Anfitrión CBN "Club 700"

Quiero agradecerles por enseñarme a tomar control de mi salud. He perdido 55 libras. ¡Me siento "Genial"! Los libros Bragg me han mostrado vitalidad, felicidad y como sentirme cercano a la Madre Naturaleza. Ustedes son verdaderamente "Paladines de la Salud". – Leonard Amato

D

Alabanzas para el Libro Estilo de Vida Saludable Bragg y el Libro Corazón Saludable Bragg

Estimados Amigos – ¡no saben cuánto han impactado mi vida y la de muchos de mis amigos y familiares! Amamos sus Libros de Salud Bragg, sus enseñanzas y productos, y ahora vivimos vidas más saludables y felices. ¡Gracias!
– Winnie Brown, Arizona

Soy un gran entusiasta de Paul Bragg. Hago ayuno y uso los Aminos Bragg diariamente en mi comida. Inclusive los llevo conmigo cuando viajo a mis seminarios, ¡no puedo estar sin ellos! ¡El mundo y yo estamos bendecidos con las enseñanzas de salud de Paul y Patricia Bragg!
– Anthony "Tony" Robbins • *www.AnthonyRobbins.com*

Fue en Hawaii que empecé a darme cuenta de que, aun cuando las elecciones de estilo de vida podían ser un punto negativo contra la salud y bienestar, ¡también podían ser un activo ganador con respecto a estar bien! Mi descubrimiento sobre condición física y salud inició al corto tiempo de haber llegado a Hawaii a la edad de 19 años, cuando descubrí a Paul Bragg, el gran pionero de salud y acondicionamiento, dando una clase de ejercicios gratis 6 días a la semana en la Playa Waikiki.
– Kathy Smith, Hollywood, CA • *www.KathySmith.com*

Tuve la oportunidad de sentarme a la par de Patricia en un vuelo de Dallas a Los Angeles. ¡Su honestidad sobre mi peso y salud realmente me inspiraron a hacer grandes cambios de vida para bien! Un año más tarde, tengo 85 libras menos y la frecuencia cardiaca se ha bajado casi a la mitad. Patricia, ¡ayudaste a salvar mi vida! – Mike Ableman, Texas

En el pasado, mi familia ha tenido problemas de salud crónicos. En este año y medio que ha pasado, Dios nos ha mostrado Su Voluntad para sanar y salud divina. Nuestro viaje ha incluido una dieta saludable, algo de ayuno, y un cambio completo en el estilo de vida. ¡Hemos probado el VSM y quiero que sepan que es uno de los cambios más valiosos que hemos incluido en nuestro estilo de vida! ¡Es impresionante! ¡No puedo expresar lo bien que nos sentimos! Doy gracias por todas las cosas buenas que Dios ha puesto ante nosotros – este viaje, y cada resultado milagroso, y el VSM es parte de ello. Gracias por compartir este tesoro de salud en los Libros Bragg. ¡Dios los bendiga! – Rhonda Jackson, Oklahoma

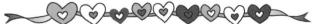

La buena salud y el sentido común son dos de las bendiciones más grandes de la vida.
– Publilius Syrus, escritor romano, 42 a.C.

E

Alabanzas para el Libro Estilo de Vida Saludable Bragg y el Libro Corazón Saludable Bragg

Me fue diagnosticado diabetes y tenía altos niveles de azúcar. Luego de seguir a Bragg por 6 meses, ahora estoy libre de insulina y más sano de lo que he estado en los últimos 15 años. Mi esposa, tres hijos y yo ahora somos vegetarianos sanos viviendo el Estilo de Vida Saludable Bragg. Los resultados han sido maravillosos. Les damos las gracias. – Dennis Urbans, Australia

¿Cómo vencí el cáncer, la obesidad, diabetes, infección por estreptococos, tres discos herniados y dolor insoportable? La respuesta es cambiando al Estilo de Vida Saludable Bragg y tomar diariamente la bebida maravillosa de Vinagre Bragg. ¡Cambió mi vida y además perdí 70 libras! Recibí una nueva vida y eso es solo el comienzo, porque volvió mi hombría, la cual había perdido con la diabetes – ¡eso sí es emocionante! En mi viaje a Honolulu visité la famosa Clase de Ejercicios Bragg gratuita en Playa Waikiki. Me regeneré tanto con un nuevo punto de vista respecto a vivir el Estilo de Vida Saludable Bragg que ahora vivo en Hawaii. ¡Estoy vigorizado con nueva energía por la vida y para vivir! ¡Mi nuevo propósito para vivir es ayudarles a otros a reclamar sus derechos de salud! Quiero que el mundo se una a la Cruzada de Salud Bragg. Les estoy tan agradecido a Paul y Patricia por ser mi inspiración. – Len, Hawaii

Ver más testimonios para el Estilo de Vida Saludable
Bragg en las páginas 271-276.

Diariamente recibimos cartas en nuestras oficinas de Santa Bárbara. Nos encantaría saber de usted sobre cualquier bendición, sanación, e impacto que haya experimentado en su vida luego de seguir el Estilo de Vida Saludable Bragg. ¡Todo está al alcance de su mano para obtener el mayor nivel de salud! Al seguir este libro, ¡puede cosechar una Súper Salud y una vida feliz, larga y satisfactoria! Nunca es demasiado tarde para iniciar – ¡ver estudios (páginas 116-117) sobre personas en sus 80's y 90's y los maravillosos resultados que se obtuvieron! ¡Puede recibir milagros con nutrición, ejercicio y un poco de ayuno! ¡Empiece ya!

Diariamente dirigimos nuestras oraciones y amor hacia usted,
su corazón, su mente y alma.

Con amor,

Patricia   y   Paul C. Bragg

3 Juan 2   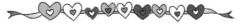   Génesis 6:3

F   *¡Los milagros pueden suceder a diario con guía y oración!* – Patricia Bragg

GALERÍA DE FOTOS BRAGG

PATRICIA Y PAUL C. BRAGG, N.D., Ph.D.
Los Dinámicos Padre e Hija Son Paladinos De La Salud Mundial

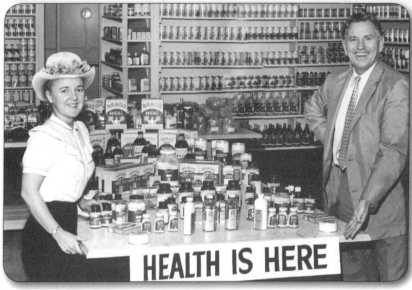

Durante el siglo pasado, *Bragg Live Food Products* desarrolló y fue pionero de la primera línea de Alimentos para la Salud, desde vitaminas y minerales hasta nueces crudas, semillas y frutas puestas a secar al sol. Esto incluía más de 365 productos – *"¡Uno para cada día del año!"* dice la hija, Dra. Patricia Bragg

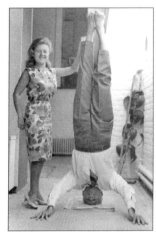

"Ustedes me han recargado con gozo, esperanza, amor y aliento, que venía de sus palabras. Ahora estoy haciendo ayuno y usando el VSM. ¡Ciertamente han mejorado mi vida!"
– Marie Furia, New Jersey

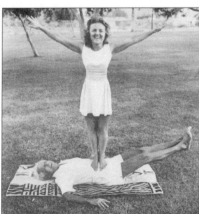

"Gracias por el Estilo de Vida Saludable Bragg que compartió conmigo y que está compartiendo con miles de personas alrededor del mundo."
– John Gray, Ph.D., Autor

La Dra. Patricia Bragg se para sobre el estómago de su padre. ¡Los músculos del estómago de Paul son tan fuertes que puede subir y bajar a Patricia!

Foto de
People Magazine
Agosto, 1975

PAUL y PATRICIA BRAGG

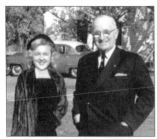

Patricia con el presidente número 33 de los Estados Unidos, Harry S. Truman en su casa en Independence, Missouri

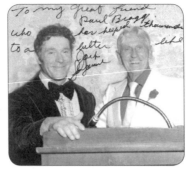

Paul Bragg , creador de las Tiendas de Alimentos de Salud, con su estudiante estrella Jack LaLanne, quien le agradece a Bragg por salvarle su vida a los 15 años

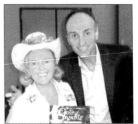

La Dra. Patricia Bragg con el Dr. Jeffrey Smith. Él es líder en sacar a los OGMs (organismos genéticamente modificados) de los alimentos de los Estados Unidos. Ver el vídeo sobre OMGs por Jeffrey Smith y narrado por Lisa Oz (la esposa del Dr. Oz) en la red: *GeneticRouletteMovie.com*

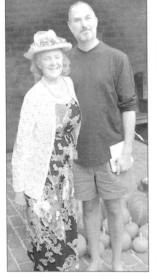

Patricia visitando a Steve Jobs en su casa en Palo Alto durante los días festivos de Acción de Gracias

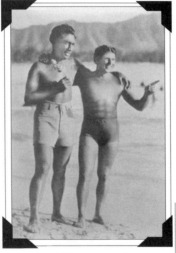

Paul en 1920 con su amigo de natación y surf, Duke Kahanamoku, Playa Waikiki, Diamond Head

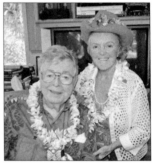

El Dr. Earl Bakken con Patricia. Él es famoso por inventar el primer marcapasos de transistores. Su empresa Medtronic lo desarrolló y es un resucitador para reparar corazones enfermos que siguen salvando miles de vidas. El Dr. Bakken vive en Hawaii y es un gran entusiasta de los Aminos Líquidos Bragg

"He estado leyendo los libros Bragg desde la secundaria. Estoy agradecido por el Estilo de Vida Saludable Bragg y admiro sus cruzadas de salud para un mundo más saludable y feliz."
– Steve Jobs, Creador y CEO
– Apple Computer

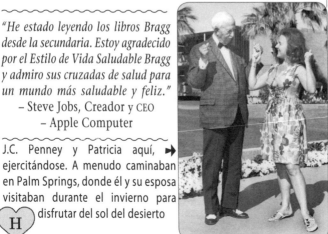

J.C. Penney y Patricia aquí, ➡ ejercitándose. A menudo caminaban en Palm Springs, donde él y su esposa visitaban durante el invierno para disfrutar del sol del desierto

"No puedo recordar un tiempo en el que la Regla de Oro no fuera mi lema y precepto, la antorcha que guiara mis pasos."*
– J.C. Penney

*La Regla De Oro:
Haz a los demás todo lo que quieras que te hagan a ti.

CRUZADAS DE SALUD PARA ESTRELLAS DE HOLLYWOOD

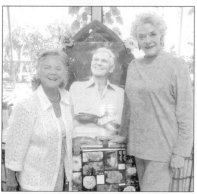

Patricia con su amiga Jane Russell. Famosa estrella de Hollywood de los 40's a los 60's

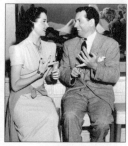

Jane Wyatt aprendiendo sobre salud con Paul C. Bragg

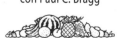

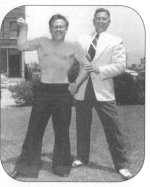

Mickey Rooney con Paul. Es un actor y animador temprano de los filmes americanos. ¡Mickey ganó múltiples premios y tuvo una de las más largas carreras (más de 90 años) de cualquier actor

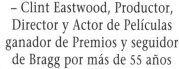

Paul C. Bragg haciendo ejercicio con la actriz Helen Parrish

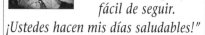

"Gracias Paul y Patricia Bragg por mi Estilo de Vida Saludable simple y fácil de seguir. ¡Ustedes hacen mis días saludables!"
– Clint Eastwood, Productor, Director y Actor de Películas ganador de Premios y seguidor de Bragg por más de 55 años

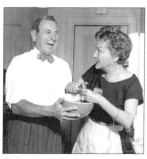

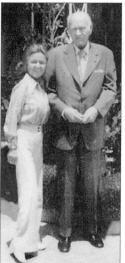

Paul Bragg con la famosa actriz de Hollywood Gloria Swanson, quien era una estrella principal en los 20's, 30's y 40's. Gloria se volvió una Devota Bragg de la Salud a los 18 años y a menudo se iba de cruzada de salud con Bragg durante la década de los 50's

Paul Bragg con Donna Douglas; ella era "Elly May" en los *Beverly Ricos*

Paul con James Cagney, actor de cine Americano. Él ganó grandes premios por una amplia variedad de papeles. El American Film Institute clasificó a Cagney como 8° entre los más Grandes Actores Varones de Hollywood de todos los tiempos

← El fundador de hoteles, Conrad Hilton con Patricia Bragg, su Profesora de Estilo de Vida Saludable. *"¡No estaría vivo hoy si no fuera por los Bragg y su Estilo de Vida Saludable Bragg!"* – Conrad Hilton

"Gracias por su sitio web: Bragg.com. Qué tesoro de información para aprender sobre cómo vivir y comer de forma saludable. ¡Muchas bendiciones!" – Michel y Mary, California

I

¡PAUL C. BRAGG, ND, Ph.D. ENSEÑA CONDICIÓN FÍSICA Y SALUD!

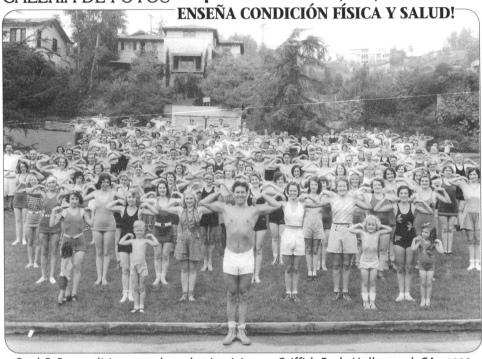

Paul C. Bragg dirige una clase de ejercicios en Griffith Park, Hollywood, CA –1920

¡El Estilo de Vida Saludable Bragg hace milagros! – Jack LaLanne

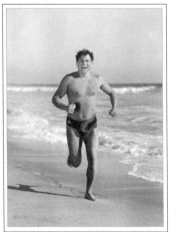

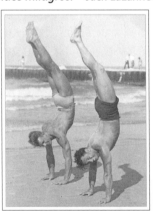

Amigo y Paul Bragg parándose de manos en la playa

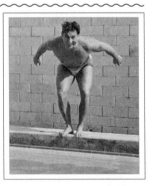

Paul y Patricia aman nadar y mantenerse activos.

Paul corriendo en Coney Island, Nueva York, donde era miembro del Club de Osos Polares de Coney Island, conocido por nadar en aguas heladas, 1930's

El actor de Hulk para TV Lou Ferrigno le da las gracias a los Libros Bragg. ¡Lou pasó de ser débil a ser Súper Hulk! ➡

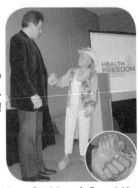

"Perdí 102 lbs. con el Vinagre de Sidra de Manzana Bragg y el Estilo de Vida Saludable Bragg y he mantenido mi peso por más de 15 años, evitando la harina blanqueada, el azúcar y otros alimentos procesados." – Dee McCaffrey, Químico y Consejero de Dietas, Tempe, Arizona

Lou y Patricia en la Exposición Chicago Health Freedom

J

HISTORIA DE LOS 100 AÑOS DE LOS LIBROS Y PRODUCTOS DE SALUD BRAGG

GALERÍA DE FOTOS

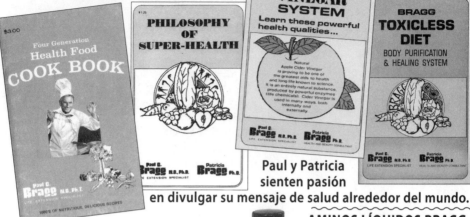

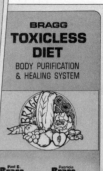

Paul y Patricia sienten pasión en divulgar su mensaje de salud alrededor del mundo.

AMINOS LÍQUIDOS BRAGG
Delicioso sazonador con 16 aminoácidos esenciales. Aún disponibles alrededor del mundo

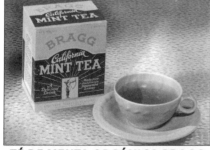

La Dra. Patricia Bragg lleva el legado de Salud de su padre que él inició hace 100 años

Ver en la Web: Fiesta de Aniversario de los 100 años Bragg.com

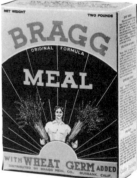

CEREAL PARA PAPILLA BRAGG
Bragg fue el primero en juntar 7 granos para obtener un delicioso cereal caliente

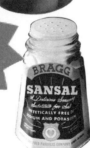

BRAGG SANSAL
Un gran sustituto de la sal. Este producto fue aprobado por Los Angeles Heart Assoc.

BRAGG SPRINKLE
Delicioso condimento de hierbas. Se inició en 1931 – el primero con 24 Hierbas y Especias Orgánicas

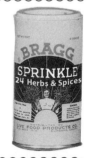

TÉ DE MENTA ORGÁNICA BRAGG
Bragg fue el primero con Tés de Hierbas en América

"¡Nuestras vidas han sido totalmente cambiadas! Nuestra familia se siente tan saludable que necesitamos contarles." – Gene Y Joan Zollner, padres de 11, Washington

GALERÍA DE FOTOS

¡CELEBRANDO LOS 100 AÑOS!

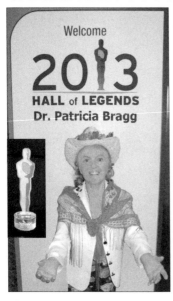

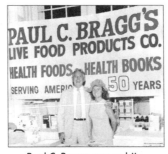

Paul C. Bragg con su hija, celebrando más de 50 años de Productos, Libros y Cruzadas Bragg, llevando Salud alrededor el mundo

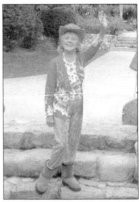

Patricia en la Granja Orgánica Bragg de Santa Bárbara

La Exposición de Alimentos Naturales en Anaheim, con 65,000 participantes de alrededor del mundo, honró a la Dra. Patricia Bragg y a su padre, el Dr. Paul C. Bragg como leyendas atesoradas de la Industria de los Alimentos para la Salud

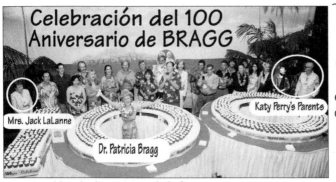

¡Patricia, el personal, y 1,000 amigos celebraron 100 años de Productos y Libros para la Salud Bragg, y de Cruzadas de la Salud. ¡Somos orgullosos pioneros en esta Enorme Industria de la Salud que está ayudando a mantener al mundo más saludable! ¡Con Bendiciones de Salud, Paz y Amor para usted!

Ver vídeo de diapositivas de la fiesta en www.Bragg.com

Patricia

La Clase de Ejercicios de Hawaii Bragg fue fundada por la leyenda de Acondicionamiento Físico y Paladín de la Salud Mundial, el Dr. Paul C. Bragg. Él quería crear una Clase de Ejercicios Comunal Dinámica gratuita, y a menudo dio estas clases él mismo por muchos años. La Dra. Patricia Bragg sigue con la herencia de salud de su padre brindándole apoyo a la Clase de Ejercicios Bragg y ella participa en la clase cada vez que está en Hawaii.

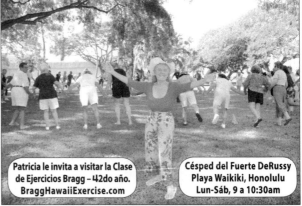

Patricia le invita a visitar la Clase de Ejercicios Bragg – 42do año. BraggHawaiiExercise.com

Césped del Fuerte DeRussy Playa Waikiki, Honolulu Lun-Sáb, 9 a 10:30am

"Por favor, haga un registro de la historia de su familia y ancestros. Tome fotos – haga su propia 'Galería de Fotos'. Tome vídeos – haga películas de sus hijos, su cónyuge, su padre y madre, fiestas familiares, etc. Estos recuerdos son preciosos e importantes de guardar para generaciones futuras." – Patricia Bragg

BRAGG

Corazón
Saludable

Mantenga Su Sistema Cardiovascular
Saludable Y Acondicionado
A Cualquier Edad

PAUL C. BRAGG, N.D., Ph.D.
ESPECIALISTA EN EXTENSIÓN DE VIDA

Y

PATRICIA BRAGG, N.D., Ph.D.
PALADINA DE LA SALUD Y EDUCADORA DE ESTILO DE VIDA

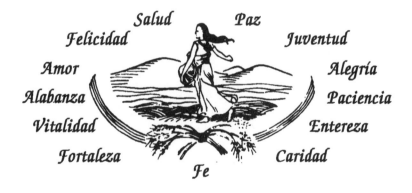

Salud   *Paz*
Felicidad   *Juventud*
Amor   *Alegría*
Alabanza   *Paciencia*
Vitalidad   *Entereza*
Fortaleza   *Caridad*
Fe

¡ÚNASE

**A Las Cruzadas De Salud Bragg Para
Un Mundo 100% Saludable Para Todos!**

HEALTH SCIENCE

Apartado 7, Santa Barbara, California 93102 EE.UU.

URL: www.bragg.com

Nota: Nuestros escritos están hechos para ayudarle a vivir un estilo de vida saludable y prevenir problemas de salud. Si sospecha que tiene un problema médico, por favor busque profesionales de la salud alternos para ayudarle a tomar la decisión informada más saludable. ¡Los diabéticos deben ayunar solo bajo la supervisión de un profesional de la salud! Si es o está hipoglicémico, agregue polvo de Espirulina o cebada verde a los líquidos cuando está ayunando.

BRAGG

Mantenga su Corazón Y

Sistema Cardiovascular

Saludables Y Acondicionados
A Cualquier Edad

PAUL C. BRAGG, N.D., Ph.D.
ESPECIALISTA EN EXTENSIÓN DE VIDA
Y
PATRICIA BRAGG, N.D., Ph.D.
PALADINA DE LA SALUD Y EDUCADORA DE ESTILO DE VIDA

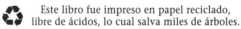

Este libro fue impreso en papel reciclado, libre de ácidos, lo cual salva miles de árboles.

– EDICIÓN CORREGIDA Y AUMENTADA –

Primera Edición MMXVI
ISBN: 978-0-87790-074-0

Datos Catalogación de la Biblioteca del Congreso archivados en la editorial.

Publicado en los Estados Unidos de Norteamérica
HEALTH SCIENCE, Apartado 7, Santa Bárbara, California 93102 EE.UU.

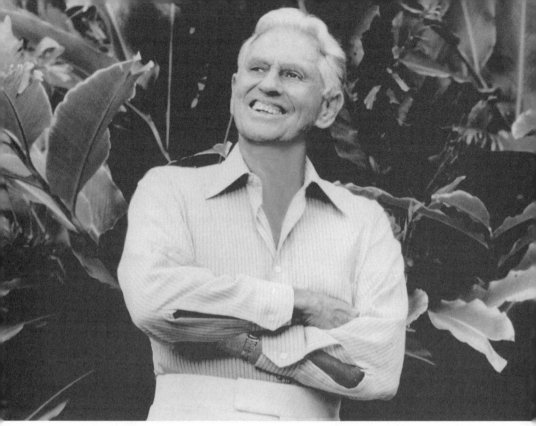

PAUL C. BRAGG, N.D., Ph.D.

Principal Autoridad Mundial Sobre El Estilo de Vida Saludable

La hija de Paul C. Bragg, Patricia, y los maravillosos y saludables miembros del *Bragg para una Vida Más Larga, Salud y Felicidad* se ejercitan diariamente en el precioso césped de Fort DeRussy, en la famosa Playa Waikiki en Honolulu, Hawaii. Observe al club ejercitándose en *BraggHawaiiExercise.com*. La membresía es gratuita y abierta a cualquiera que desee asistir – de lunes a sábado, de 9 a 10:30 am – a los Ejercicios de Respiración Súper Poderosa Bragg, Salud y Condición Física. ¡Los sábados hay a menudo conferencias de salud sobre cómo vivir una vida larga y saludable! El grupo se conforma en promedio de 50 a 75 personas por día, dependiendo de la temporada. De diciembre a marzo, puede subir hasta a 125. Sus dedicados líderes han llevado a cabo la clase por más de 40 años. Miles han visitado el club de todas partes del mundo y han llevado, de vuelta a casa, la Cruzada de Salud Bragg y Condición Física a amigos y familiares. Si visita Honolulu, Hawaii, Patricia les invita a usted y a sus amigos a unirse a ella y al club para disfrutar de una hermandad sana y saludable. También recomienda visitar las islas externas (Kauai, Hawaii, Maui, Molokai) para unas vacaciones saludables y satisfactorias.

Para mantener una buena salud, peso normal, e incrementar la buena vida de salud radiante, alegría y felicidad, el cuerpo debe ser ejercitado adecuadamente (estiramiento, caminar, trotar, correr, andar en bicicleta, nadar, respiración profunda, buena postura, etc.) y nutrido de forma sabia con alimentos saludables. – Paul C. Bragg, ND, PhD., Paladín de la Salud

¡NECESITAMOS SU APOYO!

¡Ayúdenos a tener mayor impacto y únase a nosotros como Paladín de la Salud!
Con su Apoyo, las Cruzadas de Salud Bragg Pueden Continuar Difundiendo las Enseñanzas de Paul C. Bragg

¡Por más de 80 años hemos compartido mundialmente las enseñanzas de Paul C. Bragg sobre vivir de forma saludable! ¡Millones siguen los principios del Estilo de Vida Saludable de Bragg y sus vidas han sido cambiadas para siempre! Todos los días hay personas que nos envían cartas, correos electrónicos y nos llaman, diciendo – *"¡Paul Bragg salvó mi vida!"*

El antiguo Director de Salud Pública de los Estados Unidos, el Dr. C. Everett Koop, dijo:
"Paul Bragg hizo más por la Salud de Norteamérica que cualquier otra persona que yo conozca."

NUESTRA MISIÓN: Divulgar la salud por el mundo e inspirar a la juventud y a la gente de todas las edades a lograr una salud óptima – física, mental y espiritual, y vivir largas vidas, productivas, felices y afectivas.

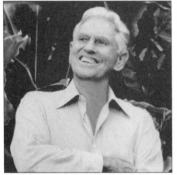

Paul C. Bragg, N.D., Ph.D.
Creador de las Tiendas de Salud
Especialista en Prolongación de Vida
Paladín de la Salud para el Mundo

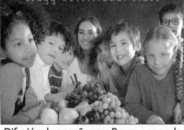

Difusión de enseñanzas Bragg a escuelas

Si su vida ha sido tocada y ayudada por las enseñanzas de salud Bragg, por favor ayúdenos a continuar con el Legado Bragg en este siglo 21 y más allá. Bragg está muy comprometido con este esfuerzo y como parte de sus valores fundamentales quiere devolverle a la comunidad de esta forma tan significativa. Bragg contribuye generosamente con muchas instituciones no lucrativas y escuelas cada año, y su apoyo adicional hará un mayor impacto en nuestras comunidades. Su donación, deducible de impuestos, al Fundación de Salud Bragg (Bragg Health Foundation) le brindará apoyo a nuestra misión de continuar con el Mensaje de Salud Bragg por el mundo e inspirar a generaciones futuras.

La obra no lucrativa y filantrópica del Bragg Health Foundation le brinda fondos a las Cruzadas de Salud Bragg, salud comunitaria, educación de la salud para escuelas, adultos y entrenamiento gratuito, y publicaciones al servicio militar y sus familias para poder manejar el estrés. El Fundación lleva a cabo la difusión de la salud a los jóvenes en las escuelas a través de nuestro nuevo programa *BraggHealthKids.org*; además de programas de enseñanza de cultivos orgánicos, y ayudando a patrocinar la investigación de ciencias de la salud y brindándoles becas a estudiantes merecedores que quieren cursar profesiones en las ciencias de la salud natural.

¡Por favor únase a nosotros para compartir el Legado de Salud Bragg!

(Vea la siguiente página para mayor información)

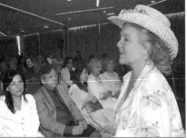

Patricia Bragg dando una conferencia en los Seminarios Bragg de Salud

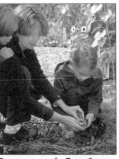

Programas de Enseñanza para Cultivo Orgánico

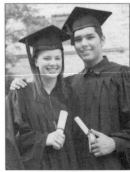

Becas Bragg

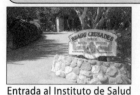

❧♥♥ *Décadas de Asombro A Medida que la Vida Transcurre* ♥♥❧

¿Dónde se fueron nuestros años? Pasaron tan rápidamente.
¡Cuando somos jóvenes parecen arrastrarse,
con cada década, pasan volando!

A la edad de 29 años somos el centro;
a la edad de 30 nos sentimos supremos
pero los 40 nos aterran; la vida no es lo que parece.
A los 50 hemos alcanzado la madurez;
a la edad de 60 aceptamos la veteranía.
Cuando estamos llenos del entusiasmo de la vida creativa,
¡no hay espacio para la depresión ni la desesperación!

Pero a la edad de 65, la sabiduría que proviene de la experiencia
toma el control, y aprendemos a aceptarnos como somos.
¡Cada nuevo día es un regalo para ser atesorado,
permitiéndonos ir lejos!

A la edad de 75, la vida es para los vivos
¡pero, es a través de nuestro compartir, nuestro amor
y nuestra generosidad
que alcanzamos las Estrellas de Gozo, Paz
y las Posibilidades de la Eternidad!

– por Ruth Lubin, una joven de 88 años que sigue fuerte,
¡y que empezó a escribir poesía y esculpir a los 80!
Postdata: ¡Rut ha sido una admiradora del Estilo de Vida
Saludable Bragg por más de 58 años!

❤ Prométase a Sí Mismo con Amor ❤

- Prométase a sí mismo ser tan fuerte que nada pueda perturbar su paz mental.

- Hablar de Salud, Felicidad Prosperidad con cada persona que encuentre.

- Hacer que todos sus amigos se sientan especiales.

- Verle el lado positivo a todo y hacer que su optimismo y sueños se hagan realidad.

- Pensar sólo en lo mejor, trabajar sólo por lo mejor y esperar sólo lo mejor en su vida.

- Ser tan entusiasta por el éxito de otros como del suyo.

- Olvidar los errores del pasado y presionarse para llegar a logros más grandes del futuro brillante y fresco.

- Ser demasiado grande para preocuparse, demasiado noble para la ira, demasiado fuerte para el miedo, y demasiado feliz para permitir la presencia de problemas e infelicidad.

- Darle tanto tiempo al mejoramiento personal que no tenga tiempo de criticar a otros.

- Llevar una cara alegre en todo momento y darle a cada criatura.

– Christian D. Larson
(Science of Mind Magazine)
Autor y Líder de Inspiración

vi

Mantenga su Corazón Y Sistema Cardiovascular

Saludables Y Acondicionados A Cualquier Edad

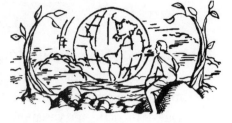

Preservar la salud es un deber moral y religioso, puesto que la salud es la base de todas las virtudes sociales. No podemos seguir siendo tan útiles si no estamos bien. – Dr. Samuel Johnson, Padre de Diccionarios, 1755

Contenido

Los Libros Bragg son maestros silenciosos y fieles de salud –
¡nunca se cansan, listos día y noche para ayudarle a ayudarse a tener salud!

La vida es aprender cuáles reglas obedecer y cuáles no obedecer,
¡y la sabiduría para saber la diferencia entre las dos cosas!

Los Libros Bragg son escritos para inspirarle y guiarle a una salud radiante y longeva. Recuerde, los libros que no se lea no le ayudarán. ¡Relea frecuentemente nuestros libros y viva el Estilo de Vida Saludable Bragg para una vida larga y saludable!

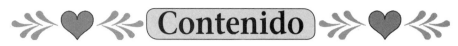

Contenido

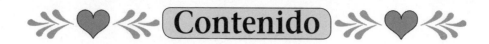
Contenido

Vivir en armonía con el universo es vivir totalmente vivo, lleno de vitalidad, salud, gozo, poder, amor y abundancia en todo nivel. – Shakti Gawain

La bondad debe ser un estado mental en el cual estamos alertas a cualquier oportunidad: para hacer, para mejorar, para compartir y para alentar. – Patricia Bragg, ND, PhD.

¡Hable de felicidad! ¡Hable de fe! ¡Viva saludablemente! Diga que está bien y que todo lo suyo camina bien, y Dios oirá sus palabras y las volverá verdad. – Ella Wheeler-Wilcox

Practique la cortesía, llega muy lejos y no cuesta nada. – Seneca

Contenido

*Mientras mejor informado esté, más comprometido estará con los cambios
necesarios para bajar su riesgo de tener un ataque al corazón o un derrame.*

¡Este Libro del Corazón le guía para tener un corazón más fuerte, saludable, y joven!

Contenido

Contenido

Usted puede personalmente reducir significativamente las probabilidades de sufrir un ataque al corazón. Requiere mejorar la alimentación y los hábitos de ejercicio. Le guiaremos en este libro.

Contenido

*Cuando la salud está ausente, la sabiduría no puede revelarse a sí misma,
el arte no se puede manifestar, la fuerza no puede luchar, la riqueza se vuelve inútil
y la inteligencia no puede ser aplicada. – Herophilus*

*El progreso es imposible sin cambio, y quienes no pueden cambiar de parecer,
¡no pueden cambiar nada! – George Bernard Shaw*

La energía y la persistencia ayudan a conquistar todas las cosas. – Ben Franklin

*El amor no hace al mundo girar.
El amor es lo que hace que el viaje valga la pena. – F. P. Jones*

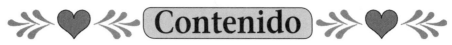

Contenido

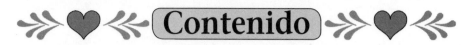

Contenido

Tres Hábitos de Salud Necesarios

Hay 3 hábitos que, con solo una condición que se les agregue, le darán todo en el mundo que valga la pena tener, más allá de cualquier cosa que la imaginación del hombre pueda imaginar ¡cómo mejora adicional! Estos hábitos son:

- ***El Hábito de la Salud*** • ***El Hábito del Trabajo*** • ***El Hábito del Estudio***

Si usted tiene estos hábitos, y también tiene el amor de una persona que tiene estos mismos hábitos, ustedes dos estarán en el paraíso aquí y ahora. – Elbert Hubbard

Tu alimento será tu remedio. – Hipócrates, padre de la medicina, 400 a.C.

La American Heart Association reporta que 800,000 norteamericanos sufren de derrames cada año. El derrame es la causa principal de discapacidad en los Estados Unidos y la cuarta causa principal de muerte. Hasta un 80% de los derrames son evitables, porque en su mayor parte, los derrames son resultado de elecciones poco saludables en cuando a estilo de vida.

Jesús dijo: "Tu fe te ha sanado, vete y no peques más."
¡Esto incluye sus pecados dietéticos! Él mismo, a través del ayuno y de la oración, pudo sanar a los enfermos y curar toda suerte de enfermedades.

Contenido

Mientras más alimentos naturales consuma, más disfrutará de salud radiante y podrá promover un nivel más alto de vida de amor y fraternidad. – Patricia Bragg

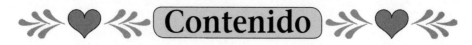
Contenido

Nunca es demasiado tarde para ser lo que usted pudo haber sido. – George Elliot

---

No conozco la fatiga – mi fuerza de vida está constantemente refrescándome. – Paul C. Bragg

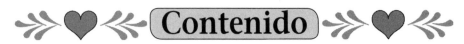

Contenido

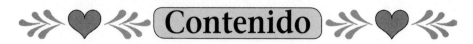
Una dieta alta en alimentos antioxidantes, tales como: arándanos, brócoli, espinaca, ciruelas, arándanos rojos, cerezas, bananas, zanahorias, zapallo anco (butternut), frijoles rojos, alcachofas, coles de Bruselas y frambuesas, se ha visto que reduce el cáncer y la enfermedad cardiaca e incrementa la expectativa de vida. – DoctorOz.com

Contenido

Si yo tuviera que nombrar los tres recursos más preciados de la vida, diría que son los libros, los amigos y la naturaleza; y el más grandioso de estos, al menos el más constante y siempre a la mano, es la Madre Naturaleza y Dios. – John Burroughs

Por qué mi padre y yo escribimos este libro del corazón:

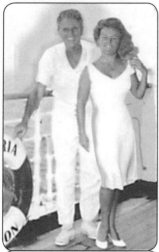

Paladines de la Salud Mundial Paul C. Bragg y su hija Patricia

Los problemas cardiovasculares (corazón y vasos) constituyen el Asesino #1 en el mundo civilizado de hoy. ¡Y sin embargo estos problemas mortales pueden ser revertidos! Millones de nuestros estudiantes de salud, alrededor del mundo, han desarrollado corazones fuertes partiendo de corazones débiles. Muchos han evitado la cirugía cardiaca, ayudado a su salud y a su corazón al vivir este Estilo de Vida Saludable Bragg y el Programa del Corazón.

¡Mi padre, Paul C. Bragg, fue el pionero de estos preceptos y los practicó por casi un siglo, con un corazón "sin edad" en un cuerpo biológicamente juvenil aun como tatarabuelo! Ambos hemos prosperado con nuestra Dieta de Alimentos Saludables y Naturales. Sin sal, sin azúcar blanca refinada, ni harina, sin aditivos artificiales, ni conservadores venenosos, sin bebidas debilitantes, solo alimentos naturales "vivos", frutas y vegetales frescos y orgánicos, y jugos y agua destilada combinados con un Programa de Ejercicios Saludables, Ayuno, Relajación y Sueño Revitalizador.

Queremos compartir con usted la sabiduría que hemos obtenido en nuestros años de experiencia combinada e investigación para que usted no tenga que temerle más a este Asesino #1. ¡Escoja estar saludable y en buena condición física y permanecer joven de corazón por toda su vida! ¡Depende de usted!

❤ Plan de Estilo de Vida Saludable Bragg ❤

- *Lea, planee, diseñe y lleve a cabo el estilo de vida para una salud suprema y longeva.*
- *Subraye, resalte o doble las esquinas de las páginas a medida que encuentre pasajes importantes.*
- *El organizar su estilo de vida le ayuda a identificar lo qué es realmente importante en su vida.*
- *Manténgase fiel a sus metas de salud en forma diaria para una vida más saludable, longeva y feliz.*
- *Donde el espacio lo ha permitido, hemos incluido "palabras de sabiduría" de grandes mentes para motivarlo e inspirarlo. Le pedimos por favor, háganos saber cuáles son sus citas favoritas.*
- *Escríbanos sobre sus éxitos luego de seguir el Estilo de Vida Saludable Bragg.*

Que estés saludable todos los días de tu vida. – Jonathan Swift, 1745

Pedid, y se os dará; buscad, y hallaréis; llamad, y se os abrirá. – Mateo 7:7

Un libro es un jardín, un manzano, un almacén, una fiesta, un mentor y un maestro. Los libros pueden ser sus guías y consejeros fieles. – Henry Ward Beecher

¡Los Libros de Salud Bragg están aquí para guiarle hacia una súper salud!

SU PERFIL DE QUÍMICA SANGUÍNEA Y SU CORAZÓN
Por John Westerdahl, Ph.D., M.P.H., R.D.,
Nutricionista, Dietista Registrado, Herbolario Maestro,
Educador de Salud, y Director del Instituto de Salud Bragg

"La mejor manera de determinar su riesgo individual de enfermedad coronaria del corazón es hacerse un perfil de química sanguínea simple en una sola muestra de su sangre. Este perfil debe consistir de seis valores de prueba muy importantes: colesterol total, colesterol LDL, colesterol HDL, triglicéridos, glucosa, proteína C reactiva y homocisteína. Estos exámenes ayudan a salvar millones de vidas, alertando a tiempo a los médicos y pacientes de riesgos de salud potenciales para evitar que ocurran, haciendo cambios de estilo de vida.

Muchas autoridades, principales en medicina, dicen que todos los norteamericanos que empiezan su adolescencia deberían conocer sus niveles de colesterol sanguíneo, así como otros valores en sangre asociados con la enfermedad cardiaca. Muchos pediatras dicen que desde la edad de los 2 años en adelante, se les debe monitorear el colesterol a los niños una vez al año realizando un examen pinchando un dedo. Identificando los factores de riesgo para enfermedad cardiaca, podemos descubrir problemas de forma temprana y evitar que se desarrollen en enfermedades cardiacas costosas el futuro.

Ha habido mucha controversia durante los pasados años con respecto a cómo deben ser los valores de pruebas sanguíneas "normales" versus "ideales", especialmente con respecto a niveles de colesterol. En la cubierta del frente, en su interior, hemos enumerado lo que consideramos valores ideales para la prevención de la enfermedad cardiaca."– *Dr. John Westerdahl*

El Dr. John Westerdahl es un joven paladín de la Salud- Paul C. Bragg

John Westerdahl es un joven paladín dedicado de la Salud Paul C. Bragg. Ha diseminado salud por todo el mundo por medio de su talk show de radio en Hawaii "Nutrition and You", durante 15 años; y ahora por su show de radio Life Talk "Health & Longevity" (*DrWesterdahl.com*), sus conferencias y clínicas sobre nutrición, dejar de fumar, dejar las drogas, control de peso y su Programa Heartbeat que promueve el acondicionamiento cardiovascular. El alcance internacional de John está

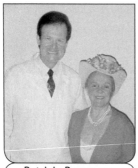

Patricia Bragg con
Dr. John Westerdahl
Director del Instituto de
Salud Bragg

inspirando a millones de personas a vivir el Estilo de Vida Saludable Bragg con sus Cruzadas de Salud Mundiales, shows de TV y radio, y artículos en revistas. (*bragg.com*)

El Dr. John fue escogido como una de las diez personas jóvenes más sobresalientes de Hawaii. Merece este alto honor puesto que es dedicado y ¡ama ser un Paladín de la Salud! Nosotros en Ciencia de la Salud Bragg estamos orgullosos del Dr. John y le damos la bienvenida como Director del Instituto de Salud Bragg. Alentamos a más personas jóvenes a unirse a esta Cruzada de Bienestar para poner de nuevo a Norteamérica donde pertenece, #1 en Salud y Condición Física en vez de abajo en la lista mundial. – PB

¿Cómo mantener su corazón y su sistema cardiovascular en forma a cualquier edad?

Nuestra vida activa y ocupada compartiendo salud

Como Expertos en Salud y Paladines, viajamos por todo el mundo enseñando los principios científicos simples de salud del Estilo de Vida Saludable Bragg por los medios, TV, radio y por medio de las Cruzadas de Salud Bragg. Cada año entrevistamos personalmente y brindamos programas de nutrición y acondicionamiento físico para miles de personas. Entre nuestros estudiantes de salud hay líderes de negocios y política, estrellas de la industria del cine, televisión y radio, ópera, ballet y artistas de conciertos, hasta atletas campeones, etc.

Como Expertos en Salud, investigamos arduamente las manzanas, plantas, animales y nutrición humana. También supervisamos nuestras granjas orgánicas y huertas de manzanos en conjunto con la producción del Vinagre de Sidra de Manzana Orgánica Bragg. Nuestro día de escritura y trabajo tiene un promedio de 10 a 12 horas. Disfrutamos de súper energía, ejercicio y cuerpos sin edad incansables.

Bragg habla sobre su niñez temprana

Esta robusta salud de la que disfruto fue adquirida por los métodos que están explicados en este libro. Nací con un corazón débil, un "bebé azul". Aun en los modernos hospitales de hoy día, los recién nacidos con esta condición deben luchar y pelear por sus vidas. Nací en una plantación, en el puro corazón del Sur, en un área donde se sembraban algodón, tabaco y maní, y se criaban cerdos.

Durante los primeros 14 meses de mi vida, existía una constante lucha por sobrevivir. Desde la infancia sufría ataques de palpitaciones cardiacas. A los 8 años, caí enfermo de fiebre reumática y me mantuve entre la vida y la muerte por días. Mi vida no era vigorosa, ¡pero tenía mucha fe!

. . . retienen la palabra oída, y dan fruto con perseverancia. – Lucas 8:15

¡Los milagros pueden suceder todos los días a través de la guía y oración! – Patricia Bragg

De Degeneración a Rejuvenecimiento Milagroso

Cuando yo era tan solo un muchacho, salvé a un hombre de morir ahogado. Dio la casualidad de que era un hombre muy rico y, para recompensarme por haber salvado su vida, me dio una beca a una escuela militar. Mis padres estaban muy ansiosos de que asistiera, así que a la tierna edad de 12 años, me matriculé en una gran escuela militar en el sur (con una dieta alta en grasas y azúcar). Fue en esta escuela que caí enfermo de tuberculosis. Pasé largo tiempo en grandes sanatorios, donde sobre mí se pronunciaron sentencias de muerte. Parecía no haber esperanzas de sobrevivencia.

Pero donde hay vida (y mientras todavía se esté respirando) sí – piense, ¡siempre hay esperanza! Fui milagrosamente inspirado por una enfermera de intercambio suiza, en el último sanatorio, para irme a un famoso hospital en los Alpes Suizos. ¡Fue ahí que el renombrado Dr. Rollier, quien era llamado el doctor "aire, agua, sol, ejercicio y buena nutrición", utilizó métodos naturales para restaurar mi cuerpo enfermo a una radiante salud! ¡Pronto había reconstruido mi cuerpo y empecé a escalar hacia la salud, fuerza y energía!

Otro importante evento en mi vida sucedió para este tiempo: le mantuve mi promesa a Dios que hice a los 16, de que si mi salud regresaba, me dedicaría a ayudar a otros a encontrar el tesoro que yo había encontrad . . . ¡Salud radiante y sin precio! Sí, ese era el canal al cual yo quería dirigir esta nueva y maravillosa energía y vitalidad que había encontrado. Tantas personas están siempre buscando ciegamente "la luz" – buscando salud y condición física. ¡Ya que yo había encontrado la fórmula milagrosa de Vivir Naturalmente, ahora deseaba pasarles este grandioso mensaje a otros, para que emergieran de la oscuridad de la enfermedad a la luz cristalina y clara y a la brillantez de la Súper Salud!

¡Por décadas, mi hija Patricia y yo estuvimos investigando la longevidad y los métodos naturales de sanación! Les hemos traído este mensaje a millones de personas en el mundo. Las Cruzadas Bragg tienen testimonios sorprendentes de lo que estos métodos naturales harán para reconstruir totalmente su salud (ver los testimonios en las páginas anteriores). ¡Ahora ponemos ante ustedes el Estilo de Vida Saludable Bragg, basado en las leyes naturales y puede hacer por usted lo que ha hecho por nosotros y por otros!

Usted es un milagro – autolimpiador, auto reparador, auto sanador – ¡Por favor véase
USTED MISMO y agradezca todas las bendiciones que recibe diariamente!
– Paul C. Bragg, N.D., Ph.D., Especialista en Extender la Vida

Capítulo 1

Su preciado cuerpo y la milagrosa bomba de vida del cuerpo – su corazón

Suponga que un mago aparece de repente ante usted y le prometiera una máquina maravillosa que puede funcionar sola, dirigirse sola, repararse sola, y llevar a cabo proezas mentales y físicas grandiosas; y que podría durar por unos 120 años (Génesis 6:3) y quizás más. ¿Apreciaría esta máquina como su más grande tesoro? ¡Claro que sí! La mantendría en perfectas condiciones para obtener y disfrutar un máximo de servicio. ¡Diariamente se sorprendería de nuevo por la ejecución de esta máquina milagrosa!

Cierto, es la edad de las computadoras, biotecnología y otras maravillas modernas mecánicas, científicas y del espacio exterior. Recuerde que el tributo supremo que podemos darle a cualquier máquina es decir de ella, *Es casi humana*. Ahora, ¡pare y piense! Nuestro Creador le ha presentado la máquina más milagrosa del mundo – ¡su propio cuerpo! Esta fábrica increíble tiene su propio *motor imparable* (el corazón), su propio *sistema de combustible* (la digestión), su propio *sistema de filtración* humano (los riñones), su propia *computadora pensante* (el cerebro y sistema nervioso), y sus propios *controles de temperatura* (glándulas sudoríparas), etc. Ciertamente, ¡esta milagrosa creación inclusive tiene el *poder de reproducirse* a sí misma!

Mantenga su preciado cuerpo y su corazón funcionando con total eficiencia

A pesar de su importancia, la mayoría de nosotros rara vez considera el cuidado de esta máquina – nuestro cuerpo – hasta que nos golpea la enfermedad. Con *cuidar* no nos referimos a *mimar*. Más bien nos referimos a esas prácticas sensatas y precauciones que nos mantienen en forma para la rutina diaria vigorosa que requiere el extenuante vivir moderno. La mayoría de las personas son afortunadas de haber nacido sanas, pero demasiadas veces dan por sentado este maravilloso regalo de salud. Desafortunadamente, la Madre Naturaleza no siempre les deja salirse con la suya con esta actitud despreocupada. Se puede arruinar un automóvil por negligencia o abuso, ¡y puede pasar lo mismo con su cuerpo!

A menos que usted sepa cómo funciona su cuerpo – o cómo funciona mal – es difícil cuidar apropiadamente de él. La idea de la mayoría, sobre sus procesos físicos, está errada o es muy fantasiosa. Inclusive en esta era científica, aún persisten demasiadas supersticiones y conceptos erróneos sobre el cuerpo humano.

En este libro explicaremos cómo funciona el cuerpo, con un recuento directo de los factores físicos, mentales, y emocionales que lo influencian. Habrá valiosas sugerencias sobre cómo mantener su corazón, cerebro, cuerpo y la totalidad de su sistema funcionando con la máxima eficiencia.

No culpe al trabajo arduo, estrés, ansiedad ni a la tensión por los ataques al corazón

Usted oye mucho acerca de la moderna competencia feroz que hay hoy día. Oye hablar a la gente de que el modo de vivir *a milla por hora* ocasiona infartos. Las palabras *trabajo arduo, estrés y tensión* son excusas para las tasas crecientes de muerte por infarto. (Lea de nuevo los Hábitos Cardiacos Saludables en la cubierta del frente, adentro).

¡La base de un infarto es el bloqueo de las arterias coronarias! A menudo se hace uno la pregunta, *¿Es que no hay una alerta antes de que la sangre que va al corazón empieza a reducirse peligrosamente?* La respuesta es simple: ¡el bloqueo arterial crece silenciosa e insidiosamente! Usualmente no hay forma de saber exactamente cuánta y dónde se está acumulando la placa dentro de nuestras arterias hasta que usualmente es demasiado tarde.

¡En algunas partes del cuerpo, tales como las piernas, un flujo reducido de sangre a los músculos puede dar dolor localizado y sensaciones de contractura! El corazón a veces da alertas de dolor de angina (página 17). A menudo, no hay alerta por medio del dolor. Por esto, es que hay muchas personas gordas flácidas que se comen cualquier porquería que les pongan delante y dicen que están bien (sin dolor, sin problemas, etc.) sin cuidar sus cuerpos. Desafortunadamente, muchos están potencialmente matándose con su estilo de vida poco saludable. Cuando sobreviene el infarto, ¿culpan a su propio estilo de vida poco saludable? ¡No! ¡Culpan al trabajo arduo, estrés, presiones y tensiones, etc.!

Cocinar de forma no saludable reduce la felicidad y acorta la vida. – Sabiduría de las Edades

Él fortalece al cansado y acrecienta las fuerzas del débil. – Isaiah 40:29

Los humanos primitivos vivían y salían adelante bajo grandes presiones.

Pongamos las cosas en orden: los humanos han vivido bajo tremenda presión, estrés y tensión desde los albores de la historia. Esto es lo que la vida es, parcialmente – ¡una lucha! Vivir es existir bajo presiones de todo tipo. ¡Los humanos no han vivido nunca sin retos, inclusive hoy día!

Para poder sobrevivir, nuestros ancestros primitivos vivieron bajo presiones que serían difíciles de manejar en nuestro mundo moderno. Los humanos del inicio, a menudo, eran la comida de animales salvajes que buscaban matarlos. En tiempos de las guerras tribales o familiares, algunos humanos acosaban y mataban a otros. El viento, la lluvia, la nieve, y el mal clima también los ponía bajo mucha presión. Los humanos tenían que sobrevivir calamidades naturales y crueles como inundaciones, tornados, temblores, huracanes, plagas, hambruna y epidemias. En resumen, el estrés y la tensión son nada nuevo para la humanidad. Por lo tanto, creemos que los humanos pueden afrontar y sobreponerse a casi todas las presiones que la vida les pone, si están saludables, fuertes de cuerpo y alertas de mente – ¡esta es la supervivencia del más fuerte!

El secreto de la supervivencia

Los problemas cardiacos no deben ser un subproducto inevitable de presiones, trabajo, estrés y tensión que se incrementan y se afrontan diariamente. Aunque las generaciones del inicio tenían que existir bajo tremenda presión, eran fuertes; activos físicamente y mentalmente. Su secreto eran simples alimentos naturales vivos (sin conservantes ni pesticidas) y mucho aire puro así como trabajo duro, el cual ejercita y tonifica el corazón y músculos. Así como era en el pasado, así es hoy día. ¡Hágase de un cuerpo vigoroso y fuerte para que pueda afrontar las grandes presiones de nuestra cultura hoy día! ¡Salud, fortaleza, resistencia, aguante, vitalidad y energía son su protección contra la presión, estrés, y tensión! Enfréntelo: este es un mundo duro, rudo, cruel y endurecido en el que vivimos. ¡Ay de los débiles, pues perecerán!

El ejercicio reduce el riesgo de enfermedad cardiaca a través de efectos directos sobre el sistema cardiovascular y a través de la reducción de grasa estomacal intra-abdominal. La meta de salud del ejercicio y el mantener el peso normal es bajar el potencial para la enfermedad cardiovascular. – American Heart Association (ver páginas 18 y 262)

La auto preservación es la primera ley de vida

Este libro trata sobre tener un corazón y cuerpo saludables y en condición óptima. ¡Todos nosotros debemos poneros en condición óptima para la larga batalla de la vida! No hay ningún sustituto que reemplace vivir una vida saludable. ¡Depende de usted mismo, ya sea rico o pobre, luchar por su salud y longevidad comiendo saludablemente y con mucho ejercicio! ¿Qué pensamos de las personas que se dedican a hacer dinero por años mientras permiten que su salud se deteriore? Luego, cuando sobreviene un ataque al corazón o alguna otra enfermedad incapacitante, se lamentan, *¡He trabajado tan duro! ¡He estado bajo una presión y tensión terribles! Todos mis problemas se deben a estas presiones.* ¡Consideramos a estas personas como desinformadas y que sus quejas son falsas! Si le hubieran proporcionado a sus cuerpos físicos la debida atención, ¡podría haber tenido éxito, dinero y aún disfrutar de salud!

Cientos de veces hemos oído a personas adineradas decir, *¡Daría toda mi riqueza por mi salud!* Si hubieran aplicado una combinación de sentido común y un poquito de esfuerzo, ¡fácilmente habrían logrado ambos! ¡Todo lo que se necesita es un conocimiento elemental del funcionamiento del cuerpo y de sus necesidades básicas, combinado con la habilidad de reconocer el abuso y la voluntad de evitarlo! Las personas pasan años dominando sus carreras. Sin embargo, el dedicar minutos diarios a aprender sobre las necesidades de salud y limitaciones de sus cuerpos parece difícil para ellos. **¡La mayor parte de las personas tienden a ignorar el hecho de que, el disfrutar una bien merecida prosperidad y vidas largas y felices, depende de su salud!**

Usted puede restaurar su salud y su corazón

¡Uno de los milagros más sorprendentes del cuerpo humano es su habilidad de repararse y sanarse a sí mismo! Por ejemplo, si usted se corta, su cuerpo sana la herida. Si se le quiebra un hueso, el cuerpo sana el hueso luego de que lo ponga en su lugar y a menudo se vuelve más fuerte de lo que era antes. ¡En cualquier momento puede herirse cualquier persona! Sin embargo, si usted ha estado cuidando su cuerpo, es muy probable que usted se recupere más rápidamente y con menos molestias.

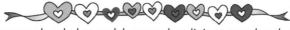

Preservar la salud es un deber moral y religioso, pues la salud es la base de toda virtud social. No podemos ser útiles si no estamos bien.
– Dr. Samuel Johnson, Padre de Diccionarios, 1709-1784

Las heridas menos obvias que acumulamos en el tiempo, pueden también ser reparadas por el asombroso cuerpo humano. Luego de recibir golpes por años, de haber estado descuidado por demasiado tiempo, *¡su cuerpo puede experimentar una recuperación y rejuvenecimiento asombrosos!* Usted debe estar preparado para ser paciente y generoso con su tiempo y esfuerzo. Así como un negocio al que se le ha permitido destruirse puede ser reconstruido, ¡así puede serlo un cuerpo descuidado! (Ver historia de Conrad Hilton, página 215.) No espere un milagro de la noche a la mañana – *Roma no se construyó en un día.* Toma tiempo y dedicación recuperar una salud quebrantada.

La enfermedad coronaria es prevenible y reversible

El libro del Dr. Dean Ornish *"Reversing Heart Disease"* indica: **Los problemas cardiacos no solo son prevenibles sino también reversibles cambiando su estilo de vida.** (Ver sitio web: *ornish.com*). Estamos de acuerdo – si algunas personas tan solo comieran y se ejercitaran adecuadamente, ¡se podría parar la enfermedad coronaria en seco! ¡Los futuros problemas cardiacos podrían ser prevenidos y la enfermedad cardiaca empezaría a revertirse! ¡Las personas tienen el poder en sus propias mentes para tomar el control de sus vidas! Muchas personas nunca conocen la súper salud física. Se pierden de los beneficios preciosos de vivir el Estilo de Vida Saludable Bragg.

Una onza de prevención vale una tonelada de curación

Vivir bajo los principios del Estilo de Vida Saludable Bragg de una dieta apropiada, mucho ejercicio, mucho descanso y respiración profunda promueve una salud suprema y longeva. Muchas personas esperan hasta que le suceda algo malo a sus cuerpos antes de hacer algo. ¡Le enseñaremos cómo cuidar de su cuerpo para que pueda tener un corazón sin edad y poderoso a cualquier edad! Rétese – ¡reconstruirá no solo su corazón sino su cuerpo entero!

El Estilo de Vida Saludable Bragg empieza con nutrición. Obtenemos la mayoría de nuestra energía del alimento que comemos, el cual ha sido directa o indirectamente accionado por los rayos del sol. Por lo tanto, una *dieta saludable* es importante para la creación y mantenimiento de la salud. No

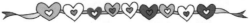

debemos solamente comer correctamente, sino también tomar los fluidos adecuados. El agua pura y destilada es esencial. El siguiente paso crucial es mantener a la sangre saludable y llena de oxígeno circulando a través del gran sistema de tuberías sanguíneas del cuerpo. Esto se logra con ejercicio vigoroso diario y actividad. Los resultados valdrán todo el esfuerzo que usted le ponga a mejorar su dieta y el ejercicio. Sus premios serán un corazón más poderoso y un cuerpo más fuerte que pueden manejar sus problemas. ¡Al final, usted estará feliz de aceptar retos, y su cuerpo saludable y su mente clara le ayudarán a sobreponerse y solucionar los problemas de forma sabia y exitosa!

Su salud es su riqueza – ¡Depende de usted!

La salud, como la libertad y la paz, dura tanto como nos esforcemos en mantenerla. Está casi exclusivamente en sus manos si disfruta de una vida saludable y vigorosa hasta una edad muy madura; o vive una existencia medio vivo, sin energía y con un quebrantamiento prematuro de salud. Esta condición de salud pobre predomina en los países civilizados. Por lo tanto, encontramos irónico que se diga que las naciones dizque civilizadas tienen un alto estándar de vida. En estos países, ¡la enfermedad coronaria (cardiaca) es el mayor asesino! Aparentemente sus altos estándares de vida no están produciendo salud y longevidad. Vea el revelador cuadro de la página 34. Luego, ¡inicie un Estilo de Vida Saludable Bragg hoy mismo para asegurarse un futuro brillante, satisfactorio y saludable!

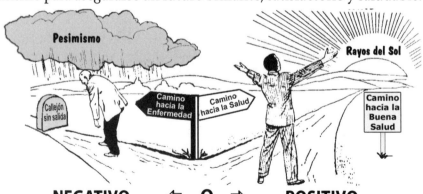

NEGATIVO ⇦ **O** ⇨ **POSITIVO**
La Decisión de Cuál Camino Tomar es Totalmente Suya

Usted y solamente usted es quien decide si llegar a un callejón sin salida o vivir un estilo de vida saludable para obtener una larga y saludable vida activa y feliz. – Paul C. Bragg

La ancianidad es una condición altamente tóxica causada por deficiencias nutricionales y un estilo de vida poco saludable.

Capítulo 2

Un corazón, una vida para proteger y atesorar

Muchas personas han sido bendecidas con un corazón poderoso al nacer. Claro que siempre hay excepciones, como mi padre que nació con un corazón débil. Tuvo que luchar muy duro solo para sobrevivir. Pero sí sobrevivió, ¡perseverando para desarrollar un *corazón poderoso y sin edad* para una vida larga, activa y saludable!

Su maravilloso corazón, la bomba perpetua que nos dio la Madre Naturaleza, puede seguir latiendo casi indefinidamente. De acuerdo con la leyenda bíblica Moisés tenía 120 años de edad cuando murió; Noé tenía 950 años; Jared vivió hasta los 962 años; y "todos los días de Matusalén" sumaban 969 años. Hoy día, aquí en EE.UU. hay más de 76,000 personas, y la cuenta sigue subiendo, que viven más de 100 años. En nuestra investigación sobre la longevidad, nos hemos topado con muchas personas que tenían de 100 a 115 años de edad y aun así vivían vidas saludables. ¡Esto muestra que es posible disfrutar de una vida larga! ¿Qué mayor tesoro y disfrute que una vida larga, feliz, saludable, activa y útil, y ser bondadoso y amoroso?

En realidad no importa lo que su edad calendario pueda ser. De hecho, puede ser mejor en general olvidarse de la edad cronológica y considerar solo la edad fisiológica o anatómica. ¡Nosotros lo hacemos! La longevidad es realmente una cuestión vascular. *Un hombre es tan viejo como sus arterias lo son.* Sir William Osler, el profesor médico y escritor canadiense, indicó hace mucho que, *"Un hombre de veintiocho años puede tener las arterias de un hombre de sesenta años y un hombre de cuarenta puede tener los vasos tan degenerados como pueden estarlo a los ochenta."* ¡Recuerde que sus arterias son su río de vida! ¡Sir Osler enfatizó la palabra *degenerados*! Webster's define degeneración como: *La deterioración de un tejido u órgano en la cual su vitalidad está disminuida; un proceso por el cual el tejido normal se convierte en o es reemplazado por tejido de calidad inferior, ya sea por cambios químicos del tejido (degeneración real) o el depósito de materia anormal en el tejido (infiltración).*

Cada día, el corazón promedio late 100,000 veces y bombea unos 1,800 galones de sangre para nutrir su cuerpo. En 70 años, esto equivale a unos 3 mil millones (fieles) de latidos. ¡Por favor sea bueno con su corazón y empiece este Programa para un Corazón Saludable Bragg para vivir una larga, feliz, saludable y satisfactoria vida!

– Patricia Bragg, ND, PhD., Paladina de la Salud y Educadora de Estilo de Vida.

Nuestro corazón y sistema circulatorio milagrosos

Al nacer, se nos da un corazón con arterias limpias. Son nuestros alimentos malsanos y hábitos de vida lo que ocasionan la degeneración. El cuidado que le damos a nuestro corazón determina el número de años que vamos a estar en esta tierra. Depende de cada uno de nosotros dar especiales cuidados a nuestro corazón para que tengamos una vida larga, saludable y feliz. La salud y la felicidad van de la mano.

Para entender las causas de los problemas cardiacos, debemos saber algo sobre el corazón y el sistema circulatorio. La función primaria de este sistema cardiovascular (corazón y vasos sanguíneos) es distribuir sangre a través de todo el cuerpo, llevando un flujo fijo de nutrición y oxígeno a miles de millones de células corporales. Igualmente importante es el hecho de que es el responsable de eliminar desperdicios tóxicos de esas mismas células.

La sangre fielmente hace sus rondas continuas a través de las 100,000 millas de vasos sanguíneos del cuerpo humano. Estos vasos se conectan a todas las células corporales, desde el corazón mismo hasta el cuero cabelludo, y hasta las puntas de los dedos y pies. La persona promedio tiene entre *5 y 6 cuartos de galón de sangre* que circula continuamente a través de esta red. Para datos sobre el corazón, ver el sitio web de Nova: *pbs.org/wgbh/nova/body/map-human-heart.html*

8

Partes importantes del corazón

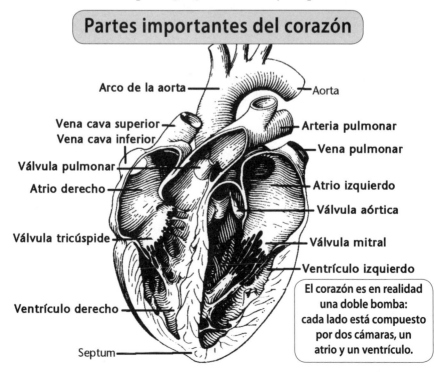

Arco de la aorta

Aorta

Vena cava superior

Vena cava inferior

Arteria pulmonar

Vena pulmonar

Válvula pulmonar

Atrio derecho

Atrio izquierdo

Válvula aórtica

Válvula tricúspide

Válvula mitral

Ventrículo izquierdo

El corazón es en realidad una doble bomba: cada lado está compuesto por dos cámaras, un atrio y un ventrículo.

Ventrículo derecho

Septum

Nuestro corazón milagroso es un músculo poderoso

¡El corazón no es un órgano del cuerpo, es un músculo y un milagro muy poderoso y que trabaja muy duro! ¡Tiene que serlo! El corazón es una bomba muscular (doble) cuya labor vital es bombear la sangre y mantenerla circulando en un viaje de toda la vida a través del cuerpo. Es bien aparente que el corazón tiene que ser poderoso y eficiente para hacer todo el trabajo sin fin requerido durante la duración de la vida.

Considere lo que el corazón debe hacer: durante el descanso, la sangre hace un solo recorrido completo (a través del sistema circulatorio) por minuto; durante la actividad o ejercicio arduo, puede hacer hasta 9 viajes por minuto para poder proveer el combustible necesario para una energía incrementada, y para eliminar los desperdicios que no sirven. Inclusive durante el descanso, el corazón bombea un promedio de 1,800 galones de sangre cada 24 horas, y sin embargo no es más grande que un el puño de la mano.

Los tejidos del cuerpo – incluyendo el corazón – necesitan oxígeno para disparar la reacción química que provee energía, así como un fuego necesita oxígeno antes de brillar y generar calor. La función importante de la sangre es llevar sangre oxigenada para nutrir todos los tejidos del cuerpo.

Primero, el oxígeno es recogido en ambos pulmones, luego esta sangre rica en oxígeno (rojiza en color) viaja al corazón, desde donde es bombeada a los tejidos donde el contenido de oxígeno es intercambiado por desperdicios. Esta sangre, repleta de oxígeno, se torna de color azulada a medida que inicia su viaje de vuelta al corazón para ser bombeada de nuevo a los pulmones.

Por lo tanto, el corazón recibe 2 tipos de sangre simultáneamente:

• **Provisiones de sangre rica en oxígeno** desde los pulmones, y
• **Sangre sin oxígeno proveniente de los tejidos**. Para mantener estas dos corrientes separadas, la cámara del corazón está dividida en dos por una partición muscular llamada septum. Las cámaras izquierda y derecha, formadas por el *septum*, están cada una divididas en dos compartimentos. La aurícula o atrio, que tiene una pared delgada, tiene poca acción de bombeo y sirve mayormente como un depósito. La otra es el ventrículo que tiene una pared muscular gruesa y lleva a cabo todo el bombeo.

El corazón milagroso bombea aproximadamente 1 millón de barriles de sangre y late unos 3 mil millones de veces durante una vida de 70 años – esa es suficiente sangre para llenar más de 3 súper cisternas. – Nova Dateline

Su laboriosa red sanguínea

El objetivo de la sangre, que está circulando, es asegurarse de que todas las células del cuerpo deban ser regularmente proveídas con comida y oxígeno, y limpiadas de sustancias tóxicas. Para lograr este objetivo, su compleja red de 100,000 millas de vasos sanguíneos pasa a través de todo su cuerpo.

Las tres variedades de vasos sanguíneos son: arterias, venas y capilares. Durante la circulación de la sangre, las arterias se llevan la sangre lejos del corazón. Los capilares conectan las arterias con las venas. Las venas finalmente llevan la sangre de vuelta al corazón. Todas varían grandemente en tamaño, como lo hacen los riachuelos y arroyos que fluyen hacia ríos más grandes.

El vaso sanguíneo más grande es la *aorta*, la arteria que actúa como la tubería de provisión más grande que sale directo del corazón y desde la cual – a través de numerosas ramificaciones – todas las partes del cuerpo son eventualmente proveídas con sangre. Los tubos más pequeños de ambas arterias y venas se llaman *capilares* – son tan pequeños que la mayoría son solo visibles bajo microscopio. A través de los 10 mil millones de capilares, se intercambia lo que queda del alimento y oxígeno y se hace la transferencia de vuelta a las venas. Las venas entonces llevan la sangre sin oxígeno y desperdicios tóxicos de vuelta al corazón para su purificación. De camino al corazón, la mayoría de los desperdicios son depositados en los riñones para ser eliminados del cuerpo a través de la orina. El dióxido de carbono, otra impureza, es eliminada por los pulmones.

10

Purificación de la sangre para obtener oxígeno, dador de vida

Cuando la sangre – la cual ahora está llena de impurezas recolectadas de los tejidos del cuerpo – regresa al corazón a través de las venas, es luego bombeada de una vez a través de una gran arteria hacia los pulmones. Ahí, la sangre se deshace del dióxido de carbono y absorbe el oxígeno dador de vida que los pulmones inhalaron. (¡No envenene este aire con humo de tabaco! Lea el libro *Respiración Súper Poderosa Bragg*). La sangre recién oxigenada luego regresa al corazón para ser bombeada a través de la aorta al cuerpo.

La frecuencia cardiaca es alta en los recién nacidos y decae con la edad, y la frecuencia puede incrementarse en ancianos. Las mujeres generalmente tienen frecuencias cardiacas levemente más altas que los hombres. La actividad física puede bajar la frecuencia cardiaca, lo cual es importante puesto que un corazón que late más despacio, es más eficiente en ahorro de energía que uno que late muy rápidamente.

La circulación de la sangre no es sencilla. *Sigue un diseño que asemeja la figura de un 8. De hecho, hay 2 circulaciones completamente separadas, ambas se alejan y vuelven al corazón.* El ciclo *mayor* va a los tejidos, extremidades, órganos internos, y de vuelta al corazón. La *menor* pasa solo a través de los pulmones y luego de vuelta al corazón. La presión en los vasos sanguíneos es naturalmente más grande en las arterias que en las venas, porque las arterias canalizan la sangre bombeada fuera del corazón.

Un corazón saludable tiene latidos regulares y rítmicos

La parte inferior de su corazón está levemente ladeada hacia la izquierda de la parte superior de su torso, así que es más fácil escuchar el latido del lado izquierdo del pecho. El latido realmente se origina en la mitad de la región del cuello y desciende desde la línea media hacia el pecho. El corazón está en el centro del pecho. Los mitos del dormir sobre su lado izquierdo por temor a comprimir el corazón son mentira. ¡La mejor posición para dormir es sobre su espalda! (Ver página 184.)

Un latido saludable mantiene un ritmo de bombeo estable llamado el *pulso. La frecuencia del pulso usualmente se mide en la muñeca, donde yace una de las principales arterias cerca de la superficie. La frecuencia de pulso normal de un adulto es de 60-72 latidos por minuto.* Entre cada latido hay $1/6$ de segundo de descanso, por lo que en una persona que ha vivido 50 años, ¡su sabio corazón (bomba) ha descansado 8 de esos años!

El corazón tiene su propio cerebro inteligente

A menudo escuchamos la frase, *Sé en mi corazón que eso es cierto.* Esto indica que sabemos que nuestro corazón es más que una bomba. Puede latir por sí solo sin conexión al cerebro. ¡Empieza a formarse en el feto antes de que haya cerebro! Los científicos no saben qué dispara el latido auto iniciado. Está surgiendo la investigación cardiaca revolucionaria. Yo visité el *Instituto de HeartMath* en Boulder Creek, CA. Encontraron que **el corazón tiene su propio cerebro y sistema nervioso.** En los 70s, *Fels Research Study* encontró que el *cerebro en la cabeza* estaba obedeciendo mensajes del *cerebro en el corazón.*

Una frecuencia de pulso de descanso baja de unos 55 latidos por minuto o menos en vez de 70 o más indica que su corazón puede bombear más eficientemente.

Agradezcamos a nuestra familia y a quienes nos hacen felices; son los jardineros encantadores que hacen que nuestras almas florezcan. – Marcel Proust

¡El corazón lleva mensajes complejos que afectan nuestras emociones, salud física y calidad de vida! Nuestro corazón tiene la capacidad de *pensar por sí mismo*. La capacidad del cerebro de procesar información y tomar decisiones es afectada por cómo reaccionamos emocionalmente a una situación. Ver sitio web: *HeartMath.org*.

Estos dedicados investigadores descubrieron un vínculo crítico entre el corazón y las emociones. Cuando el corazón responde a emociones tales como ira, frustración o ansiedad, los ritmos cardiacos se vuelven incoherentes y más violentos; se comprimen los vasos sanguíneos, sube la presión arterial y se debilita el sistema inmune. Los investigadores encontraron que muchas fallas cardiacas eran precipitadas por grandes disgustos emocionales. Sin embargo, cuando sentimos emociones positivas tales como amor y preocupación por uno, los ritmos cardiacos se vuelven coherentes y más suaves, realzando así la comunicación saludable entre el corazón y el cerebro. Los ritmos positivos del corazón producen efectos beneficiosos para una eficiencia cardiovascular, además de un balance inmune, nervioso y hormonal realzado. ¡A medida que nos volvemos más cardiaco-inteligentes y mejoremos el balance emocional y la coherencia corazón/cerebro en nosotros mismos, realzaremos nuestros niveles de claridad mental, energía física, productividad con más paz diaria y felicidad y una mejor calidad de vida!

Un factor clave en el estrés es la falta de tiempo. De hecho, del 75 al 90% de todas las visitas a médicos son a causa de desórdenes *relacionados con el estrés*, de acuerdo con el Instituto Americano de Estrés (*American Institute of Stress*). Debemos usar nuestro tiempo más sabiamente, y restaurar el balance en nuestras vidas. Los investigadores encontraron que *afianzándose* en sentimientos positivos asociados con el corazón, tales como amor, fe, alegría, esperanza, gratitud y apreciación, ¡podemos facilitar un balance más perfecto mental, físico, espiritual y emocional!

Los científicos asumieron, y a la mayoría de nosotros se nos enseñó, que era solo el cerebro que enviaba información y emitía órdenes para el corazón, pero ahora sabemos que funciona en ambas direcciones. El corazón y la cabeza se comunican por medio de un sinnúmero de caminos. Entre ellos continuamente intercambian información crítica que influyen cómo funciona nuestro cuerpo milagroso.

Un modo importante en el que nuestro corazón puede hablarle a e influenciar el cerebro es cuando el corazón está coherente – generando un patrón estable, de ondas similares a senos matemáticos en sus ritmos. Cuando el corazón está coherente, el cuerpo, incluyendo el cerebro, empieza a experimentar todo tipo de beneficios, entre ellos mayor claridad mental y habilidad intuitiva, incluyendo mejores destrezas de toma de decisiones. – Ver más en: TheHealersJournal.com

Capítulo 3

¿Qué es un ataque cardiaco?

El corazón saludable es un modelo de eficiencia y perfección. Cuando las personas no cuidan lo que comen y no se ejercitan regularmente, las paredes de sus arterias se saturan de depósitos de una sustancia grasa similar a la cera llamada colesterol. Esto daña las arterias, forma tejido cicatricial y atrapa más colesterol y depósitos minerales. Esta condición es conocida como *ateroesclerosis*. En vez de lo saludables y flexibles que deben ser para el flujo pulsante de sangre, las paredes arteriales se tornan duras y quebradizas, puesto que los depósitos acumulados estrechan el canal a través del cual la sangre debe pasar. Todo esto hace lenta la circulación de la sangre y puede hasta formar un coágulo, el cual bloquea el flujo de la sangre.

Arteria normal comparada con una arteria obstruida

Arteria Saludable Abierta   Arteria Obstruida con Colesterol

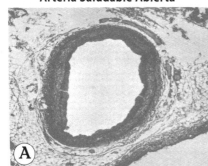 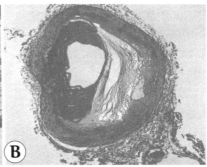

13

Estas fotomicrografías muestran (A) una arteria normal vista en sección transversal y (B) una arteria enferma en la cual el canal está parcialmente obstruido por ateroesclerosis.

Cuando se forma un coágulo en una de las arterias cardiacas crea una condición muy seria llamada *trombosis coronaria*, o bien *oclusión coronaria*. La parte afectada del corazón está privada de la circulación sanguínea. Al no obtener nutrición ni oxígeno, cesa de funcionar. Esto es cuando sucede el ataque cardiaco. *La enfermedad coronaria* es cuando una placa potencialmente mortal saturada de colesterol se acumula en las arterias, impidiendo el flujo sanguíneo.

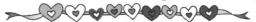

Miles de personas cada año pagan miles de dólares por pruebas de tecnología avanzada para saber de su riesgo de enfermedad cardiaca. Sin embargo, los expertos dicen que los vegetales frescos y frutas, y una membrecía en un club de salud son mejores compras que cualquier prueba de laboratorio. Las personas que llevan una dieta baja en grasa y colesterol y rica en alimentos vegetales saludables, que no fuman, que se ejercitan regularmente, y que mantienen su peso y presión sanguínea en rangos normales, son menos propensos a tener un ataque cardiaco que quienes no, a pesar de cualquier tendencia genética hacia la enfermedad cardiaca. – Harvard Health Letter • Health.Harvard.edu/

Información sobre el corazón por el Dr. James Balch*

- **Angina pectoris:** se refiere al dolor o sensación de una presión en el pecho. Este es un síntoma de alerta de que puede estar por suceder un ataque cardiaco. El dolor puede ser leve o severo.

- **Arritmias:** desórdenes eléctricos que perturban el ritmo natural del corazón. Las palpitaciones suceden cuando el corazón late fuera de secuencia. La víctima siente como si su corazón se está saltando latidos. Los estudios muestra que el magnesio puede corregir los latidos irregulares del corazón y salvar las vidas de pacientes cardiacos.

- **Paro cardiaco:** ocurre cuando el corazón deja de latir. La provisión de sangre al cerebro se detiene y la víctima pierde conciencia. Una enfermedad coronaria no sospechada es a menudo la causa de estos ataques. Las víctimas experimentarán un mareo breve seguido por la inconsciencia.

- **Insuficiencia cardiaca congestiva:** sucede cuando un corazón dañado se fatiga y no puede bombear eficazmente. Este agotamiento cardiaco trae como resultado una acumulación de fluido en los pulmones, respiración trabajosa e hinchazón en las piernas inferiores.

- **Fibrilación:** la fibrilación y el aleteo atrial, palpitaciones o estar muy consciente del latido del corazón. Mareo y desvanecimientos a menudo acompañan a la fibrilación.

- **Infarto al miocardio:** es el término médico para un ataque cardiaco. La sangre se coagula ocasionando que se estreche la arteria coronaria, cortando el suministro de nutrientes y oxígeno al corazón por un tiempo.

- **Enfermedad isquémica del corazón:** es causada por arterioesclerosis, en la cual la grasa se deposita en las paredes de las arterias y obstruye el flujo de sangre al corazón. Secciones del músculo cardiaco pueden morir en quienes sufren de isquemia crónica. Puede llevar a angina, infarto del miocardio (ataque cardiaco), arritmias cardiacas o insuficiencia cardiaca congestiva.

- **Accidente cerebrovascular isquémico:** un coágulo se aloja en la arteria carótida o en una arteria más pequeña que sale de ella. Un destructor de coágulos conocido como Activador del Plasminógeno del Tejido (APT) es milagroso. ¡Es usado por cardiólogos, hospitales y clínicas de emergencias! ¡El APT rompe los coágulos y los disuelve en las 3 horas siguientes a un accidente cerebrovascular isquémico! ¡El diagnóstico rápido de los síntomas de un accidente cerebrovascular es crucial para la recuperación!

14

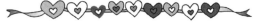

Fragmentos de "Prescription for Nutritional Healing" – por James Balch, M.D.

"Los Libros de Salud Bragg fueron mi conversión al Modo de Vida Saludable."

¿Qué es un accidente vascular?

Un accidente vascular se origina usualmente por las mismas causas que un infarto. Las arterias se obstruyen y estrechan por el colesterol y los depósitos de minerales en las paredes arteriales, impidiendo el libre paso de la sangre. Esta declaración es cierta y no debe ser descuidadamente ignorada – *"Un hombre es tan viejo como sus arterias."*

¡La presión de la sangre intentando forzar su paso a través del bloqueo irrita aún más las paredes arteriales y crea condiciones que dan pie a coágulos sanguíneos! Cuando un coágulo se desprende del revestimiento de la pared arterial, y se va hacia la corriente sanguínea, puede hacer lento o completamente bloquear el flujo sanguíneo. Si sucede un bloqueo completo en las arterias vitales que alimentan el músculo del corazón, el resultado es un ataque al corazón o **trombosis coronaria. La trombosis cerebral** (el tipo más común de accidente vascular) sucede cuando un coágulo se forma y bloquea el flujo de sangre en una arteria que suple sangre a parte del cerebro (a veces llamado un *ataque cardiaco en el cerebro*.) **La hemorragia cerebral**, un accidente vascular que sucede cuando una arteria en el cerebro se revienta, inundando el tejido circundante con sangre. Los **accidentes vasculares hemorrágicos** incluyen sangrado dentro del cerebro y sangrado entre las capas interna y externa del tejido que cubre el cerebro. **Ataques isquémicos transitorios (AIT)** disminuyen grandemente el flujo de sangre y pueden durar solo unos pocos minutos, y no tienen efectos a largo plazo. Los **ataques isquémicos masivos** causan parálisis, dificultad para hablar y potencialmente, la muerte. La presión alta es un factor de riesgo muy alto.

Luego de que ocurre un accidente vascular, el flujo de sangre a una parte del cerebro se reduce o se corta completamente. Cuando las células nerviosas en esa parte del cerebro se ven privadas de sangre oxigenada, no pueden funcionar y la parte del cuerpo controlada por esas células nerviosas tampoco puede funcionar. El cerebro empieza a morir. Luego sus movimientos pueden ser severamente restringidos así como su habilidad para hablar. Las áreas afectadas por el accidente vascular dependen de cuál parte del cerebro es afectado y de la gravedad o alcance del daño.

Los accidentes vasculares son una causa principal de discapacidad y muerte entre personas de 50 o más años de edad. Los accidentes vasculares pueden ser fatales. También puenden producir parálisis de un lado o de una porción del cuerpo, o bien de una sola extremidad. Un accidente vascular más ligero puede causar dificultad para mover las piernas o brazos, para hablar, o bien generar pérdida de la memoria.

Nuevas investigaciones encontraron que si la presión sanguínea es controlada consistentemente luego de un accidente vascular inicial, el riesgo de un segundo accidente puede ser reducido por más de un 50%.

Anualmente miles son víctimas de los accidentes vasculares

Aunque este trastorno está frecuentemente asociado con los años tardíos de la edad, esto no es necesariamente un trastorno de la vejez. Tristemente, esta se ha vuelto una aflicción demasiado común para aquellos en sus 30's y 40's. Ver sitio web: *StrokeDoctor.com*

La recuperación luego de un AV es importante

Luego de un AV, las células nerviosas dañadas puede recuperarse o bien otras células cerebrales pueden hacerse cargo de sus funciones. Algunas víctimas pueden sufrir serios daños para los que se necesitará mucho esfuerzo dedicado para lograr, tan solo, una recuperación parcial. ¡Es importante que se inicie la atención inmediata para la dieta y ejercicio adecuados! Hemos visto milagros con víctimas de AV que han recuperado todo el uso de sus músculos afectados con terapia de lenguaje y física, y tratamientos de masajes. ¡La terapia de oxígeno hiperbárica es también muy importante y debe iniciar tan pronto como sea posible para asistir en la rehabilitación y acelerar la recuperación! ¡La inactividad prolongada merma la circulación y hace que la recuperación sea más difícil! La víctima puede usar sus propias manos (aunque sea una mano) para masajear las áreas afectadas de 3-6 veces diarias para devolverles las salud. ¡Los milagros sucederán!

16

Cómo reconocer las señales de un AV

Hágase 3 preguntas simples: (1) Pídale al individuo que SONRÍA. (2) Pídale al individuo que DIGA una frase simple. (3) Pídale que ELEVE ambos brazos y SAQUE su lengua. Si su lengua está "torcida" o se va de lado, esa es una indicación de un accidente vascular. Si tiene problemas para llevar a cabo CUALQUIERA de estas tareas, llame al 911 – ¡RÁPIDO! Y describa estos síntomas al despachador. ¡Si un cardiólogo o neurólogo tiene acceso a la víctima de un AV dentro de las siguientes 3 horas, usualmente pueden revertir los efectos del accidente vascular!

¡He visto personas parcialmente paralizadas entrar en una cámara de oxígeno hiperbárico y a menudo salir caminado luego del primer tratamiento!
– Dr. David Steenblock • StrokeDoctor.com

Los accidentes vasculares pueden ser prevenidos por cambios en el estilo de vida, educación para la salud y vivir fielmente es la mejor protección contra un accidente vascular o contra cualquier problema cardiaco

Los pacientes tratados con el antibiótico "Minociclina", dentro de las 6-24 horas luego de un accidente vascular, tienen significativamente menos discapacidades, de acuerdo con este estudio publicado en "BMC Neuroscience". La minociclina ayuda a reducir el daño por accidente vascular, inhibiendo las células blancas de la sangre que pueden destruir los tejidos cerebrales y sus vasos sanguíneos. – News-Medical.net

¿Qué es la angina pectoris? ¡Una alerta muy seria!

Es cuando una de las arterias del corazón está temporalmente privada de sangre y oxígeno, y esto hace que entre en espasmo, ¡causando un dolor agudo en el pecho! El dolor de pecho tipo angina es el síntoma más común de enfermedad cardiaca, especialmente en mujeres. En el Estudio del Corazón Framingham (ver: *FraminghamHeartStudy.org*), las mujeres tenían una tendencia del doble para desarrollar dolor de tipo angina como su primer síntoma de enfermedad cardiaca más que un ataque súbito al corazón.* Este es el dolor de alerta de su corazón, clamando por un cambio a su estilo de vida, a una dieta saludable, ayuno, ejercicio, etc. Usualmente estos espasmos duran tan solo unos segundos, pero a veces de 3-5 minutos y rara vez más de 15-20 minutos. ¡Estas son alertas serias! ¡Por favor hágale caso a las señales de alerta enumeradas abajo!

Señales de alerta de problemas cardiacos*

● *Dolor o molestia en su pecho, abdomen, espalda, cuello, quijada o brazos.* Tales síntomas, pueden ser señales de una provisión inadecuada de sangre y oxígeno a su músculo cardiaco, debido a condiciones potencialmente serias tales como una acumulación de placa ateroesclerótica en sus arterias coronarias.

● *Náusea durante o luego de hacer ejercicio.* Esto puede deberse a varias razones pero puede significar anormalidad cardiaca.

● *Desacostumbrada falta de aliento durante el ejercicio.* Aunque esto pueda estar relacionado con problemas respiratorios (asma, etc.), también puede ser una señal de problemas cardiacos.

● *Mareos y desmayos.* Esto puede ser un signo de un problema serio – y amerita consulta médica inmediata.

● *Un pulso irregular.* Si nota lo que parecen ser extra latidos o latidos que se saltan, por favor notifique a su médico.

● *Una frecuencia cardiaca rápida en descanso.* Si su frecuencia cardiaca es de 100 latidos por minuto o más, repórtele esto a su médico.

*Para las mujeres los signos de alerta y síntomas pueden a menudo ser diferentes. Para mayor información, ver páginas 57-60.

17

La angina ocurre: *¡cuando el músculo cardiaco "pide ayuda" porque no le llega suficiente sangre al músculo! Los síntomas de angina usualmente ocurren durante el ejercicio y el estrés, cuando hay una reducción temporal del flujo sanguíneo al corazón. Los síntomas usualmente se resuelven con descanso. Las buenas noticias es que la angina puede ser tratada con cambios en el estilo de vida y medicación.* **Un infarto ocurre:** *cuando hay un bloqueo súbito y permanente del flujo de sangre al corazón.*

La presión sanguínea alta es conocida por ser un factor de riesgo importante para accidentes vasculares.

Comprender la enfermedad reumática del corazón

La enfermedad reumática del corazón es una condición en la que las válvulas del corazón son dañadas por fiebre reumática. La fiebre reumática inicia con una infección de garganta de estreptococos causada por bacterias del Grupo A de *Estreptococos*. La fiebre reumática es una enfermedad inflamatoria. Puede afectar muchos de los tejidos conectivos del cuerpo – especialmente los del corazón, articulaciones, cerebro o piel. Cualquiera puede adquirir fiebre reumática aguda, pero usualmente ocurre en niños de 5 a 15 años. La incidencia de la fiebre reumática es baja en los los Estados Unidos y en la mayoría de los países desarrollados. Sin embargo, continúa siendo la causa principal de muerte cardiovascular en el mundo desarrollado.

18

El rol del riñón en los ataques al corazón

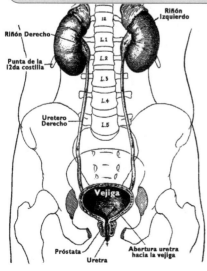

Riñón Izquierdo

Riñón Derecho

12

L1

Punta de la 12da costilla

L2

L3

L4

Uretero Derecho

L5

Vejiga

Próstata

Uretra

Abertura uretra hacia la vejiga

Cuando la circulación de la sangre al riñón es impedida, su función se ve seriamente perjudicada. Pronto es eficientemente incapaz de eliminar las toxinas acumuladas en la sangre. El balance del fluido vital del cuerpo se ve perturbado y se enferma. Esto sobrecarga las arterias y lleva a su desplome. Millones dependen de la diálisis. La vitamina C y la Terapia de Quelación ayudan (ver páginas 197-204).

Esté preparado para emergencias cardiacas

Puesto que los infartos sobrevienen de pronto, debería estar preparado para tal emergencia ¡ya sea que le pase a usted o a alguien cercano! *Si se le ha alertado que usted puede ser una víctima potencial de infarto* – es bueno tener una provisión de oxígeno portátil, tal como *Life-O-Gen®*. ¡Es una inversión que le puede salvar la vida a usted o a un ser amado! Para 15 minutos de oxígeno se pagan $199, 30 minutos cuestan $356. Es liviano (3 libras) y fácilmente administrado (ver: *lifogen.com*)

¡Todos deberíamos estar preparados para ayudar a una víctima de infarto en una emergencia, para llamar a los paramédicos, departamento de bomberos o salvavidas, etc.; y dar tratamiento de emergencia inmediato hasta que lleguen los profesionales! La Cruz Roja, los departamentos de bomberos y las escuelas ofrecen cursos de RCP y Resucitación Cardio-Cerebral (RCC), maniobra de Heimlich (ahogo, ataques de asma, ver páginas 21-22) y otras destrezas salvavidas. ¡Este conocimiento le puede ayudar a salvar vidas, inclusive pequeños niños han podido ayudar a salvar vidas!

Si usted cree que alguien está sufriendo un ataque al corazón:

Haga que la persona se siente, descanse,
y trate de mantenerla en calma.

1. Afloje cualquier prenda apretada.
2. Pregunte si la persona toma algún tipo de medicamento para el dolor de pecho, para una condición cardiaca conocida, y ayúdelo a tomarla.
3. Si el dolor no se quita rápidamente con descanso o a los 3 minutos de haber tomado la medicación, llame rápidamente al 911.
4. Si la persona está inconsciente y no responde, llame al 911.

NO DEJE SOLA a la persona excepto para llamar pidiendo ayuda, si fuera necesario. NO PERMITA que la persona niegue los síntomas y que lo convenza de no llamar a emergencias pidiendo ayuda.

NO ESPERE a ver si los síntomas se desaparecen. NO LE DÉ nada vía oral a la persona a menos que sea una medicina para el corazón recetada (nitroglicerina) o vea una lista abajo*.

*EN UNA EMERGENCIA – *1 cucharadita de **polvo de pimienta cayena** en agua o **Gotas de tintura de cayena** (disponibles en tiendas de salud o en Amazon.com) bajo la lengua, puede ayudar a sacar a una persona de un infarto, y 15 gotas de **Extracto de Espino** cada 15 minutos.* – Ver sitios web: HealthyHealing.com ● ModernAlternativeHealth.com.

¡Cada minuto cuenta! *Cuando alguien tiene un infarto, es importante reconocer qué está sucediendo. Obtenga ayuda experta de inmediato. Llamar al 911 usualmente trae a los paramédicos en momentos. Haga usted mismo la RCC hasta que lleguen (ver también la página 20). Este equipo de respuesta rápida pueden proporcionar oxígeno, medicamentos (noradrenalina, etc.) en el sitio, luego el paciente puede ser transportado rápidamente a la unidad de cuidados coronarios más cercana.*

El RCP Hands-Only™ puede y está salvando vidas!

La mayoría de las personas que experimentan un infarto en el hogar, trabajo o en un lugar público mueren porque no reciben RCP inmediatamente de alguien que esté en el sitio. Como espectador, no tenga miedo. ¡Sus acciones solo pueden ayudar! Las oportunidades de sobrevivir un infarto, con buena función cerebral, son mejores cuando los espectadores se enfocan en una RCP solo manos, como lo confirmó un estudio japonés. La técnica de solo manos puede ser más efectiva que la convencional RCP en la fase temprana del infarto, lo cual puede ser todo lo que se necesita si hay un desfibrilador automático externo (DAE) disponible cerca.

¡El desfibrilador automático externo (DAE) ofrece un milagro rápido!

¡Para víctimas de un infarto súbito! Un reporte reciente afirma que la tasa de supervivencia para quienes recibieron su primer choque de desfibrilación, no más de 3 minutos luego del colapso, tienen 74%, contrario al 49%, de tasa de supervivencia que quienes se desfibrilaron luego de los 3 minutos. La FAA decidió que la mayoría de los aviones de pasajeros lleven un DAE. Los centros médicos, grandes empresas, universidades, escuelas, cruceros, etc. pronto tendrán uno en sus equipos de primeros auxilios también. *www. nejm.org*
Heart Smart Devices and Supplies • HeartSmart.com • (800) 422-8129

20

Si usted es testigo de una persona que colapsa con un infarto – la Asociación Americana del Corazón recomienda que llame al 911 RÁPIDO – empiece a presionar duro y continuamente a la mitad del pecho, idealmente 100 presiones por minuto, con la fuerza suficiente para hacer que el pecho suba y baje $1^1/2$ pulgadas. Ver vídeo: *HandsOnlyCPR.org*. ¡Si el corazón puede mantenerse funcionando, los medicamentos usualmente ayudan a fortalecer el corazón suficientemente para que el cuerpo re-direccione la sangre al músculo del corazón dañado, a través de otros vasos sanguíneos diminutos! ¡Este proceso milagroso de re-direccionamiento, llamado circulación colateral, ayuda a mantener a muchas víctimas de ataques al corazón vivas y en recuperación!

Million Hearts® es una iniciativa nacional para prevenir 1 millón de infartos *vasculares para el 2017. Million Hearts® une a comunidades, sistemas de salud, organizaciones sin fines de lucro, agencias federales, y asociados del sector privado a través del país para luchar contra la enfermedad cardiaca y accidentes vasculares y para mejorar el cuidado y empoderar a los norteamericanos a hacer elecciones saludables para el corazón.*
Para mayor información, ver el sitio web: MillionHearts.hhs.gov.

Un nuevo método de resucitación paramédica llamado "Resucitación Cardio-cerebral" o RCC, ha obtenido como resultado una triplicación de las tasas de supervivencia en infartos fuera de un hospital. ¡Las circunstancias más favorables son cuando los espectadores son testigos de un infarto, llaman al 911 inmediatamente, y dan RCC hasta que llegan! El corazón está fibrilando fibrilado, haciéndolo más receptivo a la RCC y a los choques del desfibrilador (ver arriba). Luego, los del servicio médico de emergencias administrarán epinefrina o noradrenalina, etc. intravenosamente lo más pronto posible.

La maniobra salvavidas de Heimlich

Primeros auxilios para víctimas de ahogo, asfixia y de ataques de asma (con la víctima sentada o de pie)

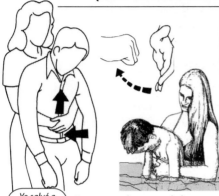

Yo salvé a dos víctimas de asfixia – desconocidos en restaurantes en Florida y Sydney Australia, con la Heimlich. – Patricia

Pararse dentro del agua ayuda a alivianar el peso de la víctima por flotabilidad.

¡Salve a una víctima de ahogo!
MANIOBRA DE HEIMLICH
¡No se puede meter aire sin antes sacar el agua de los pulmones!

Sostenga al bebe hacia abajo

1. Párese detrás de la víctima y ponga sus brazos firmemente alrededor de la cintura de ella.

2. Presione el pulgar de su puño fuertemente contra el abdomen de la víctima, levemente por encima del ombligo y debajo de la caja del tórax.

3. Agarre su puño con la otra mano y presione el puño hacia dentro del abdomen con un movimiento rápido y tirando hacia arriba. Repita esto hasta que la comida o agua haya sido expulsada. Haga esto de manera más suave para ataques de asma.

4. Si la víctima está sentada, párese detrás de la silla y lleve a cabo la maniobra de la misma manera.

21

5. Luego de que la víctima haya sido revivida y salvada, haga que vean a un médico.

Nota: Si usted se está asfixiando estando solo y no hay ayuda disponible, deberá aplicarse esta maniobra usted mismo. ¡Muchos lo han hecho y han tenido éxito!

Primeros auxilios cuando la víctima ha colapsado y no puede ser levantada; siga este procedimiento:

1. Acueste a la víctima sobre su espalda. Dándole la cara, arrodíllese con una pierna a cada lado de sus caderas y muslos (en el caso de los bebés, sostenga de los pies para que salga el agua, luego haga la maniobra Heimlich.)

2. Con una mano encima de la otra, ponga el talón de la mano inferior sobre el abdomen por encima del ombligo y levemente más abajo de la caja torácica conformada por las costillas.

3. Presione el abdomen de la víctima con un rápido empujón hacia arriba. Repita tantas veces como sea necesario.

4. Si la víctima vomitara, (algunas lo hacen) rápidamente inclínele la cabeza hacia el lado y límpiele el vómito de la boca para evitar el bloqueo de la vía respiratoria de la garganta. (Use un tubo para vía respiratoria – mantenga uno en su equipo para primeros auxilios.)

5. Luego de sacar la comida y agua, etc., es mejor que un médico revise a la víctima.

La maniobra de Heimlich despierta los pulmones y el corazón a la fuerza

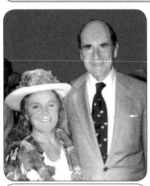

El Dr. Henry J. Heimlich con Patricia Bragg en Honolulú

El pionero Dr. Henry H. Heimlich, en 1974, desarrolló esta técnica para ayudar a víctimas de asfixia y desde entonces, ha salvado miles de vidas alrededor del mundo. Evidencia reciente, muestra que la Maniobra de Heimlich restaura la respiración en más situaciones de emergencia que en solo la de asfixia. Esta puede hacer un arranque súbito del corazón en víctimas de infarto (*HeimlichHeroes.org*), y luego continuar con la RCP solo manos hasta que llegue la ayuda del 911. Esto ayuda a incrementar la tasa de supervivencia.

La maniobra de Heimlich detiene los ataques de asma

Más casos están siendo documentados sobre la efectividad de la Maniobra de Heimlich para detener los ataques de asma. Como explica el Dr. Heimlich, *"Empezamos a recibir reportes de personas que habían sufrido ataques severos, casi mortales, de asma. Las personas que estaban con ellos no tenían idea de qué hacer. Improvisaron usando la Maniobra de Heimlich. Simplemente la probaron,"* dijo él, *"e inmediatamente, sucedió un milagro: el ataque de asma cesó."*

22

Cuando el diafragma de una víctima de ataque de asma es empujado hacia arriba con la Maniobra Heimlich (ya sea aplicada a sí misma o no) los pulmones se comprimen. Cuando esto sucede, el aire atrapado es forzado hacia afuera y el flujo de aire se lleva los tapones de moco que iniciaron el ataque. Luego de la Maniobra, la vía respiratoria es aclarada y, piadosamente, el ataque de asma finaliza.

Cuando la maniobra de Heimlich es ejecutada en asmáticos, hágalo suavemente porque usted estaría forzando a salir moco y aire atrapado, no comida ni agua alojadas en los pulmones. Hay buena evidencia de que esta maniobra también puede prevenir un ataque de asma. Hay estudios que muestran que el aplicar el procedimiento, de forma regular, mantiene a los pulmones libres de moco que puede taponar las vías respiratorias e iniciar un ataque de asma. ¡Es mejor mantenerse alejado de productos lácteos que forman moco y de productos comestibles poco saludables!

Todos deberían conocer la versátil Maniobra de Heimlich, pues salva vidas.
Hagan que la radio y la TV entrevisten al Dr. Henry Heimlich – llame a Lori al (631) 539-4558.
Visite el sitio web: www.HeimlichHeroes.org

¡La prevención es mucho mejor que la cura!

¡y siempre más exitosa! ¡Por esto es que siempre enfatizamos que deben vivir el Estilo de Vida Saludable Bragg! Debe abolir la noción de que solo la edad daña sus vasos sanguíneos y corazón. ¡Recuerde que la edad no es tóxica! No es una fuerza sino una medida. ¡Viva tan saludablemente que nunca sufra un accidente vascular ni infarto! Usted sabe cuáles son sus enemigos – ¡tabaco, sobrepeso, estimulantes, como el té, café, alcohol y gaseosas, comidas grasosas y poco saludables, azúcares, sal de mesa, comidas saladas y falta de comidas saludables para el corazón y de ejercicios! ¡Comience hoy mismo!

¿Qué puede hacer para reducir la vulnerabilidad a los ataques al corazón?

Hay muchos factores que pueden llevar a un accidente vascular o infarto, tales como: hipertensión, fumar, consumo fuerte de alcohol o cafeína, uso inmoderado de aspirina, medicamentos y drogas, dieta fuerte en grasa, sal, comidas fritas y tener sobrepeso.

¡Miles de infartos y accidentes vasculares suceden todos los días en los los Estados Unidos! Usted puede ser el próximo – a menos que haga algo al respecto – ¡empezando hoy mismo! ¡Deberá iniciar inmediatamente para evitar un futuro infarto o accidente vascular! La prevención de un infarto es básicamente una labor de toda la vida, de vivir un estilo de vida saludable, para evitar la lenta acumulación de depósitos que pueden taponar las arterias. Si realmente quiere evitar un infarto o accidente vascular, puede iniciar este *Programa de Acondicionamiento Cardiaco Bragg* inmediatamente.

Muchos cardiólogos recetan aspirina por sus propiedades anticoagulantes. ¡Nosotros no! Ellos afirman que puede reducir los infartos por en un 30%, reduciendo la coagulación sanguínea. Precaución: la aspirina puede afectar el proceso de coagulación demasiado (un amigo casi se desangra hasta morir). Además, algunas personas desarrollan problemas estomacales serios y sangrado gastrointestinal. ¡Más bien necesitan un cambio inmediato de estilo de vida para tener un corazón más sano! ¡Además, la aspirina no baja su colesterol ni presión sanguínea!

¡La primera cosa que usted necesita trabajar son arterias limpias! El revestimiento interno de las arterias de una persona sana es liso y flexible para que la sangre (su río de vida) fluya fácilmente.

23

Saque Tiempo Para 12 Cosas

1. Saque tiempo para **Trabajar** –
   es el precio del éxito.

2. Saque tiempo para **Pensar** –
   es la fuente del poder.

3. Saque tiempo para **Jugar** –
   es el secreto de la juventud.

4. Saque tiempo para **Leer** –
   es el fundamento del conocimiento.

5. Saque tiempo para **Adorar** –
   es la carretera de la reverencia y lava el
   polvo de tierra de nuestros ojos.

6. Saque tiempo para **Ayudar y Disfrutar a los Amigos** –
   es la fuente de la felicidad.

7. Saque tiempo para **Amar y Compartir** –
   es el sacramento de la vida.

8. Saque tiempo para **Soñar** –
   engancha el alma a las estrellas.

9. Saque tiempo para **Reír** –
   es el canto que ayuda con las cargas de la vida.

10. Saque tiempo para **la Belleza** –
    está por todo lado en la naturaleza.

11. Saque tiempo para **la Salud** –
    es la verdadera opulencia y tesoro de la vida.

12. Saque tiempo para **Planear** –
    es el secreto de poder tener tiempo
    para las primeras 11 cosas.

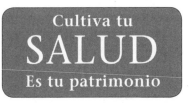

Cultiva tu
SALUD
Es tu patrimonio

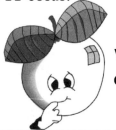

**Tenga una
vida saludable
con manzanas!**

3 Juan 2

*Enséñame, oh Jehová, tu camino, Y
guíame por senda de rectitud.* – Salmos 27:11

Capítulo 4

Colesterol y radicales libres

La importancia de los niveles bajos de colesterol en la sangre

Toda nación que vive con una dieta comercial moderna se está haciendo camino hacia la peligrosa zona del colesterol alto, relativa a los infartos. Estudios llevados a cabo por las autoridades médicas más grandes alrededor del mundo indican los apabullantes peligros de los niveles de colesterol en sangre, ver niveles recomendados dentro de la portada. Los Estados Unidos tienen el nivel promedio de colesterol en sangre más alto conocido en el mundo, ¡y es generalmente acreditado con el dudoso honor de ser el *lugar de nacimiento de la epidemia coronaria!* De hecho, 1 de cada 2 hombres en los Estados Unidos morirán de un infarto mucho antes de su expectativa de vida normal. ¡Esta es una seria razón para que los norteamericanos actúen pronto!

Los norteamericanos aman los alimentos ricos en colesterol

Los norteamericanos aman estos desastres con colesterol: filetes, grandes rodajas de asado, gruesas rodajas de jamón, costillas, chuletas, pollo frito, tocino, y carnes frías, así como queso, mantecado, nata para montar, crema, crema agria, leche, mantequilla, huevos, pasteles y repostería comercial, confites, papas fritas, salsas de carne, papas fritas y aderezos para ensalada hechos con aceites saturados.

Todos estos alimentos, favoritos norteamericanos, tienen muchas *grasas duras o saturadas*, primariamente de origen animal. Estas grasas saturadas son *altas en colesterol*. Consecuentemente, el índice promedio de colesterol en sangre hoy en los Estados Unidos está entre 230 y 260 – muy por encima de los niveles de seguridad. Los niveles de colesterol altos definitivamente han sido establecidos como los *precursores* de la mayoría de los infartos.

Recuerde que la cantidad de colesterol en su sangre, le dice cuánto riesgo tiene de desarrollar un trastorno serio coronario o de tener un infarto o accidente vascular. Es el *barómetro de su expectativa de vida*. Es importante y sabio que los adultos mantengan su colesterol a un nivel normal y seguro (página 26).

Escoja una dieta baja en grasa, grasa saturada, colesterol y no coma grasas trans. *Las grasas trans se encuentran en la margarina, manteca vegetal, comidas fritas, etc.* **Alguna grasa dietética es necesaria para una buena salud.** *Las fuentes de grasas saludables incluyen: aceite de oliva, almendras, pecanas, aguacates o paltas, etc. Las grasas saludables proveen energía, ácidos grasos esenciales y promueven la absorción de vitaminas solubles en grasa A, D, E, y K. Recuerde que los altos niveles de grasa saturada y colesterol en las dietas están ligados a niveles de colesterol aumentados y a un mayor riesgo de enfermedad cardiaca.* – Health.gov y mercola.com

25

Un poco de colesterol en la sangre es normal

Es perfectamente normal tener una cierta cantidad de grasa y colesterol en su torrente sanguíneo. Llamadas *lipoproteínas*, son necesarias para el mantenimiento del cuerpo. Sin embargo, se inician los problemas cuando usted tiene un exceso de grasa taponando las tuberías del cuerpo. Es por esto que es esencial dominar y sabiamente vivir el Estilo de Vida Saludable Bragg; ayuda a mantener sus niveles de colesterol saludables y normales en la sangre.

Toda célula en el cuerpo necesita de algún colesterol para funcionar bien. Sus paredes celulares, o membranas, necesitan colesterol para poder producir hormonas, vitamina D, y ácidos biliares que ayuden a digerir la grasa. Pero el cuerpo necesita solo una cantidad limitada de colesterol para sus necesidades. Cuando hay demasiado colesterol presente, pueden desarrollarse problemas de salud como enfermedad cardiaca. El colesterol no es lo mismo que la grasa. Producido en el hígado, el colesterol es enviado a través del torrente sanguíneo a todas las diversas células del cuerpo. Sin embargo, las células toman solamente el colesterol que necesitan; cualquier exceso permanece en el torrente sanguíneo. El colesterol no usado y no necesitado eventualmente se acumula en el sistema circulatorio como depósitos de sarro que taponan las paredes arteriales.

26

Buenas noticias – ¡el sabio hígado rara vez produce más colesterol del que el cuerpo necesita! Las malas noticias son que puede entrar al cuerpo por más caminos que tan solo por la actividad hepática. ¡Su estilo de vida y lo que coma son también grandes influencias en sus niveles de colesterol!

Esta sustancia grasa, colesterol, se encuentra en el hígado, cerebro, nervios, bilis y sangre de todos los humanos. Comer carnes y productos lácteos (donde hay colesterol) puede incrementar sus niveles de colesterol. Cuando esto sobrepasa la cantidad que su cuerpo necesita, el exceso permanece en el torrente sanguíneo y se acumula a lo largo de las arterias. *Precaución: ¡esta acumulación de colesterol arterial puede causar serio bloqueo cardiovascular e inclusive la muerte!*

Exámenes recomendados para la salud cardiaca

- **Colesterol total: adultos:** 180 mg/dl es lo óptimo; **niños:** 140 mg/dl o menos
- **LDL colesterol:** 100 mg/dl o menos es lo óptimo
- **HDL colesterol: hombres:** 50 mg/dl o más; **mujeres:** 65 mg/dl o más
- **Triglicéridos:** 100 mg/dl o menos (óptimo 70-85)
- **Proporción HDL/colesterol:** 3.2 o menos • **Proporción triglicéridos/HDL:** menos de 2
- **Homocisteína:** 6-8 micro moles/L
- **PCR (Proteína C-reactiva alta sensibilidad):**
  menos de 1 mg/L riesgo bajo, 1-3 mg/L riesgo moderado, más de 3 mg/L alto riesgo
- **Pruebas de riesgo de diabetes:** • **glucosa:** 80-100 mg/dl • **Hemoglobina A1c:** 7% o menos
- **Presión sanguínea:** 120/70 mmHg es considerada óptima para adultos

Dos tipos de colesterol – HDL y LDL

Los investigadores mencionan que hay dos principales tipos de colesterol:

PRIMERO: *están las lipoproteínas de alta densidad (HDL)*, conocidas como *"colesterol bueno"*. A menor nivel de colesterol total, y mientras más alto sea su HDL como una proporción de este, menor el riesgo de un infarto. La proporción de colesterol total a HDL debe ser menor a 4 o 1. Los investigadores creen que los HDL viajan a través del torrente sanguíneo *recolectando el colesterol malo y eliminándolo*.

SEGUNDO: *las lipoproteínas de baja densidad (LDL)*, a menudo llamadas *"colesterol malo"*. Cuando se dan LDL's en exceso, pueden cubrir y taponar peligrosamente las paredes arteriales, incrementando dramáticamente su riesgo de un infarto o accidente vascular. El colesterol LDL es también muy peligroso de otra manera – cuando se expone al calor y el oxígeno, estas moléculas cambian lentamente. Cuando esto ocurre en grasas, llamamos a este proceso *volverse rancias*. Cuando las grasas se vuelven rancias, sus LDL's se infestan con *radicales libres dañino*.

¿Qué son los radicales libres dañinos?

Hoy día se habla mucho sobre "radicales libres", las moléculas de oxígeno tóxicas que atacan las células del cuerpo. ¡Estas peligrosas fuentes de sustancias de contaminación de radicales libres (página 29) causan muchos problemas de salud y envejecimiento prematuro! El riesgo de salud que presentan es tan grande que el Dr. Julian Whitaker dice:

Los radicales libres (moléculas tóxicas de oxígeno) son la causa principal de la enfermedad cardiaca – ¡el problema de salud #1 que enfrenta el mundo hoy día! – Dr. Julian Whitaker, Health Newsletter • *DrWhitaker.com*

¿Qué da origen al exceso de radicales libres?

Los radicales libres pueden ser causados por cualquier número de factores, incluyendo una dieta pobre. Los alimentos grasosos y azucarados, las bebidas azucaradas, las comidas procesadas y chatarra son solo algunas de las causas de los radicales libres. El fumar, la contaminación, la radiación, los herbicidas y los pesticidas también ocasionan que se formen excesivos radicales libres. Por esto es que es muy importante comer solo frutas y vegetales orgánicos.

Tristemente, más de 107 millones de norteamericanos tienen niveles de colesterol por encima de 200. *Si el colesterol está por encima de 200: cada punto que se reduce, el riesgo de infarto se reduce en un 2%.*

El fumar y la obesidad bajan el buen colesterol HDL. El HDL puede ser elevado con ejercicio y comidas que sean ricas en vitamina C. – www.pcrm.org

Los radicales libres son productores de cáncer

Los radicales libres son elementos muy peligrosos que pueden alterar y cambiar las partículas de alimentos. ¡Junto con los LDL's (que se encuentran en todas las proteínas animales y en sus subproductos), los radicales libres cambian la estructura original del colesterol en más de 400 sustancias tóxicas dañinas diferentes! Una vez dentro del cuerpo, los radicales libres vagan libremente por todos lados, atacando y dañando las células. Los radicales libres pueden atacar su ADN (su herencia genética) causando cáncer e inclusive defectos de nacimiento; en el páncreas pueden causar diabetes; en el ojo pueden causar cataratas, y en la sangre y vasos sanguíneos pueden causar enfermedad cardiovascular. Los radicales libres son introducidos al cuerpo a través de su entorno, así como de su dieta. Ver la lista *Radicales Libres Tóxicos* – página 29.

Los radicales libres causan envejecimiento prematuro

La mayoría de los factores de riesgo para la enfermedad coronaria del corazón, tales como presión arterial alta o el fumado fumar, crean radicales libres que evitan que las paredes internas de los vasos sanguíneos produzcan óxido nítrico. Esto es necesario para una adecuada expansión y contracción de los vasos sanguíneos. ¡Un radical libre es un átomo, molécula o ion inestable que reacciona con otras moléculas en modos destructivos! El exceso de radicales libres causa envejecimiento prematuro y otras condiciones médicas serias, dependiendo de cuáles tejidos están siendo atacados. Ver sitio web: *anti-aging-advisor.com/free-radicals.html*.

Los radicales libres son peligrosos

¡No sea una víctima pasiva de los radicales libres destructivos! Anímese y evite esas contaminaciones de radicales libres. Además evite los alimentos poco saludables (vea página 154). ¡Vivir el Estilo de Vida Saludable le ayuda a arrestar los radicales libres y el envejecimiento, y le brinda un corazón y cuerpo más saludables para disfrutar de una vida más larga y saludable! ¡Proteja fielmente su precioso cuerpo y su salud! Las sustancias en la siguiente página son peligrosas fuentes de contaminación con radicales libres. ¡Es más saludable para usted evitarlas!

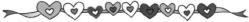

¡Las dietas saludables (ensaladas, vegetales, etc.) dejan menos campo para comidas como repostería dulce, galletas, helados, y confitería, los cuales pueden influenciar negativamente su salud, peso, colesterol en sangre y por tanto elevar los riesgos de diabetes y enfermedad cardiaca!

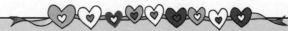

Elimine la exposición a los radicales libres tóxicos:

- **Aluminio** – en antiácidos, desodorantes, polvo de hornear, agua del grifo, desodorantes, latas, papel estaño, ollas, sartenes, y en muchas drogas
- **Cadmio** – más común en baterías, pero también en humo de cigarrillo, café, gasolina, y tuberías de metal
- **Monóxido de carbono** – humo de automóviles, humo de cigarrillo, smog
- **Cloro** – agua del grifo, albercas o piscinas, sal de mesa
- **Cobre** – agua del grifo, pastas dentífricas, trabajos dentales
- **Plomo** – tintes, vapores de gasolina, pintura, plomería, humo de automóviles
- **Mercurio** – amalgamas (plata) para caries, pescado, pintura, cosméticos
- **Nitratos y nitritos** – usados en muchos alimentos procesados, carnes, etc. como preservante conservante. También se encuentran en agua del grifo
- **Productos de petróleo** – combustibles, solventes, lacas y pinturas
- **Pesticidas** – dioxina, heptaclor, dieldrina y DDT se encuentran en la mayoría de los vegetales y frutas. ¡Por esto debe decidirse por lo orgánico!
- **Hidrocarbonos polinucleares** – asfaltos, combustibles, aceites y grasas. También alimentos fritos y al carbón, y en barbacoa
- **Radiación** – radiación del ambiente, TV y teléfonos celulares
- **Drogas sintéticas** – antibióticos, analgésicos, barbitúricos
- **Conservantes, colorantes artificiales y aditivos alimentarios**
- **Materiales sintéticos** – como poliéster, acetato, plástico, etc.

Los metales pesados en su cuerpo multiplican esas reacciones en cadena de los radicales libres varios miles, tal vez millones, de veces. Cuando una molécula de radical libre golpea un átomo de metal en su cuerpo, el efecto es multiplicado muchas veces. Esto es en parte por lo que es tan importante remover los metales tóxicos de su cuerpo.
– www.HealingDaily.com/conditions/free-radicals.htm

Los peligros de los radicales libres: *disparan una reacción en cadena dañina. "Los radicales libres son peligrosos porque no dañan solamente una molécula," dice Blumberg (de WebMD.com). "Un radical libre puede disparar toda una reacción en cadena. Cuando un radical libre oxida un ácido graso, cambia a ese ácido graso en un radical libre, el cual a su vez daña a otro ácido graso. Es una reacción en cadena muy rápida." Estos ataques externos pueden sobrecargar el sistema de defensa natural contra radicales libres del cuerpo. Al tiempo y con ataques repetidos de radicales libres que el cuerpo no puede detener, ese daño puede llevar a un grupo de enfermedades incluyendo cáncer, enfermedad cardiaca, Alzheimer, y Parkinson.*

Cuando usted come muchas porciones de fruta y vegetales orgánicos, está compensando los efectos de las dañinas toxinas ambientales. – WebMD.com.

¡Vivir el Estilo de Vida Saludable Bragg es su póliza de seguros para salud y longevidad!

El oxígeno y su importancia

Manteniendo esta lista en mente, es importante hablar del oxígeno por un momento. El oxígeno es una parte importante de nuestras vidas. Está en el aire que respiramos, agua que tomamos y alimento que comemos. El problema es que no hay suficiente oxígeno estos días.

¿Por qué es esto importante? El oxígeno juega un rol vital en nuestros procesos de respiración y metabolismo. Los componentes de nutrientes dentro de nuestras células son oxidados por enzimas y este proceso de oxidación es nuestra fuente principal de bienestar. Si hay suficiente oxígeno en el cuerpo es muy difícil que las enfermedades degenerativas sobrevivan. Ver: *NaturalNews.com.*

Pero como hay una escasez de oxígeno (contaminación en nuestras ciudades, envenenamiento por monóxido de carbono, etc.), nuestros cuerpos tienen que usar otros métodos "creativos" para obtener oxígeno. El estrés, miedo y ansiedad causan que uno respire menos profundo e inclusive que sostengamos la respiración. Esto ocasiona un aumento en los radicales libres. Mientras usted esté vivo y respirando, no hay cómo ganarle la vuelta a esto. Lo mejor que puede hacer es empezar a comer más alimentos ricos en antioxidantes.

Los antioxidantes salvadores de vidas reducen los radicales libres

¡Hay evidencia científica que, al reducir el daño causado por los radicales libres, reduce el efecto del envejecimiento y extiende la expectativa de vida! Los *antioxidantes* neutralizan el efecto de los radicales libres para evitar que dañen su cuerpo. ¡Los antioxidantes son compuestos que evitan que los radicales libres dañen su cuerpo! Tanto antioxidantes como radicales libres son naturalmente producidos por su cuerpo. Usted puede volcar la balanza a su favor incrementando los vitales antioxidantes en su cuerpo a través de una dieta rica en vitamina C, E, pasto de cebada o cebada forrajera, beta caroteno (que se encuentra en vegetales de hoja verde, ñame, camote, zanahoria, etc.) y flavonoides (encontrados en extracto de semilla de uva, polen de abejas, cardo mariano, ginkgo, etc.). Vea la lista en la siguiente página. El peligro de estos radicales libres es inmenso, así que por favor maximice su ingesta de súper antioxidantes (a través de nutrición saludable y suplementos*) y minimice su exposición de tóxicos "radicales libres"

---

*SOD – *Superóxido dismutasa es un antioxidante que ayuda a neutralizar los radicales libres para que no sean un peligro para el cuerpo. Además la Vitamina A ayuda a proteger las membranas mucosas del daño, ayuda a mejorar la visión nocturna, fortalece los huesos, encías y esmalte dental y muchos más beneficios de salud.*

Lista de alimentos antioxidantes que se dan en la naturaleza

Los antioxidantes se pueden encontrar en una variedad de comidas integrales incluyendo frutas y vegetales orgánicos, legumbres y granos enteros. Cuando comemos estos alimentos, nos beneficiamos de un sistema de defensa natural que incluye: antocianinas, flavonoides, luteína, licopenos, catequinas, selenio y coenzima Q10, y vitaminas C y E. Ver: *DoctorOz.com*.

Bayas: son un tesoro de antioxidantes, especialmente los arándanos azules, arándanos rojos, y las moras. Las frambuesas, fresas y acai están altas en la lista también. Muchos alimentos ricos en antioxidantes, pueden ser identificados por sus fuertes colores naturales, tales como el rojo oscuro de las frambuesas maduras o el morado profundo de los deliciosos arándanos azules y moras.

Zanahorias: otro vegetal de color vivaz que está alto en la lista de antioxidantes. Las zanahorias frescas y crujientes contienen grandes cantidades de beta caroteno, que es un componente notable de muchos alimentos integrales saludables. El beta caroteno ayuda a incrementar los poderes contra las enfermedades de los antioxidantes y puede ser encontrado en varias otras frutas frescas también.

Vegetales verdes: todos los colores de los alimentos contienen alguna cantidad de antioxidantes, pero muchos vegetales verdes están especialmente cargados de antioxidantes. La col rizada, las colecitas de Bruselas, espinaca, alcachofas, espárragos, brécol o bróculi y los berros son todos fuertes fuentes de antioxidantes.

El kiwi es formidable para su corazón

La investigación descubrió que comer solo 2-3 frutas de kiwi al día pueden reducir significativamente el riesgo de enfermedad cardiaca. El estudio mostró que comer kiwis incrementaba grandemente los niveles sanguíneos de vitamina C, E y HDL ("buen") colesterol, mientras que bajaba el LDL ("malo") colesterol. Además, los kiwis pueden reducir los niveles de triglicéridos en un 15%. Con su alta concentración de antioxidantes, ayuda a evitar el daño celular que ha sido ligado a la enfermedad cardiovascular, cáncer y demencia. De hecho, su cuerpo realmente absorbe antioxidantes mucho más eficazmente si provienen de kiwis que de cualquier otra fruta rica en antioxidantes. Ver: NaturalNews.com

Comer vegetales de hojas verdes orgánicos le ayuda a protegerse contra infartos. Los vegetales de hojas verdes oscuras como la col rizada, espinaca y acelgas; los vegetales amarillos como las zanahorias y ayotes y frutas amarillas como el melón y el mango están llenas de carotenoides, los cuales son un tipo de antioxidante. Las frutas cítricas, incluyendo las naranjas, limones y toronjas contienen vitamina C, otro antioxidante. Las nueces, granos enteros, aceites de olivas, soya, girasol y maíz contienen vitamina E, un antioxidante más. ¡Asegúrese de comer muchas frutas y vegetales orgánicos y frescos!

Granos: aunque no tan altos en antioxidantes como las frutas o vegetales frescos, los granos enteros son también una valiosa fuente de compuestos que impulsan la inmunidad. Para obtener el mayor beneficio, asegúrese de escoger productos que contengan 100% granos enteros como su primer ingrediente en vez de granos refinados o procesados. Otros granos enteros, como la cebada, millo, avena y maíz, son buenas fuentes de antioxidantes.

Legumbres: muchas comidas que son naturalmente ricas en vitamina E son también ricas en antioxidantes. Las legumbres y los frijoles incluyendo las lentejas, frijoles de soya, guisante seco y frijoles pintos contienen cantidades beneficiosas de ambos compuestos.

Té verde: una porción de té verde (descafeinado) contiene más antioxidantes que una porción de brócoli y también contiene sustancias que neutralizan los dañinos radicales libres en su cuerpo. Ver sitio web: *livestrong.com*

Tipos de antioxidantes generadores de milagros

Hay 3 tipos primarios de antioxidantes encontrados en la naturaleza. Estos incluyen *fitoquímicos* (cuadro página 150), *vitaminas* y *enzimas*. Los antioxidantes más poderosos se encuentran en las plantas. Esto se debe al hecho de que las plantas en la *Madre Tierra* son expuestas al *Padre Sol* durante el día.

Fitoquímicos: naturalmente usados por las plantas para protegerse de los radicales libres. Hay estudios que muestran que los humanos que comen fuentes de fitoquímicos también se benefician de las propiedades antioxidantes de la planta (ver páginas 149-151).

Vitamina A: es particularmente importante para mejorar el sistema inmune, reparación de tejidos, y niveles de colesterol.

Vitamina C: detiene la reacción en cadena de los radicales libres antes de que comience; captura el radical libre y lo neutraliza.

Vitamina E: es un antioxidante rompedor de la cadena. Dondequiera que esté sentado en una membrana, neutraliza la reacción en cadena.

Beta caroteno: es especialmente excelente para limpiar los radicales libres en bajas concentraciones de oxígeno.

Enzimas antioxidantes: la superóxido dismutasa (SOD), catalasa (CAT) y glutatión peroxidasa (GPX) sirven como su línea de defensa primaria para destruir radicales libres.

32

Para mayor información, visite los sitios web:
Ageless.co.za/antioxidants.htm and AntioxidantsDetective.com

Ateroesclerosis – una enfermedad endurecedora de grasa

El taponamiento del sistema arterial por un exceso de colesterol – depósitos de grasa pesada y cerosa en las paredes arteriales – se llama *ateroesclerosis*. Los componentes de la palabra, *ateroesclerosis*, son de origen griego. *Athéro* que significa pasta o papilla y se refiere al material suave y graso en el centro de la placa; *skelros* que significa duro y se refiere al tejido duro similar a las cicatrices involucrado en el desarrollo de una placa, y osis es el sufijo griego que significa condición de enfermedad. Por lo tanto, ¡es una enfermedad endurecedora de grasa!

¡El término *arterioesclerosis* es un grupo de enfermedades que ocasionan el engrosamiento, bloqueo y pérdida de la elasticidad en una pared arterial! Ambas ateroesclerosis y arterioesclerosis son a menudo usadas intercambiablemente. Ateroesclerosis afecta más que todo la aorta – el vaso sanguíneo más grande del cuerpo, y las arterias coronarias y cerebrales que suplen el cerebro, piernas y abdomen. La ateroesclerosis puede iniciarse con presión sanguínea alta, fumado y concentración incrementada de grasas en el torrente sanguíneo.

La pesada dieta norteamericana es una asesina

¡La ateroesclerosis no es causada por el envejecimiento sino por la dieta! ¡Las autopsias de los soldados americanos muertos, en batalla, en las guerras de Corea y Vietnam revelaron el impactante hecho de que el 77% de estos soldados (edades promedio entre 18-22 años) ya tenían ateroesclerosis! En contraste, los coreanos y otros asiáticos que murieron en el mismo campo de batalla, bajo las mismas condiciones, tenían solo un 11% de incidencia de esta enfermedad. Es bien conocido que la dieta asiática consiste principalmente de arroz y vegetales y es baja en carnes y grasas saturadas.

Las grasas saturadas componen el 40% de la ingesta calórica de la dieta norteamericana promedio. La mayoría de estas grasas son comerciales, hidrogenadas – las más taponadoras y letales de todas las grasas y que no son naturales bajo ningún concepto. Es una grasa tan sólida que no puede ser descompuesta por el calor de 37°C del cuerpo.

Las mejores grasas naturales, insaturadas, se descomponen a temperatura del cuerpo y no taponan. Estos son alimentos perecederos y no tienen una fecha de caducidad muy larga. Al pasar del tiempo, la grasa insaturada (aceites, etc.) pueden tomar el oxígeno y ponerse rancias, lo cual despide un olor fuerte y da un gusto amargo.

Tasas de mortalidad mundiales por enfermedades cardiacas provenientes de grasas en la dieta

País relación a	Tasa de muerte en mujeres por cada 100,000	% grasa en calorías totales
Nueva Zelanda	389	39.8
Suecia	235	39.4
Finlandia	314	39.2
Reino Unido	354	38.4
Dinamarca	306	38.3
Canadá	229	38.0
Noruega	266	38.0
Australia	250	37.9
Alemania	299	35.6
Bélgica	225	35.0
Suiza	167	33.6
Austria	311	31.3
Estados Unidos	323	31.1
Francia	131	29.5 *
Portugal	312	24.5 *
Italia	213	22.3 *
Japón	161	7.9 *

Este cuadro ilustra la impactante diferencia entre Nueva Zelanda, Estados Unidos y Japón, donde la variación de la tasa de mortalidad es más del 250%. ***Los cuatro países más bajos usan menos grasas saturadas.** – American Heart Association

34

¡Cuidado con las grasas saturadas e hidrogenadas!

La grasa saturada hidrogenada permanece *estable* porque es impermeable al oxígeno. En realidad, ¡es grasa embalsamada! ¡Al consumidor norteamericano le ha sido lavado el cerebro por los grandes fabricantes para creer que es segura y está permanentemente fresca y saludable! Un contenedor de esta grasa procesada se mantendría por años, porque es imposible que se ponga rancia. La astuta publicidad dice que estas mantecas saturadas, hidrogenadas y procesadas (erróneamente llamadas vegetales) no echarán humo al calentarse. También hacen otras aseveraciones astutas de ventas que no tienen ninguna relación con una buena nutrición. Lo mismo aplica a la poca saludable margarina hecha para imitar a la mantequilla. Algunos aceites vegetales, altos en grasas saturadas, como lo son algunos aceites tropicales: aceite de palma y aceite de coco. Todos los aceites hidrogenados son altos en grasas saturadas. Nosotros usamos solo Aceite de Oliva Orgánico Bragg; ver vídeo: *www.BraggOrganicOliveOil.com.*

La salud y el destino de los países dependen de cómo comen. – Brillat-Savarin

Los productos animales contienen cantidades considerables de grasa saturada que pueden ocasionar que el hígado produzca más colesterol. Las grasas insaturadas no tienen este tipo de efecto. Las grasas saturadas son fáciles de detectar – son sólidas a temperatura ambiente, mientras que las grasas insaturadas son líquidas. Así que, en vez de grasas naturales insaturadas que ayudarán a mantener la salud, los norteamericanos consumen grasas hidrogenadas saturadas mortales, altas en colesterol que recubre y tapa el flujo sanguíneo, especialmente las arterias. Este taponamiento puede eventualmente causar coágulos fatales o incapacitantes (trombosis) en el torrente sanguíneo, ¡causando accidentes vasculares e infartos!

Sea prudente– conozca sus niveles de colesterol

Hay muchas pruebas disponibles para hacer en casa para colesterol. Estas pruebas, aprobadas por el FDA, tienen una precisión de más del 97% y requieren solo un pinchazo de dedo. El kit de prueba cuesta entre $10-$20 dólares, y está disponible en la mayoría de las farmacias. Ver sitio web: *FDA.gov/MedicalDevices*.

Cuando usted tenga una revisión completa de su colesterol, pídale a su médico una copia de sus niveles de HDL, LDL y triglicéridos (página 26 y parte interna de la cubierta del frente). Estas lecturas determinan sus factores principales de riesgo para enfermedad cardiaca. Usted puede ayudar a elevar su HDL *bueno* comiendo alimentos sanos, ejercitándose, perdiendo cualquier excedente de peso y dejando de fumar. Un HDL de menos de 35 mg-dl le pone en riesgo de salud. El LDL o colesterol *malo* no debe exceder los 130 mg-dl. Para bajar los niveles no deseables de LDL, busque una dieta baja en grasa, baja en colesterol, baja en grasas saturadas. Los niveles de triglicéridos de más de 200 mg-dl son peligrosos y se asocian con obesidad, dulces, grasas e ingesta de alcohol.

La Asociación Americana del Corazón recomienda seguir estas directrices para tener un corazón más saludable:

- Consumir menos de 300 mg de colesterol por día.
- Consumir 30% o menos de calorías provenientes de la grasa.
- Consumir 10 o menos calorías provenientes de la grasa saturada.

Las grasas saturadas son grasas duras que se encuentran mayormente en productos animales tales como manteca, mantequilla y carne grasa, así como en aceites vegetales como el de coco y el de palma.

Las personas que regularmente comen cebada ven reducciones considerables en su colesterol LDL (malo), triglicéridos, y colesterol total. – Tufts Health & Nutrition Letter

¡Los Estados Unidos lideran al mundo en cuanto a enfermedad cardiaca, accidentes vasculares, cáncer y diabetes!

Si desea mantener un conteo diario del colesterol, adquiera un contador de gramos de grasa; le ayudará a contar su colesterol, grasa total y grasa saturada. Personalmente nosotros no contamos calorías, gramos de grasa, etc. ¡Vivimos el Estilo de Vida Saludable Bragg y nos mantiene saludables!

Siga estas "Reglas de Oro" para mantener niveles seguros de colesterol: coma solo alimentos saludables, naturales; haga mucho ejercicio; respire profundamente; tómese 8 vasos de agua pura destilada diariamente; obtenga 8 horas de sueño todas las noches; ayune regularmente; tenga una actitud mental positiva y feliz. Aquellos de ustedes que están bajo riesgo de problemas cardiovasculares – por favor estén atentos a sus niveles de colesterol sanguíneo (ver cuadro dentro de la portada del frente).

CONTENIDO DE COLESTEROL DE ALIMENTOS COMUNES

COMIDA ANIMAL		COMIDA VEGETAL	
Conteo de colesterol	*(mg)*	*Conteo de colesterol*	*(mg)*
Res, hígado, 3 onzas	410	Todos los frijoles	0
Huevos, 1 entero	213	Todas las frutas	0
Pato, asado, 3 onzas	197	Todos los granos	0
Hígado de pollo, 3 onzas	126	Todas las legumbres	0
Pavo, asado, 1 taza	106	Todas las nueces	0
Hamburguesa con queso, 4 onzas	104	Todas las semillas	0
Helados, 1 taza	88	Todos los vegetales	0
Chuleta, asada, 3 onzas	84	Todos los vegetales	0
Bistec, 3 onzas	77	Fuentes:	
Cordero, asado, 3 onzas	77	1. Healthy Eating Club	
Pechuga de pollo, 3 onzas	73	www.HealthyEatingClub.org	
Leche, entera, 1 taza	33	2. UCSF Medical Center: UCSFHealth.org/	
Mantequilla, 1 cucharada	31	education/cholesterol_content_of_foods/	
Queso crema, 1 onza	31		

10 alimentos que ayudan a bajar su colesterol

Si su dieta le dio colesterol alto, se lo puede bajar también. He aquí una lista de alimentos que le pueden ayudar a bajar su colesterol:

- *Avena.* Un fácil primer paso para mejorar su colesterol.
- *Cebada y otros granos enteros.* Provee fibra soluble.
- *Frijoles.* Especialmente ricos en fibra soluble, alimento muy versátil.
- *Berenjena y kimbombó (okra).* Vegetales bajos en calorías, buena fibra soluble.
- *Nueces.* Comer 2 onzas de nueces crudas diarias puede bajar el LDL en un 5%.
- *Aceites vegetales.* En vez de mantequilla o manteca, ayudan a bajar el LDL.
- *Manzanas, uvas, fresas, cítricos.* Los alimentos ricos en pectina ayudan a bajar el LDL.
- *Soya.* Consumir 25 gramos al día ayuda a bajar el LDL en un 5%.
- *Pescado graso.* Comerlo de 2-3x a la semana provee grasas omega 3 que bajan el LDL.
- *Suplementos de fibra.* Psyllium brinda 4 gramos de fibra soluble.

El colesterol solo se encuentra en alimentos de origen animal. ¡Las frutas, vegetales, granos y todo otro alimento proveniente de plantas no tienen colesterol del todo! – UCSF Medical Center

36

¿Cuánto colesterol tiene en su sangre?

Demasiadas personas hoy día, comen una dieta sobrecargada de un contenido de colesterol alto proveniente de grasas animales saturadas. Cuando estas personas incrementan la carga sobre sus cuerpos al no ejercitarse lo suficiente para quemar aunque sea la cantidad normal – mucho menos el exceso – de colesterol como combustible, sus torrentes sanguíneos se *atascan*. Muchas personas conocen poco sobre sus niveles de colesterol. Andan alegres por la vida usando grandes cantidades de mantequilla sobre su pan, tostadas, papas y vegetales. Toman grandes cantidades de leche, engullen galones de helados y comen carne, pescado, aves, huevos, papas tostadas, papas fritas, donas, tocino, jamón y chorizo – ¡que llenan sus torrentes sanguíneos con exceso de grasa! No se dan cuenta de que sus niveles de colesterol altos pueden llevar a un desastre, ¡y pueden estarse comiendo su propio camino a la muerte! Millones consumen la cantidad de 5 tazas de grasas saturadas diarias. Luego se preguntan por qué terminaron teniendo un infarto, accidente vascular u otras formas de problemas cardiacos – ¡son las arterias taponadas!

Ha sido establecido clínicamente, que la cantidad de colesterol depositada en las paredes de las arterias tiene una relación directa con la cantidad de colesterol en el torrente sanguíneo. Por tanto, ¡puede ver qué tan taponadas obstruidas deben estar las arterias cuando los niveles de colesterol se elevan a 270, 320, 380 y más alto! Y sin embargo, estos niveles excesivos no son infrecuentes hoy día.

El colesterol y la duración de su vida

Una cosa que indudablemente acortará la expectativa de vida de un cuerpo es que esté sobrecargado de grasa sanguínea, ¡un exceso de colesterol! Para reiterar: un poco de colesterol es importante para nuestros procesos corporales nuestros. El cuerpo inclusive lo fabrica como combustible extra en emergencias. *Cole* significa bilis y *esterol* significa grasa. Mucha de la grasa que comemos es descompuesta por el hígado en colesterol y excretada por la bilis, para ser reabsorbida luego al torrente sanguíneo para ser distribuida a nuestros tejidos.

Los expertos indican que un colesterol de "120-180" es el mejor: *los mejores científicos médicos están de acuerdo que el nivel de colesterol no debe ser mayor a 180. Algunas opiniones profesionales . . .*

Dr. W.D. Wright de University Nebraska College of Medicine – *"150 -180"*
Dr. A.G. Shaper de Makerer College Medical School, Uganda – *"170" es lo mejor*
Dr. Bernard Amsterdam, New York State Journal of Medicine – *"máximo 180"*
Dr. Louis H. Nahum, Yale School of Medicine – *"150" y* **Dr. William Dock, Profesor de medicina en State University New York** – *"120-180" es un rango óptimo normal*

El ayuno – la manera más rápida de bajar el colesterol

En nuestra opinión, el ayuno es la manera más rápida y fácil de bajar el nivel de colesterol. Revisamos nuestro nivel de colesterol dos veces por año. Si llega a 180, ayunamos de 3 a 7 días y pronto baja a menos de 150. El ayuno (ver páginas 173-180) es una manera fácil de darle al corazón y tuberías cardiovasculares una buena limpieza. Por eso es que fielmente cada semana hacemos ayuno por un periodo de 24 horas con 5-7 vasos de agua purificada (destilada) y además 3 bebidas de vinagre Bragg (páginas 160 y 296). Para más detalles sobre la Ciencia del Ayuno, lea nuestro libro *El Milagro del Ayuno*. Ver la lista de libros en las páginas traseras para ordenar.

Otras maneras de bajar su colesterol

Hágase vegano: La mejor manera de mantener la ingesta de grasa saturada baja y evitar el colesterol completamente es basar su dieta principalmente en alimentos vegetales – granos, frijoles, vegetales y frutas. Una dieta vegana está libre de cualquier producto animal – esto significa que no tiene carnes rojas, aves, pescados, huevos, leche, queso, yogur, helados, mantequilla, etc. – esto brinda el menor riesgo de enfermedad cardiaca.

Fibra: la fibra soluble le ayuda a hacer más lenta la absorción de algunos componentes alimentarios tales como el colesterol. Además actúa reduciendo la cantidad de colesterol que fabrica el hígado. Avena, cebada, frijoles, y algunas frutas y vegetales son buenas fuentes de fibra soluble. No hay fibra en ningún producto animal.

Mantenga su peso ideal: ¡llevar un peso excesivo puede afectar el riesgo de tener una enfermedad cardiaca! Perder peso ayuda a incrementar los niveles de HDL (colesterol bueno). Las personas que tienen una cintura muy grande tienen mayor riesgo que quienes tienen peso excesivo en las caderas y glúteos.

Presión sanguínea: también es un factor de riesgo para enfermedad cardiaca y puede llevar a accidentes vasculares y otros problemas serios de salud (ver siguiente capítulo). Por suerte, esta es otra área donde podemos tomar el control cuidando qué alimentos comemos. Una dieta vegetariana baja en grasa y alta en fibra puede ayudar a bajar la presión sanguínea.

Fumar: Las personas que fuman tienen mucho mayor riesgo de enfermedad cardiaca que los no fumadores. La moderación no es suficientemente buena – ¡es esencial dejar de fumar! (páginas 91-95).

Ejercicios: Ejercicios regulares livianos tales como una caminata rápida de media hora en la naturaleza puede bajar la tasa de mortalidad dramáticamente.

Menos estrés: Descansar suficiente y aprender técnicas para la reducción del estrés: meditación, yoga, o caminar pueden ser de ayuda.

Capítulo 5

Los peligros de la presión sanguínea alta y el síndrome metabólico

El asesino silencioso – presión sanguínea alta

Cada vez que el corazón late, ejerce presión sobre las venas y arterias llamada "presión sanguínea". ¿Qué sucede cuando usted sopla demasiado aire en una bomba? Si no se revienta, la bomba sobre-extendida se vuelve delgada y delicada. Si se infla adecuadamente, la bomba puede rebotar y ser movida de forma segura. Una bomba con mucho aire se convierte en un peligro de reventar. No permita que le suceda esto a su corazón y vasos sanguíneos.

¡Necesitamos la presión arterial para que la sangre circule! Demasiada presión hace que el corazón y vasos sean delgados y delicados. Una presión incrementada sobre las paredes arteriales las hace más susceptibles a depósitos de grasa, y a un posible accidente vascular o infarto.

La presión arterial alta es a menudo asintomática

39

¡Los peligros de una *hipertensión* no tratada (presión arterial alta) pueden ser mortales! Si se deja sin tratar, las arterias se pueden volver duras, con cicatrices, y menos elásticas, incapaces de llevar adecuadamente sangre a los órganos. El corazón, cerebro y riñones son los más vulnerables. La presión arterial alta es el factor de riesgo más grande para accidente vascular y enfermedad cardiaca. Hace que el corazón se agrande y se haga más ineficiente, lo cual se conoce como *hipertrofia ventricular izquierda*. La hipertrofia ventricular izquierda es más común entre personas que tienen una presión alta sin controlar u otros problemas cardiacos. Esta seria condición puede llevar a infartos. Muchos conectan el estrés con la presión arterial alta. Algunos estudios han sugerido que el estrés crónico puede llevar a alzas permanentes en la presión arterial y frecuencia cardiaca (los controladores de tráfico aéreo que tienen trabajos de mucha presión, tienen una tasa de 2-4 veces más alta de hipertensión y problemas cardiacos).

La gran red de venas y arterias a través de las cuales circula la sangre necesita estar abierta, sin obstáculos y fuerte para mantener a su sangre circulando. La presión arterial alta es una señal de haberse forzado al límite, teniendo que esforzarse más de la cuenta para que la sangre pase a través de los vasos. Esto lo desgasta a usted y a su corazón también. Cámbiese al Estilo De Vida Saludable Bragg

Para un corazón saludable y en buena condición, es sabio mantener su presión arterial dentro del rango normal de 120/70. Puede lograr esto con simples cambios de dieta y de estilo de vida. El ejercicio, respiración profunda, mucho descanso y dieta saludable le ayudarán a mantener su presión arterial bajo control saludable.

No agregue sal a las comidas y evite las comidas preparadas con altos contenidos de sal, azúcar y grasas trans. ¡Evite especialmente todos los azúcares refinados y grasa (donas, queques, galletas, pasteles, magdalenas, etc.)! Nunca use grasas altamente saturadas. Evite las comidas rápidas y nutricionalmente vacías tan comunes en nuestra cultura de *sobre la marcha y de prisa. ¡Coma alimentos saludables para el corazón y nutritivos, de longevidad!*

Lo que significan las mediciones de presión arterial

Hay dos tipos de lecturas de presión arterial. Presión *sistólica* (la primera cifra en la lectura) se refiere a la presión ejercida por la sangre mientras el corazón está bombeando; esta lectura indica cuál es la presión arterial al máximo. La presión *diastólica* (segunda cifra) se refiere a la presión de la sangre cuando el corazón está descansando, entre latidos, cuando la presión arterial está en su punto más bajo. Ambas lecturas son importantes; ninguna deberá estar alta. Una presión normal lee 120 sobre 70 a 80 (120/70-80), con la presión sistólica en 120 mm Hg y la presión diastólica en 70 a 80 mm Hg.

¿Qué puede suceder si la presión arterial alta no es tratada?

Una presión arterial alta sin tratar puede traer como consecuencia:
- Accidente vascular (ver página 15).
- Falla cardiaca, un corazón agrandado o infarto.
- Enfermedad renal (ver página 18).
- Hemorragias (sangrado) en los vasos sanguíneos de los ojos.
- Enfermedad vascular periférica: falta de circulación en las piernas, dolor como de contractura en las pantorrillas (claudicación), o un aneurisma (agrandamiento anormal o abombamiento de una arteria causado por daños a o debilidad en las paredes del vaso sanguíneo).

Si usted no está, ya de por sí, entre los 1 de 3 adultos norteamericanos con presión arterial alta, las posibilidades son de que sin intervención usted lo estará, en algún punto de su vida. De hecho, el riesgo de hacerse hipertenso es mayor al 90% para individuos en países desarrollados, de acuerdo con un editorial en el "Lancet".

Otros posibles peligros de la presión arterial alta

La presión arterial alta también puede afectar otras áreas del cuerpo, llevando a problemas tales como:

• **Pérdida de hueso.** la presión arterial alta puede incrementar la cantidad de calcio que está en su orina – ¡esta eliminación excesiva de calcio puede llevar a la pérdida de densidad ósea (osteoporosis), la cual a su vez puede llevar a huesos quebrados! El riesgo es especialmente mayor en mujeres de mayor edad (página 241).

• **Problemas para dormir.** La apnea obstructiva del sueño – una condición en la que los músculos de su garganta se relajan causando que usted ronque, ocurre en más de la mitad de quienes tienen presión alta (ver páginas 181-186). Ahora se piensa que la presión arterial alta en sí puede ayudar a disparar la apnea del sueño. Además, estar privado del sueño por causa de la apnea del sueño puede aumentar su presión arterial. (Ver sitio web: *mayoclinic.com*)

Reducir la presión arterial reduce el riesgo cardiaco

La Sociedad Internacional de Hipertensión reveló los resultados del estudio más grande sobre hipertensión jamás realizado, llamado el estudio Tratamiento Optimo de Hipertensión (HOT por sus siglas en ingles). ¡Encontraron que bajar el nivel de presión sanguínea diastólica a 90 mm Hg puede reducir el enorme riesgo cardiovascular! ¡El estudio también encontró que los pacientes con diabetes, que bajaron su nivel de presión sanguínea diastólica a 80 mm Hg, bajaron su riesgo de problemas cardiacos! Este estudio amasó a 18,790 pacientes en 26 países por un periodo de 5 años. De acuerdo con el Dr. Claude Lenfant, director del National Heart, Lung & Blood Institute, ***"El bajar la presión arterial, más allá de los niveles tradicionales de 90 mm Hg, existe razón para creer que la morbilidad y mortalidad cardiovascular pueden ser disminuidas."*** El estudio encontró que pacientes con enfermedad coronaria tenían una reducción de 43% en accidentes vasculares cuando el nivel de presión era de 80 mm Hg o menos. La presión arterial alta es el trastorno cardiaco más común y la principal causa de muerte en Norte América. ¡Más de 710,000 muertes por año en personas entre 65 y 84 años son debidas a enfermedad cardiovascular y más de $403.1 miles de millones de dólares se gastan para sus cuidados médicos terminales y para luchar por sus vidas!

Es muy probable que si tiene hipertensión, también tiene niveles de azúcar en sangre mal controlados. Los dos problemas generalmente van juntos. Normalizar sus azúcares en sangre también llevará sus lecturas de presión sanguínea a niveles saludables.

Las fluctuaciones en la presión sanguínea pueden asociarse a un riesgo cardiovascular mayor.

Presión sanguínea alta relacionada a con el deterioro mental

La presión arterial alta puede llevar al deterioro de algunas **habilidades mentales**, de acuerdo con investigadores de la Universidad de Maine. La presión arterial alta lleva a la generación de cicatrices de los vasos sanguíneos que se ha ligado al desarrollo de la enfermedad de Alzheimer y de otras demencias. La presión arterial elevada es un indicador fuerte de cambios en la estructura cerebral y funcionamiento cognitivo relacionado. Los investigadores examinaron la presión sanguínea y función mental de 140 hombres y mujeres de edad 40-70. ¡Encontraron que los niveles altos de presión sanguínea estaban asociados a deterioros mayores en las pruebas de inteligencia, habilidades viso espaciales, y velocidad de desempeño!

Presión sanguínea alta en la adolescencia

Los estudios New Millennium presentados en Scientific Session del American College of Cardiology, ¡encontraron que los niños que estaban pasados de peso, a las edades de 6 o 7 años, tienen más probabilidad de tener presión arterial alta en la adolescencia! Los investigadores estudiaron a 200 niños durante 10 años, examinando presión arterial, obesidad y anormalidades metabólicas. Los resultados mostraron que el índice de masa corporal (sobrepeso) se relacionaba fuertemente con una presión arterial alta en niños, aun luego de alcanzar la edad de adulto joven. ¡El hallazgo sugiere, de manera contundente, que la prevención del sobrepeso primario debe de empezar inclusive antes del primer día de escuela, promoviendo buena nutrición así como ejercicio y condición física!

Cómo se trata la presión arterial alta?

Si usted tiene presión arterial alta, la meta es bajarla a menos de 140/90 (a menos de 130/80 si se tiene diabetes o enfermedad renal). Para hacerlo:

- **Coma alimentos saludables** como frutas y vegetales (página 146)
- **Pierda peso**, si tiene sobrepeso (ver páginas 66-70)
- **Limite el alcohol** a no más de un trago por día
- **Ejercítese regularmente** (ver páginas 97-108)
- **Deje de fumar** (ver páginas 90-95)
- **Revísese la presión arterial regularmente**

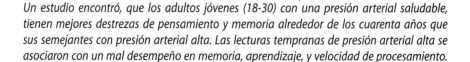

Un estudio encontró, que los adultos jóvenes (18-30) con una presión arterial saludable, tienen mejores destrezas de pensamiento y memoria alrededor de los cuarenta años que sus semejantes con presión arterial alta. Las lecturas tempranas de presión arterial alta se asociaron con un mal desempeño en memoria, aprendizaje, y velocidad de procesamiento.

Los medicamentos usados para presión alta ponen en riesgos la salud

Cuando se trata de lidiar con la presión arterial alta, la mayoría de los médicos occidentales proceden primero a recetar tratamientos con medicamentos. Dependen mayormente de los químicos farmacéuticos – *diuréticos y beta bloqueadores*. Los *diuréticos* químicos (con efectos secundarios – ver abajo) bajan la presión sanguínea reduciendo el volumen de sangre. Con menos sangre, la presión en las arterias baja. El otro tipo de medicamento comúnmente recetado, el *beta bloqueador*, (también con efectos secundarios – ver abajo), trabaja sobre el sistema nervioso autonómico. Los beta bloqueadores enlentecen la frecuencia cardiaca, lo cual reduce la presión al reducir la cantidad de sangre que el corazón bombea.

Los diuréticos y beta bloqueadores tienen efectos secundarios

Estos medicamentos, ambos dicen ser remedios útiles para la presión alta, pero no esté muy seguro de ello. Los **diuréticos** alivian un problema solo para causar otros más: le roban a la sangre ciertos minerales esenciales, aumentan el nivel de colesterol de la sangre, y aumentan lo espeso de la sangre, su viscosidad y acidez. Estos factores incrementan el riesgo de infarto. Los estudios muestran que las tasas de mortalidad aumentan con el uso fuerte de diuréticos.

¿Y qué hay de los **beta bloqueadores**? Aunque sus efectos secundarios cardiovasculares son menos pronunciados que los de los diuréticos, los beta bloqueadores son conocidos por causar impotencia, depresión y fatiga. Los beta bloqueadores también pueden afectar sus niveles de colesterol y triglicéridos, causando un leve incremento en los triglicéridos y una modesta reducción de las lipoproteínas de alta densidad, el colesterol "bueno". Estos cambios a menudo son temporales. Puesto que su trabajo es hacer que el corazón sea lento y perezoso, ¡los beta bloqueadores se aseguran de que las manos, pies (razón del frío) y cerebro reciban menos sangre y menos oxígeno! (ver: *WebMD.com* or *MayoClinic.com*)

Usted puede evitar los medicamentos peligrosos y mantener una presión arterial saludable al mismo tiempo. Vea si los cambios en su dieta y actividad física son suficientes para mejorar la salud cardiaca – ¡nada más no se confíe totalmente en los medicamentos recetados! ¡Siga el consejo de una legión creciente de practicantes de la medicina que tratan la presión arterial alta sin medicamentos peligrosos! ¡Médicos como Alexander Leaf de Harvard Medical School, y William Roberts, editor de *The American Journal of Cardiology*, recomiendan hacer cambios de estilo de vida en vez de tomar medicamentos recetados para pacientes con presión arterial alta!

43

¿Qué es el síndrome metabólico?

El síndrome metabólico, también conocido como síndrome X o síndrome dismetabólico, se refiere a un conjunto de factores de riesgo metabólico que pueden llevar a enfermedad coronaria (*webmd.com*). Cuando una persona tiene estos riesgos juntos, hay mayor probabilidad de tener problemas cardiovasculares por la combinación de factores de riesgo (ver sitio web: *heart.org*).

El síndrome metabólico es una condición de salud seria que afecta a un 35% de los adultos y los sitúa en un riesgo mayor de enfermedad cardiovascular, diabetes, accidentes vasculares y enfermedades relacionadas con la acumulación de grasa en paredes arteriales.

Las características principales del síndrome metabólico incluyen: resistencia a la insulina, presión arterial alta, colesterol anormal, y un riesgo incrementado para la coagulación. La causa subyacente del síndrome metabólico está formada por la obesidad, estar con sobrepeso, inactividad física y factores genéticos.

Los factores de riesgo del síndrome metabólico

El síndrome metabólico ocurre cuando una persona tiene tres o más de las siguientes medidas:

- **Obesidad abdominal:** una circunferencia de cintura de más de 40 pulgadas en hombres y más de 35 pulgadas en mujeres
- **Panel de colesterol con niveles de triglicéridos de:** 150 mg/dl or above
- **HDL (colesterol bueno):** 40 mg/dl o menos en hombres y 50 mg/dl o menos en mujeres
- **Presión arterial sistólica (número superior) de:** 130 mm Hg o más
- **Presión arterial diastólica (número de abajo) de:** 85 mm Hg o más
- **Glucosa sanguínea en ayunas de:** 100 mg/dl o más
- **Resistencia a la insulina o intolerancia a la glucosa** (el cuerpo no puede manejar adecuadamente la insulina o azúcar en sangre)

Usted puede reducir sus riesgos de síndrome metabólico reduciendo significativamente su peso, incrementando su actividad física, comer una dieta saludable para el corazón que es rica en fibra incluyendo: frijoles, legumbres, granos enteros, nueces, frutas y vegetales; y monitoreando su glucosa sanguínea, conteo de colesterol en sangre y presión arterial.

17 peligros mortales de la enfermedad arterial

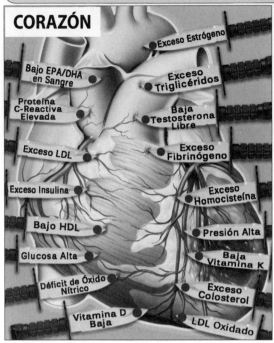

CORAZÓN

- Bajo EPA/DHA en Sangre
- Exceso Estrógeno
- Bajo EPA/DHA en Sangre
- Exceso Triglicéridos
- Proteína C-Reactiva Elevada
- Baja Testosterona Libre
- Exceso LDL
- Exceso Fibrinógeno
- Exceso Insulina
- Exceso Homocisteína
- Bajo HDL
- Presión Alta
- Glucosa Alta
- Baja Vitamina K
- Déficit de Óxido Nítrico
- Exceso Colosterol
- Vitamina D Baja
- LDL Oxidado

- Bajo EPA/DHA en Sangre
- Proteína C-Reactiva Elevada
- Exceso LDL (Colesterol Malo)
- Exceso Insulina
- Bajo HDL (Colesterol Bueno)
- Glucosa Alta
- Déficit de Óxido Nítrico
- Vitamina D Baja
- Exceso Estrógeno
- Exceso Triglicéridos
- Baja Testosterona Libre
- Exceso Fibrinógeno
- Exceso Homocisteína
- Presión Alta (Hipertensión)
- Baja Vitamina K
- Exceso Colesterol
- LDL Oxidado

La imagen es traducción de la original de: *Life Extension Magazine*, Set. 2010, pág. 16

Este corazón muestra cuchillos dirigidos hacia un corazón saludable. Cualquiera de estos cuchillos puede matar si se clava profundamente en el corazón. En el mundo real, sin embargo, muchos humanos que envejecen sufren pequeñas punzadas de las puntas de estos mortales cuchillos a través de su vida. ¡Los efectos de riesgo de las punzadas acumuladas son oclusión arterial, angina (dolor de pecho) o bien un infarto agudo!

45

Datos cardiacos sobrecogedores respecto al asesino #1

- ¡El Centro para el Control de Enfermedades estima que más de 82.6 millones de personas en los Estados Unidos tienen una o más formas de enfermedad cardiovascular!
- ¡Cada 33 segundos un norteamericano muere de enfermedad cardiovascular!
- La enfermedad cardiaca no mata solo a los ancianos; ¡1 de cada 6 muertes es de alguien menor a 65 años!
- La enfermedad cardiaca afecta tanto a hombres como mujeres; las muertes relacionadas con el corazón son el 49% para hombres mientras que las mujeres son el 51% de ellas.
- La enfermedad cardiaca le cuesta a los Estados Unidos más de $444 mil millones cada año.

¡No deje que la enfermedad cardiovascular lo afecte! ¡Proteja su corazón!

Nuestros hábitos de estilo de vida, buenos o malos, son algo que podemos controlar.
– Dr. E. J. Stieglitz

¡Más del 85% de quienes tienen presión alta, pueden normalizarla a través de un estilo de vida más saludable! Si padece de hipertensión, puede balancear su presión arterial y niveles de glucosa, leptina e insulina – todo al mismo tiempo—sin medicamentos dañinos y/o ineficaces. – LifeExtension.com

¿Qué tipo de cambios de estilo de vida son los mejores? ¡Aquellos que instilan los hábitos saludables que enseñamos con el Estilo de Vida Saludable Bragg! Una dieta baja en grasas y vegetariana es crucial para el libre flujo de sangre a través de su cuerpo. Reducir la grasa en su dieta también estimula la pérdida de peso, lo que contribuye a una presión arterial reducida. Finalmente, haga que el ejercicio forme parte de su rutina diaria y aprenda a respirar profundamente y relajarse, liberándose del estrés mientras se llena con mucho oxígeno fresco. ¡Inicie hoy mismo haciendo de este Estilo de Vida Saludable Bragg un feliz hábito para toda la vida! Le está haciendo milagro a millones.

Por favor escuche al Dr. Claude Lenfant, Director del National Heart, Lung & Blood Institute. Él dice que, *Los cambios de estilo de vida por sí solos pueden realmente revertir las condiciones de la enfermedad cardiaca.* (Sitio web: *health.nih.gov/topic/HeartAttack*). Cuando se trata de hacer el tiempo de cambios necesarios para una vida saludable y feliz, lo único realmente importante es hacer que sucedan esos cambios. ¡Así que no juegue esos juegos de dilación o postergación consigo mismo! En el momento en que piense, "*¿Tengo tiempo para hacer esto en este momento?*" es el momento para dejar de preguntar y empezar a hacer. El momento en que piense, *"Quiero un bistec grande para la cena,"* es el momento para abrir el *Libro de Recetas Vegetarianas Bragg* para descubrir nuevas recetas deliciosas y saludables. Le prometemos que encontrará recetas más gustosas, saludables y que satisfacen más que la carne. *Si come carne, limítela a 1-3 veces por semana. Asegúrese de que esté libre de hormonas, alimentada orgánicamente, y sin químicos dañinos.*

Millones de exitosos estudiantes Bragg le dirán lo mismo: el inicio es lo más difícil. El momento intermedio luego de decidir que quiere ser más saludable, y antes de que actúe sobre esa decisión, es el más duro. Ejemplo: el momento en que pone una pierna en frente de la otra dando el primer paso de su caminata vigorosa es el momento más difícil del ejercicio, ¡inicie ya!

Una vez que dedique su vida a la salud, estará viviendo el Estilo de Vida Saludable Bragg – ¡su Fuente de Juventud! Pronto esperará con alegría sus ejercicios diarios. Se preguntará cómo pudo haber comido los alimentos poco saludables y desagradables que alguna vez lo sustentaron a medias. Planifique, haga estrategias y siga con el Estilo de Vida Saludable Bragg. Iniciar es lo que cuenta. ¡Inicie ahora mismo!

Capítulo 6

Sangre – su preciado río de vida

El cuerpo se compone de billones de diminutas células que son nutridas por la sangre, llevando nutrientes de los alimentos que comemos. Como leemos en la Biblia, ***"La vida de la carne está en la sangre"*** (*Leviticos 17:11*). Si podemos mantener la sangre de nuestros cuerpos en perfecto balance químico – para que nuestros órganos vitales y todas las células de nuestros tejidos estén adecuadamente nutridos – y si mantenemos las tuberías de nuestro cuerpo abiertas y libres de corrosión, no hay razón alguna por la que no podamos disfrutar de una larga vida de *juventud*. La sangre saludable y una buena circulación son las respuestas a una larga vida de corazón saludable libre de debilidad prematura y enfermedad cardiaca.

Usted puede empezar a agarrar el poder, que tiene para cambiar su salud, al darse cuenta de que *todas las células rojas de la sangre* en el torrente sanguíneo *se recambian completamente cada 28 días*. Se reproducen a sí mismas unas 12 veces al año a través de una serie de procesos de renovación que continúan desde la cuna hasta la tumba. Nuestras células sanguíneas rojas son manufacturadas principalmente a partir de los alimentos que comemos y las bebidas que tomamos. Si ponemos los nutrientes adecuados en nuestros cuerpos, y mantenemos nuestras arterias, venas y capilares limpios, abiertos y libres de corrosión, podemos incrementar nuestra expectativa de vida a 120 años o más, como lo expresa el Génesis 6:3 – *¡Que tus años sean 120!!*

47

Los alimentos no saludables y la sangre "sucia" causan enfermedades

La mayoría de los humanos no enfrentará las realidades de la vida . . . viven en un mundo de ensueño. Cuando se le dice a la persona enferma promedio, que todos sus problemas físicos son debidos a un "torrente sanguíneo sucio, asqueroso" causado por una dieta no saludable, ¡a menudo se sienten sensibles e insultados! Quieren todos los exámenes modernos y un diagnóstico específico. Luego quieren nombres y tratamientos especiales para sus problemas. ¡Pero siempre quieren seguir fumando, tomando licor, té, café, y refrescos gaseosos, además de continuar comiendo alimentos muertos, blanqueados, azucarados, refinados, desvitaminizados, desmineralizados y sin vida, llenos de calorías dañinas y sin vitalidad! ¡Quieren que su médico desaparezca instantáneamente sus dolores y dolencias! ¿Cómo pueden desaparecerse sus problemas físicos, cuando el individuo no deja de violar importantes leyes de salud?

Arterias y venas principales que alimentan el cuerpo– Una milagrosa máquina humana que camina y habla

Arterias

Veins

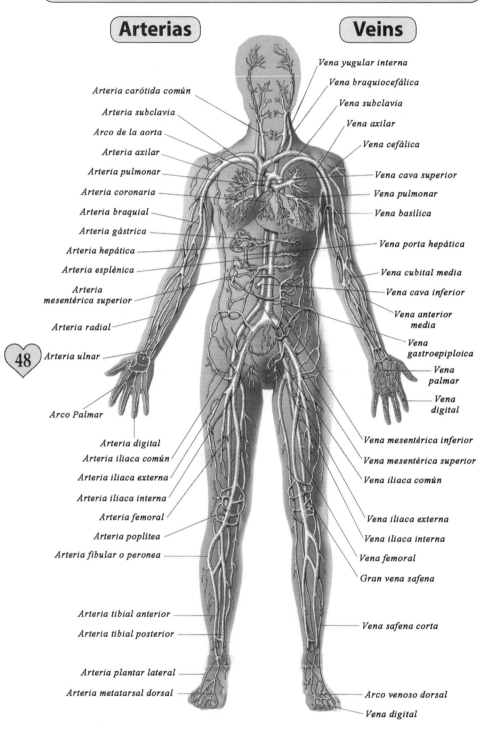

Arteria carótida común
Arteria subclavia
Arco de la aorta
Arteria axilar
Arteria pulmonar
Arteria coronaria
Arteria braquial
Arteria gástrica
Arteria hepática
Arteria esplénica
Arteria mesentérica superior
Arteria radial
Arteria ulnar
Arco Palmar
Arteria digital
Arteria iliaca común
Arteria iliaca externa
Arteria iliaca interna
Arteria femoral
Arteria poplitea
Arteria fibular o peronea
Arteria tibial anterior
Arteria tibial posterior
Arteria plantar lateral
Arteria metatarsal dorsal

Vena yugular interna
Vena braquiocefálica
Vena subclavia
Vena axilar
Vena cefálica
Vena cava superior
Vena pulmonar
Vena basilica
Vena porta hepática
Vena cubital media
Vena cava inferior
Vena anterior media
Vena gastroepiploica
Vena palmar
Vena digital
Vena mesentérica inferior
Vena mesentérica superior
Vena iliaca común
Vena iliaca externa
Vena iliaca interna
Vena femoral
Gran vena safena
Vena safena corta
Arco venoso dorsal
Vena digital

48

¡Recuerda, tu cuerpo es un milagro!
– Dra. Patricia Bragg, ND, Ph.D., Paladina Pionera de Salud

Su torrente sanguíneo lleva su oxígeno

¡Cada una de las más de 100 trillones de células en su cuerpo demanda un flujo continuo de oxígeno dador de vida para poder mantenerse viva, hacer su trabajo y permanecer saludable! Las células rojas de la sangre llevan este oxígeno por medio de un torrente sanguíneo repleto de vida. Cada uno de nosotros tiene entre 25 a 35 trillones de células rojas en nuestros 5 a 6 cuartos de galón de sangre – ¡millones de células en cada gota!

¡Tenemos tantos de estos rojos mensajeros de vida y salud que en una persona normal y saludable, la muerte de 8 millones de células rojas de la sangre por segundo ni siquiera se siente! Esto es porque, en una persona saludable y normal, 8 millones de nuevas celulitas rojas de la sangre bebés nacen cada segundo, listas para continuar el trabajo de transportar el vital oxígeno a través del cuerpo.

La vida depende de su sangre, su río de vida

A estos portadores celulares rojos del oxígeno del cuerpo se les confía el trabajo más importante para el sustento de la vida, ¡pero no pueden circular ni distribuir su cargamento por sí solos! Son barridos a lo largo del torrente sanguíneo – el río milagroso de la vida. Las células rojas y sus hermanos no portadores de oxígeno, las células blancas, nadan torrente abajo juntos en el plasma de su torrente. El plasma es prácticamente toda agua; constituye más de la mitad del volumen de la sangre. Además de las células sanguíneas, el plasma lleva comida, anticuerpos (para luchar contra intrusos amenazantes y foráneos), hormonas (para regular los sistemas corporales) y plaquetas (para sellar las rupturas vasculares y eliminar desperdicios). Todas las maravillas de la vida humana y su salud dependen de la sangre; ¡es absolutamente esencial que usted viva un estilo de vida saludable y mantenga su precioso torrente sanguíneo sin obstrucciones y saludable!

El flujo sanguíneo puede ser obstruido también como un resultado indirecto de la inflamación. Cuando una arteria se inflama, la placa se desestabiliza y puede romperse, causando la formación de un coágulo – y un subsiguiente infarto o accidente vascular.

Su corazón milagroso envía sangre a través de miles de millas de vasos sanguíneos, bombeando más de 30 veces su peso en sangre cada minuto. Inclusive descansando, el corazón bombea más de 1.800 galones de sangre diariamente. Para todo el trabajo que se requiere del corazón, es relativamente pequeño, como del tamaño de un puño cerrado. En su acción de bombeo, el corazón entrega sangre fresca llena de nutrientes (de los alimentos que usted ingirió) a las células corporales a través de 100.000 millas de vasos sanguíneos adultos (en niños son 60.000), para mantener su salud y bienestar.

Factor de riesgo de la proteína C-reactiva elevada

La proteína C-reactiva o PCR es una prueba de sangre que los médicos usan para detectar el riesgo de enfermedad cardiaca, infarto, accidente vascular y enfermedad arterial periférica. La PCR es una proteína altamente reactiva que se encuentra cuando hay inflamación general dentro del cuerpo. Los niveles de PCR son capaces de predecir riesgo cardiovascular al menos tan bien como lo hacen los niveles de colesterol. (Sitio web: *MedicineNet.com*) ¡El exceso de proteína C-reactiva en la sangre es peligroso! La prueba de proteína C-reactiva revisa si hay inflamación en arterias. La *inflamación crónica* es la causa de la *ateroesclerosis* (Braggzyme página 296). La inflamación puede ser causada por daño a las paredes de los vasos sanguíneos, fumar, presión arterial alta, etc. Esto puede causar que la placa presente sufra ruptura – esto desencadena coágulos que pueden dar como resultado infartos o accidentes vasculares. Estudios indican, que la proteína C-reactiva elevada, puede ser factor de riesgo aun mayor que el colesterol alto en cuando a la predicción de riesgo de infartos o accidentes vasculares.

¡Hay riesgos involucrados cuando se usan medicamentos para bajar la proteína C-reactiva! ¡No estamos de acuerdo con que las personas usen medicamentos cuando existen modos más seguros y saludables! Existen muchas maneras naturales de bajar la proteína C-reactiva.

50

Modos seguros de bajar la proteína C-reactiva

- **Vitamina C:** Los estudios muestran que 1,000 mg al día reducen la proteína C-reactiva tan bien como otros medicamentos.
- **Jengibre:** reduce la inflamación, relaja los músculos alrededor de los vasos sanguíneos y facilita el flujo sanguíneo.
- **Braggzyme:** a reducir la inflamación (ver página 296).
- **Dieta saludable** ¡siempre será la manera más segura! Comer un exceso de carbohidratos de alto índice glicémico y grasas saturadas incrementa la PCR tóxica.
- **Aceite de pescado/Omega-3:** reduce la inflamación en la sangre.

Exámenes recomendados para la salud cardiaca

- **Colesterol total:** adultos: 180 mg/dl es lo óptimo; **niños:** 140 mg/dl o menos
- **LDL colesterol:** 100 mg/dl o menos es lo óptimo
- **HDL colesterol:** hombres: 50 mg/dl o más; **mujeres:** 65 mg/dl o más
- **Triglicéridos:** 100 mg/dl o menos (óptimo 70-85)
- **Proporción HDL/colesterol:** 3.2 o menos • **Proporción triglicéridos/HDL:** menos de 2
- **Homocisteína:** 6-8 micro moles/L
- **PCR (Proteína C-reactiva alta sensibilidad):**
    menos de 1 mg/L riesgo bajo, 1-3 mg/L riesgo moderado, más de 3 mg/L alto riesgo
- **Pruebas de riesgo de diabetes:** • **glucosa:** 80-100 mg/dl • **Hemoglobina A1c:** 7% o menos
- **Presión sanguínea:** 120/70 mmHg es considerada óptima para adultos

Los estudios muestran que los individuos con sobrepeso tienen un nivel de proteína C-reactiva alto.

La enfermedad de las encías incrementan la proteína C-reactiva

Numerosos estudios muestran que las personas que tienen enfermedad de las encías duplican su riesgo de un infarto (página 257). La enfermedad de encías aguda incrementa la cantidad de PCR presente en el torrente sanguíneo, lo cual es una respuesta natural a la inflamación causada por daño o infección (dele masaje a sus encías – con VCM de Bragg, dese masaje hacia abajo en las encías de arriba, y hacia arriba en las encías de abajo – ¡no use flúor! – PB). "Existe evidencia de que la inflamación puede ser un asesino escondido," dice el Dr. Steven Offenbacher, profesor investigador de la Universidad de Carolina del Norte quien ha estado investigando los vínculos entre la enfermedad de encías y la enfermedad cardiaca por 15 años.

La enfermedad de las encías puede acercarse sigilosamente a sus víctimas sin signos de alerta, de acuerdo con la Asociación Dental Americana, la cual recomienda su prevención con una dieta adecuada, cepillado, uso de hilo dental y visitas al dentista. Los estudios indican que los niveles de proteína C-reactiva bajan dramáticamente cuando se trata eficazmente la enfermedad periodontal.

Peligros mortales de la proteína C-reactiva elevada

51

La proteína C-reactiva es producida por el hígado. Aparece en grandes cantidades si hay hinchazón o inflamación en algún lugar del cuerpo. Esta prueba no puede determinar dónde está la hinchazón, solo que hay inflamación. (Ver sitio web: *health-and-nutrition.org*) Los estudios muestran que la *inflamación crónica* está directamente involucrada en las enfermedades degenerativas de envejecimiento, incluyendo: cáncer, demencia, accidente vascular, trastornos de la vista, artritis, falla hepática e infarto. Los niveles elevados de PCR han sido llamados el asesino silencioso porque a menudo no hay síntomas que indiquen un problema. Afortunadamente, una prueba baja en costo para proteína C-reactiva en sangre puede identificar si usted sufre de inflamación crónica. ¡Deberíamos estar agradecidos todos de vivir en una era en que, estos factores de riesgo vascular, pueden ser medidos por una simple prueba de sangre, y corregidos antes de que un evento cardiovascular importante se manifieste!

PRECAUCIÓN: El FDA aprobó un medicamento de estatina para el corazón (dañina) – Crestor ® un medicamento para reducir el riesgo de infarto bajando el colesterol y la proteína C-reactiva. Desafortunadamente, tiene efectos secundarios tóxicos: daño al hígado y músculo, y riesgo incrementado de diabetes tipo 2. – Ver sitio web: lef.org

Una prueba para proteína C-reactiva mide el grado de inflamación escondida en su cuerpo. Saber si está sufriendo o no de inflamación escondida es crítico, puesto que casi toda enfermedad moderna es causada o afectada por ella.
– Mark Hyman, M.D., Huffpost Healthy Living • HuffingtonPost.com

Altos niveles de homocisteína pueden ocasionar problemas cardiacos

¡La homocisteína es un aminoácido que es producido por el cuerpo, usualmente como un subproducto del consumo de carne! Los aminoácidos son productos hechos naturalmente, los cuales son los bloques de construcción de todas las proteínas en el cuerpo. Los niveles altos en sangre de homocisteína es un marcador para la enfermedad cardiaca, los cuales dañan las células que forran las paredes de los vasos sanguíneos, creando así el marco idóneo para la enfermedad cardiovascular e incrementando problemas con la diabetes, osteoporosis y enfermedades renales. Cuando se esté haciendo un examen físico, asegúrese de que el panel de prueba en sangre incluya niveles de homocisteína. El Dr. McCully, ganador de premios de Harvard, dice que los niveles más seguros y mejores son de 6-8 mcm/L. El Dr. Paul Dudley está de acuerdo.

¡Por cada 10% de elevación en los niveles de homocisteína, hay un riesgo igual de desarrollar enfermedad coronaria y osteoporosis! En pacientes con enfermedad cardiaca, el riesgo de muerte, 4 a 5 años luego del diagnóstico, estaba relacionado a la cantidad de homocisteína en el plasma. Todos producimos esta sustancia naturalmente, como producto del metabolismo de las proteínas. Los niveles de homocisteína suben cuando el cuerpo está aperezado y no la convierte a aminoácidos no dañinos, por lo que se acumulan peligrosamente en la sangre.

Los estudios han sugerido que una ingesta adecuada de folato, vitamina B6, y vitamina B12 dan como resultado una reducción del nivel de homocisteína; ver sitio web: *MedicineNet.com*. Un menú de estilo de vida saludable de frutas y vegetales frescos orgánicos ofrece vitaminas B para ayudar a reducir niveles altos de homocisteína.

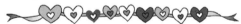

¡Gracias, Dr. McCully! ¡Su explicación de la teoría de la homocisteína para la enfermedad cardiaca hizo de este día algo especial para mí! – Carta del Dr. Paul Dudley White al Dr. Kilmer S. McCully, autor de "The Homocysteine Revolution" (amazon.com)

Los niveles en sangre altos de homocisteína (seguros – 6-8 mcm/L – ver cuadro en página 50) y las deficiencias dietéticas de vitaminas (B6, B12, ácido fólico y CoQ 10 Ubiquinol) son causas subyacentes de la enfermedad cardiovascular, excesiva coagulación, osteoporosis, diabetes y enfermedad renal. – Dr. Kilmer S. McCully, M.D.

Ver sitios web: www.Homocysteine.com y www.DrSinatra.com

Asegúrese de obtener suficiente de las tres vitaminas B: folato, B6, B12.

Usted es un milagro auto-limpiante, auto-reparador, auto-sanador – ¡Por favor sea consciente de lo que es el "USTED" y agradezca todas las bendiciones que le suceden diariamente! – Dr. Patricia Bragg, ND, PhD., Paladina Pionera de la Salud

52

Vínculo entre diabetes y enfermedad cardiaca

Padecer de diabetes le pone en un riesgo incrementado para la enfermedad cardiaca. De hecho, dos de cada tres personas con diabetes mueren de enfermedad cardiaca o accidente vascular. Al pasar el tiempo, los altos niveles de glucosa dañan los nervios y vasos sanguíneos, lo que lleva a complicaciones que pueden causar una variedad de enfermedades graves, incluyendo el asesino #1 de Norte América – la enfermedad cardiaca.

Los investigadores encontraron que cuando los azúcares en sangre están anormalmente altos, activan una ruta que causan una condición que se llama arritmia cardiaca – latidos irregulares que están ligados a la falla cardiaca. ¡Además, la alta glucosa en el torrente sanguíneo daña las arterias, causando que se pongan tiesas y duras! El material graso que se acumula en la parte interna de estos vasos sanguíneos puede bloquear el flujo sanguíneo al corazón o cerebro, lo que llevaría a un infarto o accidente vascular. La diabetes no controlada pueden eventualmente llevar a otros problemas de salud, tales como: pérdida de la visión, falla renal, y amputaciones. Ver sitio web: *diabetes.niddk.nih.gov.*

¿Qué puede hacer para reducir su riesgo cardiaco?

53

Usted puede reducir su riesgo manteniendo su glucosa en sangre (también llamado azúcar sanguíneo), presión arterial y colesterol en sangre cerca del rango recomendado – ver *"Pruebas de Salud Cardiaca Recomendadas"*, el cuadro en la parte inferior de la página 50.

Aunque las estadísticas puedan apuntar a un riesgo incrementado de desarrollar enfermedad cardiaca si tiene diabetes, hay mucho que puede hacer en términos de prevención:

• **Sea activo.** Tenga como objetivo 30 minutos de ejercicios la mayoría de los días (páginas 97-108). ¡Caminar es el rey de los ejercicios!

• **Coma una dieta saludable para el corazón.** Reduzca el consumo de alimentos con alto contenido de grasa y colesterol, tales como alimentos fritos y huevos, y coma más alimentos altos en fibra, incluyendo granos enteros, vegetales orgánicos y frutas (páginas 146-148).

• **Pierda peso**, si tiene sobrepeso (ver páginas 66-71).

• **Mantenga los niveles de colesterol en la sangre dentro de los rangos ideales.**

• **Mantenga los niveles de glucosa en la sangre dentro de los rangos ideales.**

• **Mantenga un nivel de presión arterial óptimo**, preferiblemente de 120/70 (ver cuadro en la página 50 para todos los niveles de pruebas sanguíneas).

• **¡Deje de fumar!** (Ver páginas 90-95).

Inflamación crónica y enfermedad cardiaca*

El descubrimiento que se hizo hace algunos años, de que la inflamación en la pared arterial es la causa real de la enfermedad cardiaca, lleva a un cambio en paradigmas de cómo deben tratarse la enfermedad cardiaca y otras enfermedades crónicas. A pesar de los hechos de que un 25% de la población toma medicamentos de estatina caros, y hemos reducido el contenido de grasa de nuestras dietas, más norteamericanos morirán este año de enfermedad cardiaca que antes.

Las estadísticas de la Asociación Americana del Corazón muestran que 75 millones de norteamericanos actualmente sufren de enfermedad cardiaca; 20 millones tienen diabetes y 57 millones tienen pre-diabetes. Estos trastornos están afectando a personas más y más jóvenes en mayores números cada año (páginas 61-64).

*"La inflamación crónica oculta está en la raíz de todas las enfermedades, incluyendo condiciones como: enfermedad cardiaca, obesidad, diabetes, demencia, depresión, cáncer, e inclusive autismo."**

Sin la inflamación crónica presente en el cuerpo, el colesterol no se puede acumular en las paredes de los vasos sanguíneos ni causar enfermedad cardiaca ni accidentes vasculares. Sin la inflamación, el colesterol se movería libremente por el cuerpo como lo planeó la naturaleza.

54

¿Qué causa la inflamación crónica?

La inflamación sí tiene un rol positivo. Es la defensa natural de su cuerpo contra invasores externos tales como bacterias, toxinas o virus. El ciclo de inflamación es altamente efectivo en cómo protege su cuerpo de estos invasores bacterianos y virales. Sin embargo, *cuando exponemos crónicamente nuestros cuerpos a los daños hechos por toxinas o alimentos que el cuerpo humano no fue diseñado para procesar, ocurre la "inflamación crónica".* ¿Cuáles son los mayores culpables? La sobrecarga de carbohidratos simples, altamente procesados (azúcar blanco, harina blanca y los productos hechos con ellos) y el exceso de consumo de aceites vegetales omega-6, como el de soya, maíz y girasol, que se encuentran en muchos de los alimentos procesados (ver página 154 para una lista de "Comidas a Evitar").

Estas comidas han venido envenenando lentamente a casi todas las personas.

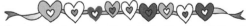

*Dr. Dwight Lundell – ex Jefe de Personal y Jefe de Cirugía del Hospital Banner Heart en Arizona. Socio fundador del Lutheran Heart Hospital (segundo hospital para corazón más grande en los EE.UU.), autor de "The Cure for Heart Disease" (Amazon.com).

Inflamación crónica y nivel de azúcar en sangre

¡Cuando consumimos carbohidratos simples tales como azúcar blanco o harina blanca, nuestros niveles de azúcar en sangre se elevan rápidamente! En respuesta, el páncreas secreta insulina, la cual mete el azúcar en cada célula donde es guardada como energía. Si la célula está llena y no necesita glucosa, sabiamente lo rechaza para evitar que el azúcar extra entorpezca el funcionamiento.

¡Cuando sus células llenas rechazan la glucosa extra, el azúcar en sangre aumenta produciendo más insulina y luego la glucosa se convierte a grasa almacenada! El azúcar en sangre es controlado en un rango muy estrecho. *Las moléculas de azúcar extra se pegan a una variedad de proteínas que a su vez dañan las paredes arteriales. Este daño a repetición día tras día a las paredes arteriales desata la inflamación tóxica en sus delicados vasos sanguíneos.*

¿Tiene usted inflamación crónica?

¿Cómo puede determinar si usted puede tener inflamación crónica tóxica, especialmente si muchos de sus "síntomas" son silenciosos? Una de las pruebas de sangre usadas es la proteína C-reactiva (CRP por sus siglas en inglés), la cual mide una proteína encontrada en su cuerpo que significa respuestas ante cualquier forma de inflamación.

55

Otra prueba que puede ser efectiva, dependiendo de la severidad de la enfermedad, es una prueba ESR (tasa de sedimentación). La tasa de sedimentación o Tasa de Sedimentación de Eritrocitos es una prueba de sangre que puede revelar cualquier actividad inflamatoria en su cuerpo. Una prueba de ESR no es una herramienta que se usa por sí sola para diagnóstico, pero puede ayudar a su médico a diagnosticar o monitorear el progreso de una enfermedad inflamatoria (tal como la artritis reumatoide) la cual revisa si hay indicadores no específicos de inflamación.

Usted puede usar un nivel de insulina en la sangre en ayunas, aunque esta prueba típicamente es usada para diabetes. También es un marcador para inflamación puesto que mientras más altos estén los niveles de insulina, más altos tienden a estar sus niveles de inflamación (sitio web: *mercola.com*).

Empiece a ayunar 11 horas cada noche: *su cuerpo necesita este descanso para correr y reparar sus funciones metabólicas. Deje de comer a las 7 p.m. y hasta las 6 a.m. Esto le ayudará a bajar el azúcar en sangre, evitando la inflamación y el envejecimiento celular.*

Se estima que más de 366 millones de personas alrededor del mundo sufren de diabetes. La diabetes tipo 2 es una condición donde el cuerpo no produce suficiente insulina para mantener los niveles normales de azúcar en sangre, o bien donde la insulina producida no funciona adecuadamente. Esta condición ha sido ligada a la obesidad, una dieta pobre y estilos de vida sedentarios. Los expertos creen que la mayoría de los casos pueden evitarse por medio de un estilo de vida saludable.

Cómo lograr que el cuerpo entre de nuevo en un balance saludable

El Dr. Mark Hyman (*HuffingtonPost.com*) y el Dr. Mercola (*mercola.com*) recomiendan los siguientes modos eficaces para lograr el balance y reducir su inflamación:

1. Coma alimentos integrales: escoja alimentos sin procesar, sin refinar, integrales y reales, tales como frutas y vegetales orgánicos, granos enteros, legumbres, nueces y semillas (páginas 146-148).

2. Coma grasas saludables: obtener más grasas omega-3 en aceite de oliva, nueces y aguacates (paltas) (ver páginas 139 and 243).

3. Optimice sus niveles de insulina. (ver cuadro en página 53).

4. Ejercítese regularmente: el ejercicio regular ayuda a reducir la inflamación. ¡También mejora su función inmune, fortalece su sistema cardiovascular, corrige y previene la resistencia a la insulina, y es clave para mejorar su humor y borrar los efectos del estrés! De hecho, el ejercicio regular le mejorará la salud en virtualmente TODAS las áreas de su vida. ¡Ahora, póngase a moverse, ejercitarse, vivir una vida saludable! (ver páginas 97-108).

5. Asegúrese de que su cintura sea de tamaño normal: las mujeres con una cintura de más de 35" y hombres con una cintura de más de 40" probablemente tienen inflamación alta (ver páginas 69-70).

6. Relaje todo su cuerpo: baja la inflamación; además, practique yoga y meditación, respire profundamente, lea, tome una ducha o baño caliente relajante (ver páginas 85-87).

7. Evite los alérgenos: averigüe a qué es alérgico y deje de comer esos alimentos (ver la prueba del Pulso del Dr. Coca y la lista de "Alergias a alimentos más comunes" página 155).

8. Sane su intestino: tome probióticos y VCM Bragg; ayudan a la digestión y mejoran el balance de bacterias saludables en su intestino, lo cual ayuda a reducir la inflamación del cuerpo.

9. Suplementos: tome un suplemento multivitamínico/multimineral, aceite de pescado (página 243), vitamina D3 (páginas 232-233) y Braggzyme (página 296), todos ayudan a reducir la inflamación.

Tomar medidas para reducir la inflamación y balancear su sistema inmune aborda el sistema núcleo del cuerpo – ¡su preciosa sangre milagrosa! Es la base de vivir sanamente.

Siéntese en un sauna infrarrojo: es la mejor manera de librarse de químicos tóxicos. Los investigadores japoneses encontraron que el sauna infrarrojo penetra la piel con más energía que el típico sauna seco. Declaran que mejora la función de las células que forran las arterias. ¡Los saunas son una manera natural y saludable para ayudar a que el cuerpo recupere su vitalidad total! – web: sunlighten.com

La inflamación crónica es sistémica – silenciosamente daña sus tejidos. – mercola.com

Capítulo 7

Enfermedad cardiaca en mujeres:
Cómo entender los síntomas y riesgos*

Aunque la enfermedad cardiaca es a menudo considerada más un problema para hombres, ¡mueren más mujeres que hombres de enfermedad cardiaca cada año! ¡Más de 1 en 3 mujeres adultas en los Estados Unidos tienen alguna forma de enfermedad cardiovascular! Las mujeres tienen 6 veces más propensión a morir de enfermedad cardiaca que de cáncer de senos. La enfermedad cardiaca mata más mujeres de más de 65 años que todos los otros cánceres combinados. Muy pocas mujeres pre-menopáusicas tienen infartos, a menos que fumen, tengan diabetes, o estén tomando píldoras para el control de la natalidad por mucho tiempo. El fumar parece ser el factor de riesgo más grande (por favor, lea las páginas 90-95).

Los síntomas de la enfermedad cardiaca en mujeres pueden variar y ser muy diferentes de los síntomas en hombres. A menudo los signos clásicos de dolor en el pecho no son prevalentes en mujeres. ¡Las mujeres tienden a menospreciar sus síntomas y esperan más tiempo para buscar ayuda! Además, las mujeres, históricamente reciben prevención y tratamiento para enfermedad cardiaca menos agresivo. Como resultado, cuando las mujeres son finalmente diagnosticadas, ¡tienen usualmente una enfermedad cardiaca más avanzada, lo cual lleva a más prognosis nefastos! ¡Afortunadamente, las mujeres pueden tomar medidas para entender sus exclusivos síntomas de enfermedad cardiaca y empezar a reducir su riesgo de enfermedad cardiaca!

57

Los síntomas de ataque al corazón son diferentes para las mujeres

Es fácil que las mujeres no detecten los síntomas de infarto en las etapas iniciales, porque los síntomas se presentan de manera muy diferente en mujeres que en hombres. De hecho, los primeros cuatro síntomas principales a menudo son mal diagnosticados. Una intervención inmediata puede significar la vida o la muerte, por lo que es una buena idea que todas las mujeres estén al tanto de las señales de alerta de los infartos. Los signos y síntomas son más sutiles que el dolor de pecho aplastante tan obvio asociado con infartos. Las mujeres tienden a tener bloqueos, no solo en sus arterias principales, sino también en las arterias más pequeñas que llevan sangre al corazón – una condición llamada enfermedad de vasos sanguíneos del corazón o *Enfermedad Microvascular.*

*Para mayor información sobre enfermedad cardiaca en mujeres, visite estos sitios web: •Heart.org •HeartHealthyWomen.org •GoRedForWomen.org •WomenHeart.org

Muchas mujeres tienden a llegar a emergencias luego de que mucho daño ya le ha sucedido a su corazón, porque sus síntomas no son los que se asocian típicamente con un infarto. Si usted experimenta estos síntomas o cree que le está dando un infarto, llame inmediatamente a ayuda médica de emergencia. No maneje hasta la sala de emergencias usted mismo.

Los síntomas de las mujeres antes de sufrir un ataque al corazón:

Las mujeres experimentarán diferentes síntomas de un infarto. Algunas mujeres experimentan varios síntomas mientras que otras los muestran todos. Como con los hombres, el síntoma más común de infarto en mujeres es el dolor en el pecho o molestia. Pero hay mujeres que no muestran síntomas antes de su infarto. Mientras más rápido reconozca y tome las medidas necesarias, mejor.

Esta es una lista de síntomas principales en mujeres *antes* de un infarto:

- falta de aire
- fatiga inusual
- acidez estomacal
- sudor inexplicable

- náusea
- indigestión
- ansiedad
- mareo

- perturbación del sueño
- síntomas como de gripe
- dolor en el cuello, pecho mandíbula, espalda superior

58

Conociendo estos síntomas desde antes, puede ayudar a las mujeres y a sus médicos a identificar los síntomas tempranos de alerta de un infarto para que puedan prevenir mejor los ataques. No sea tímida – ¡es su corazón y su vida!

Angina – un problema cardiaco subyacente

La angina es el dolor en el pecho o molestia que sucede cuando un área de su músculo cardiaco no obtiene suficiente sangre rica en oxígeno. La angina por sí sola no es una enfermedad. Es un síntoma de Enfermedad de la Arteria Coronaria (EAC), el tipo más común de enfermedad cardiaca. La angina puede sentirse como una presión o que el pecho se siente apretado, o puede sentirse como indigestión. Puede tener dolor en los hombros, brazos, cuello, mandíbula o espalda. Pueden también ocurrir náusea, fatiga, falta de aire, sudoración, mareo o debilidad.

Las mujeres están en serio riesgo de enfermedad cardiaca, especialmente luego de la menopausia. De hecho, la enfermedad de la arteria coronaria es el asesino principal de mujeres de más de 65 años de edad. Cinco veces más mujeres mueren de enfermedad cardiaca que de cáncer de seno. Las estadísticas vitales muestran que el 53% de las mujeres aún mueren de enfermedad vascular ateroesclerótica (incluye enfermedad de la arteria coronaria, accidentes vasculares, aneurismas, etc.) comparado a 42% de hombres que mueren por estas causas.

Signos y síntomas durante un ataque al corazón:

**Esta es una lista de síntomas principales
y agudos *durante un infarto* en mujeres:**

- falta de aire
- náusea/vómito
- sudor frío
- fatiga inusual
- mareo
- debilidad
- Dolor que corre por el cuello, mandíbula, espalda superior o pecho

Qué hacer durante un posible ataque al corazón

Si experimenta cualquiera de los signos o síntomas descritos arriba:
- No espere a llamar por ayuda. Marque 9-1-1. Siga exactamente todas las instrucciones que le dé la operadora y llegue inmediatamente a un hospital.
- No maneje usted mismo/a ni haga que otro lo lleve en automóvil al hospital a menos que no tenga otra opción.
- Trate de mantenerse lo más calmada posible y respire lento y profundo mientras espera a los servicios de emergencias.

Los factores de riesgo de las mujeres son diferentes

¿Qué es un factor de riesgo? Los factores de riesgo son condiciones o hábitos que hacen que una persona sea más propensa a desarrollar una enfermedad. Pueden también incrementar las posibilidades de que una enfermedad existente empeore. Cuando se trata de enfermedad cardiaca, hay muchos factores de salud y de estilo de vida que pueden influenciar su riesgo. Esté alerta de sus factores de riesgo – tómelos de manera seria. Las acciones que ahora tome usted para bajar su riesgo pueden salvar su vida.

Aunque los factores de riesgo tradicional para un infarto – tales como colesterol alto, presión arterial alta y obesidad – afectan a hombres y mujeres, hay otros factores que juegan un rol mayor en el desarrollo de la enfermedad cardiaca en las mujeres.
- **Síndrome metabólico** – una combinación de grasa alrededor de su estómago, presión arterial alta, azúcar en sangre alto y triglicéridos altos – tiene mayor impacto en mujeres (página 44).
- **Estrés mental y depresión** afectan al corazón de las mujeres.
- **Fumar** es un factor de riesgo mayor en mujeres (páginas 90-95).
- **Diabetes y estar físicamente inactivo.**
- **Bajos niveles de estrógeno luego de la menopausia** presuponen un riesgo alto para el desarrollo de enfermedad cardiovascular (ver siguiente página).

En un estudio reciente, las mujeres con los niveles más bajos de DHEA en la sangre, más que duplicaron su tasa de mortalidad a partir de la enfermedad de las arterias coronarias. El tomar los suplementos adecuados de DHEA puede ayudarle a lograr niveles más altos.

Menopausia, estrógeno y salud cardiovascular

El estrógeno mantiene a los vasos sanguíneos flexibles para que puedan relajarse y expandirse para acomodarse al flujo de sangre. Durante la menopausia, sin embargo, los niveles de estrógeno caen, elevando el riesgo de las mujeres de enfermedad cardiaca (¡y proporcionándoles los sofocos típicos!) El nivel de grasas en el flujo sanguíneo crece mientras que las paredes de los vasos sanguíneos acumulan un nivel incrementado de placa. Es más, el maligno aumento de peso que va de la mano con la menopausia también incrementa el riesgo de enfermedad cardiaca, de acuerdo con el Hospital Northwestern Memorial. Josh Trutt, M.D., un anciano experto saludable del PhysioAge Medical Group en la ciudad de Nueva York, declara que, *"mientras más tiempo pase sin estrógeno en el cuerpo, más placa se acumula en las arterias de una mujer."*

Cómo recuperarse de un ataque al corazón

Las posibilidades de recuperarse de un infarto mejoran dramáticamente si hace los cambios necesarios en su vida. Los cambios de estilo de vida incluyen:

- plan de alimentación saludable
- reducir el estrés
- ser físicamente activa
- relajarse

- dejar de fumar
- perder peso
- controlar la diabetes
- reducir el enojo

Tiene que ponerse a usted ismo, a su salud y a la recuperación de su corazón de primeros antes de cualquier otra cosa. Debe convertirse en su prioridad número uno. Si encuentra que hacer esto es difícil, sepa que no está solo. Muchos de nosotros hemos pasado todas nuestras vidas anteponiendo las necesidades de otros a las nuestras.

Women's Health Initiative mostró que las posibilidades de sufrir un infarto, accidente vascular o coágulo amenazante de vida se incrementan significativamente a pocos meses de iniciar una Terapia de Reemplazo de Hormonas (TRH).

Las investigaciones por Instituto Nacional de Salud (NIH por sus siglas en ingles) indican que las mujeres a menudo experimentan nuevos o diferentes síntomas físicos tanto como un mes un más antes de experimentar realmente un infarto.
– ver sitio web: usgovinfo.about.com

Las mujeres deben saber que no todo síntoma de infarto va a ser el "brazo izquierdo con dolor". Esté alerta por un dolor en la mandíbula. La náusea y sudoración excesiva son también síntomas comunes. ¡El 60% de las personas que tienen un infarto mientras duermen no se despiertan! ¡El dolor en la mandíbula puede despertarle de un sueño profundo! Tenga cuidado, esté alerta. Mientras más conoce, mejor su posibilidad de sobrevivir. – ver sitio web: DrOz.com

Capítulo 8

Enfermedad cardiaca en niños

¡Un estilo de vida temprano puede desencadenar obesidad y la enfermedad!

El estilo de vida dispara la obesidad en niños. Muchos jóvenes no son físicamente activos de forma regular y la actividad física declina dramáticamente durante la adolescencia. ¡La actividad física regular en la niñez y adolescencia mejora la fuerza y resistencia, ayuda a construir huesos, corazón y músculo saludables, ayuda a controlar el peso, reduce la ansiedad y el estrés e incrementa la autoestima! También ayuda a normalizar la presión sanguínea y los niveles de colesterol.

Una autoimagen positiva es importante para el control del peso. Hay muchas maneras en las que usted puede ayudar a un chico o chica, con sobrepeso, a retomar el control de su propio peso. Quitándole 100 calorías al día, ¡perderá 15 libras en un año! Apáguele el televisor, vídeo juegos y motívelo a que haga más actividad física: deportes, balonmano (handball), baloncesto, tae kwon do, natación, trampolín, cuerda para saltar, tenis, etc. Enseñe nutrición y prácticas de alimentación saludables, no solo hacerlas sino con su ejemplo – coma los alimentos correctos y evite las comidas rápidas, meriendas altas en azúcar, gaseosas y postres del todo. Substituya meriendas de frutas frescas saludables y de palitos de vegetales crudos. Coma despacio y mastique bien cada bocado completamente. ¡No coma más de la cuenta! Los libros del Estilo de Vida Saludable Bragg inspiran y ayudan a establecer hábitos saludables para toda una vida para cualquier edad, ¡especialmente para niños! ¡Ejercitarse, comer comidas saludables, día de ayuno a la semana, todo ayuda a enseñarle a los chicos la prevención temprana para mantenerse saludable y en buena condición física de por vida!

61

Los norteamericanos comen demás, empezando en la niñez, confirma el Análisis de la Clínica Mayo. Ingieren más calorías que las que su cuerpo utiliza – poniendo en peligro la salud y longevidad

De acuerdo con el estudio federal más grande de más de 500.000 hombres y mujeres, enfatiza la evidencia previa de los riesgos de salud de dietas repletas de carnes rojas como la carne molida y carnes procesadas como las salchichas, tocino y fiambres. El estudio publicado en los "Archives of Internal Medicine" encontró que comerse el equivalente a un cuarto de libra de carne molida al día, por diez años, le da a los hombres un 27% de riesgo mayor a morir de un infarto y un 22% de morir de cáncer, ¡mientras que las mujeres tenían un 50% más de riesgo de morir de enfermedad cardiaca! ¡Siga el Estilo de Vida Saludable Bragg para proteger su preciado corazón!

Obesidad en niños gigantesco problema de crecimiento

Una preocupación creciente de años recientes ha sido el incremento en la obesidad entre niños y adolescentes. El problema de la obesidad en la niñez es grave, pues puede tener muchos y duraderos efectos en la salud emocional y física de uno!

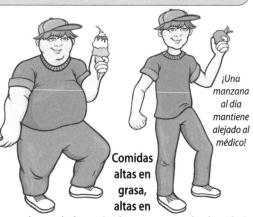

¡Una manzana al día mantiene alejado al médico!

Comidas altas en grasa, altas en azúcar, saladas y rápidas promueven la obesidad.

Se estima que alrededor de un tercio de todos los niños en los Estados Unidos tienen riesgo de desarrollar Diabetes Tipo 2 durante sus vidas. Los niños con sobrepeso tienen riesgo de tener altos niveles de colesterol, presión alta e insulina, haciéndolos excelentes candidatos para condiciones como enfermedad cardiaca, diabetes y cáncer. En cuanto a niños obesos, pueden desarrollar enfermedad cardiaca, de vesícula biliar y hepática, diabetes y apnea del sueño. Un reporte de médicos de Ohio, que documentó 9 casos durante 11 años en niños tan jóvenes como 12 años de edad que tenían infartos que eran raros, declaraba que, "*¡este es un problema no reconocido como se debe! ¡Los pediatras deben entender que esta es una condición verdadera y real!*" No desestime, como sin importancia, a ningún niño que se queje de dolor en el pecho.*

Los estudios muestran que para los niños entre las edades de 6 y 11 años, la tasa de obesidad se ha triplicado, de acuerdo con un estudio de investigación llevado a cabo por los Centros de Control de la Enfermedad (*www.cdc.gov*). Más de un tercio de los jóvenes no se involucran regularmente en actividad física vigorosa. La participación diaria en las clases de educación física escolar ha bajado en todo Los Estados Unidos.

*Un infarto en niños es típicamente un dolor en el pecho como de aplastamiento que se irradia a brazo, mandíbula o cuello – similar a los síntomas de adultos. – Chicago, CBS News

Las personas que comen comidas rápidas dos veces por semana, y pasan 2 y media horas al día o más viendo televisión, tienen el **triple de riesgo** de obesidad cuando se comparan a quienes comen fuera solo una vez por semana o menos, y ven no más de hora y media de TV.

Un factor importante en la obesidad epidémica, es que los niños son el blanco primario de las comidas procesadas y los fabricantes de bebidas. La industria de la comida procesada ha creado un campo de ciencias entero dedicado a crear sabores y texturas que los chicos desearán; ¡la adicción a la comida procesada es muy real! Los niños se vuelven obesos porque son adictos a comidas procesadas que crean caos metabólico. – DrMercola.com

¿Por qué hay tantos niños con sobrepeso?

La respuesta es obviamente dolorosa, los niños en exceso comen azúcar, grasa, comida chatarra salada y hacen muy poco ejercicio. Los niños son llevados a la escuela en vehículos o autobuses en lugar de caminar: luego regresan a casa, se sientan y miran comerciales en televisión de comidas dulces, grasosas, etc. ¡Un doble golpe! El niño estadounidense en promedio gasta de 2 a 4 horas al día mirando televisión, jugando video juegos y navegando en internet; tiempo que podría usar en actividad física saludable. Retire la televisión y la computadora de las habitaciones, limite el tiempo fascinante de la televisión.

Estudios muestran que los adolescentes ahora son susceptibles a enfermedad cardiaca

El bioquímico nutricionista, el famoso Dr. T. Colin Campbell del estudio de la Universidad de Cornell, encontró que uno de cada dos niños nacidos hoy día desarrollará enfermedad cardiaca, y un nuevo estudio de las Sesiones Científicas de la Asociación Americana del Corazón (*americanheart.org*), muestra que la enfermedad cardiaca en realidad se empieza a desarrollar temprano en la niñez. Los depósitos de grasa en las arterias coronarias empiezan a aparecer a la edad de 3, en niños que comen de las típicas comidas procesadas de la dieta norteamericana, llena de grasa. Para los 12 años, casi el 70% de los niños tienen depósitos de grasa bastante avanzados y para la edad de 21 años, ¡son evidentes etapas tempranas de enfermedad cardiaca en virtualmente todos los adultos jóvenes! ¡El Dr. John Knowles, de la Fundación Rockefeller, manifestó que el 99% de todos los niños nace saludable pero se enferman por los hábitos de alimentación de su estilo de vida! Los estudios más recientes encuentran que las enfermedades "de adultos" están relacionadas con lo que comemos durante nuestros años infantiles y jóvenes. Los tiernos años de la infancia deberían ser los más saludables de todos, los huesos son fuertes, el cabello espeso, y el hígado y glándulas endocrinas están funcionando a total capacidad, y deberían tener energía inextinguible; y sin embargo, sus cuerpos reciben hamburguesas llenas de esteroides, antibióticos, hormonas y químicos; la leche que a menudo no es digerible y la cual puede causar dolores de oído, resfríos, alergia con moco, asma y muchos problemas de salud. – Estudio de: *AmericanHeart.org*

63

---

*Los niños de edades entre 8-12 ven un promedio de 21 anuncios de televisión diarios para dulces, bocadillos, cereal y comidas rápidas; más de 7.600 anuncios al año de acuerdo con un Estudio Reciente de la Fundación Familia Kaiser. – ver sitio web: http://kff.org/other/food-for-thought-television-food-advertising-to/

La obesidad infantil tiene efectos tanto inmediatos como a largo plazo sobre la salud y bienestar. – www.cdc.gov/healthyyouth/obesity/facts.htm

Escoja una dirección nueva y más saludable

Cambie sus malos hábitos de estilo de vida por buenos. ¡Claro que es más fácil que los niños tomen buenas decisiones si ven que sus padres hacen lo mismo! ¡Así que haga un plan para ayudarle a su familia a escoger una nueva y más saludable dirección! Después de todo, iniciarse tarde en el camino correcto siempre va a ser mejor por mucho que quedarse en el equivocado. Siga estos consejos del Estilo de Vida Saludable Bragg:

Pierda el peso excesivo. Si su hijo tiene sobrepeso, inclusive una cantidad moderada de pérdida de peso puede traducirse en grandes mejoras en su orgullo, presión arterial, niveles de lípidos en sangre, colesterol, y sensibilidad a los efectos de la insulina.

Haga más ejercicio. Tan solo tomando una de esas horas perdidas frente al televisor o computadora cada día y usarla en algo que hace que su sangre fluya, los chicos (y los adultos) pueden mejorar dramáticamente la presión arterial, colesterol y sensibilidad a los efectos de la insulina.

Coma teniendo en cuenta lo importante. Un niño que aprende a ver la comida como combustible y no como compensación emocional puede empezar a hacer buenas elecciones en las comidas; por ejemplo: seleccionar carbohidratos complejos en vez de simples (como pan integral en vez de blanco, y arroz integral en vez de blanco); incrementar la ingesta de fibra con más frijoles, frutas y vegetales; escoger grasas "saludables" como aceite de oliva y nueces; y evitar demasiadas calorías vacías como gaseosas y dulces.

Suplementos de fibra. Si su hijo no obtiene suficiente fibra de las ensaladas, alimentos, etc., los suplementos de fibra (polvo u otras presentaciones de psyllium) proveen un impulso adicional para ayudar la eliminación y reducir el colesterol LDL en la sangre.

No fumar. Fumar es lo peor que pueden hacer los jóvenes; ¡incrementa de forma alarmante el riesgo de su hijo a desarrollar enfermedad cardiaca, cáncer de pulmón y lagunas mentales!

Esto es algo grandioso que los chicos pueden aprender sobre causa y efecto: tienen el poder de influenciar positivamente muchos resultados de salud. Comer bien y permanecer activo son dos modos que pueden asegurar un mañana más saludable. – Steven Dowshen, MD, Editor Médico en Jefe, *KidsHealth* y Alfred I. DuPont, Hospital for Children, Delaware.

En un Estudio de Alumnos de Harvard, ¡disfrutar de caminar 2 millas al día, 7 días a la semana, producía la protección más alta para mantenerse feliz y saludable y no sufrir un infarto!

Capítulo 9

Invierta en la salud de su cuerpo

La salud a menudo ha sido definida como una *inconsciencia física*. No toda inconsciencia física es salud, pero el mejor cumplido que podemos darle al funcionamiento de nuestro cuerpo es no estar consciente de él pues está funcionando tan bien y sin problemas. Muchos jóvenes no se dan cuenta que existe algo como la salud porque cuando están jóvenes, la mayoría la tiene en abundancia.

Con el paso de los años, sin embargo, tendemos a estar conscientes, por lo tanto más *pendientes de la salud*. El adagio que dice: *Usted gasta su salud para ganar su riqueza* es a menudo cierto. Más tarde en la vida, se vuelve cierto el reverso: *Usted gasta su riqueza para recobrar su salud*. Las personas conscientes de su salud usualmente se vuelven así solo después de enfermarse, y somos de la opinión que la mayoría de las personas de más de cincuenta años están un poco enfermas. No habría cosa tal como la salud si no fuera por su ausencia. La mayor parte de la gente empieza a descubrir la existencia de la salud justo cuando la necesitan más. Mientras que la *conciencia de la salud* puede ser el resultado de la vitalidad impedida, permítanos sugerir que esto aplica solo a la variedad común de la salud y de la *conciencia de la salud*.

65

Invierta en su "Banco de la Salud" para obtener confort, seguridad y felicidad

La Salud Superior es esencialmente consciente o, más bien, es *consciente de su inconsciencia*. Es *orgullo de salud – algo que usted realmente debería apreciar*. Es una voluntad y una manifestación de deseo de vivir una larga, feliz, activa y saludable vida.

¿Puede pensar en algún confort, seguridad y felicidad más grandes que la de la perpetua buena salud? ¿O que ninguno de sus seres amados sean atacados nunca con una muerte temprana por culpa de enfermedad cardiaca? ¿O que nunca deba morir a temprana edad a menos que sea por un desafortunado accidente?

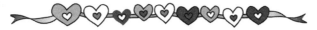

Mientras más alabes, honres y celebres tu vida,
¡habrá mucho más qué agradecer y celebrar! – Oprah Winfrey

Una vida no examinada, no es una que valga la pena vivir. Es un momento
para re-evaluar su pasado como guía para un futuro brillante y saludable.
– Sócrates, antiguo filósofo griego

Empiece a invertir en su Banco de Salud

Quizás una súper salud suprema parece *demasiado buena para ser verdad*. Y sin embargo, este estado ideal es obtenible por cualquiera que tenga la voluntad de aplicar los principios de nuestro Programa Para el Acondicionamiento Cardiaco. Es nuestra sincera convicción que la trágica prevalencia de las enfermedades cardiacas, así como de muchas otras enfermedades, es totalmente innecesaria y está estrictamente dentro del propio control para prevenir. Permita que la salud se torne una búsqueda seria para usted. El tiempo y esfuerzo que usted gaste siguiendo nuestro Programa para el Acondicionamiento Cardiaco será una inversión en su *Banco de Salud*. Esta sabia inversión le traerá a usted y sus seres queridos grandes réditos en felicidad y seguridad. Siempre recuerde, *¡Su Salud es su Verdadera Riqueza!* Esta enseñanza contenida en nuestro Programa para el Acondicionamiento Cardiaco – si se sigue fiel y concienzudamente – no puede fallar para ayudarle a adquirir y mantener un corazón más joven y acondicionado. De nuevo, ¡déjenos enfatizar que nuestro Programa para el Acondicionamiento Cardiaco no ofrece una cura para la enfermedad cardiaca, ni puede hacer nada hasta que se le aplique! Pero recuerde – el cuerpo puede hacer milagros para curarse a sí mismo si se le da un chance, como ha sido probado en miles de casos.

66

Los "Tres Grandes" de la salud y la longevidad

Suponga que se le dijo que tenía que andar a cuestas una carga inmanejable de 20 a 50 libras alrededor suyo dondequiera que fuera – caminando, sentado, comiendo, dormido – todo el día y la noche. ¿Cómo se sentiría? Protestaría indignadamente, ¿no? Y sin embargo, ¡eso es exactamente lo que usted hace cuando tiene sobrepeso! Anda a cuestas una carga de grasa floja insalubre. Está recargando todas las funciones de su cuerpo – ¡especialmente su corazón y sistema circulatorio! ¡El exceso de grasa es peligroso! Agota al corazón. Las estadísticas de seguros muestran que las personas gordas son los que menos viven. ¡Cada libra de exceso de grasa ayuda a acortar la vida!

💜 *Regla #1: Logre y mantenga un "Peso Normal" para un Corazón Saludable y en Buena Condición.* Debe lograrse un peso normal y mantenerlo por medio de una dieta saludable, ejercicio y un poco de ayuno. Olvídese de una operación, ¡son peligrosas!

Un tercio de la población mundial (unos 2,1 mil millones de personas) ahora tienen sobrepeso o son obesos, de los cuales 671 millones están en la categoría de obesos. El Centro para el Control y Prevención de Enfermedades (CDC) estima que 110,000 norteamericanos mueren como resultado de la obesidad cada año, un tercio de todos los cánceres están directamente relacionados con el peso excesivo. – DrMercola.com

💜 *Regla #2: El ejercicio diario es básico para un Corazón Saludable.* El ejercicio vigoroso diario le ayuda a mantener su peso normal, también estimulará una circulación sanguínea más fluida y saludable a través de su cuerpo. Ayuda a tonificar sus músculos y órganos vitales, y ayuda en todas las funciones corporales, ¡dándole el brillo de una Súper Salud!

💜 *Regla #3: Lo más importante es una Dieta Apropiada y Saludable.* Un cuerpo y corazón saludables dependen de un torrente sanguíneo limpio y saludable, ¡y esto depende de la comida que usted ingiera! Discutiremos estos puntos en detalle más adelante. Al poner la Dieta Apropiada como punto 3 en la lista, estamos guardando lo mejor de último. Su dieta es el factor más importante para controlar su peso ideal, nutrir su sangre y proteger su corazón del mortal colesterol taponador. **La dieta apropiada lo fortalecerá y hará de su corazón una *poderosa fuente de vida y una fuente de eterna juventud.***

Su cuerpo trabaja para usted – ¡usted debe trabajar para su cuerpo!

El cuerpo está constantemente degradando viejas células óseas y de tejido, y reemplazándolas con nuevas. A medida que el cuerpo se deshace de viejos minerales y células degradadas, debe obtener provisiones alimenticias frescas de elementos esenciales para las nuevas células. Los científicos solo ahora han empezado a entender que diversos tipos de problemas dentales, diferentes tipos de artritis e inclusive algunas formas de endurecimiento arterial se deben a desbalances corporales de calcio, fósforo y magnesio. Muchos trastornos pueden ser causados por desbalances en las proporciones de minerales entre sí.

67

El cuerpo saludable de cada individuo requiere un adecuado balance dentro de sí mismo de todos los elementos nutritivos. Es igual de malo para cualquier individuo que tome demasiado de un solo elemento como lo es demasiado poco de otro. Por ejemplo, se necesitan niveles apropiados de fósforo y magnesio para mantener el calcio en solución para que pueda ser usado en la formación de nuevas células de hueso y dientes.

Hay verdad en el dicho que un hombre se convierte en lo que come. – Mahatma Gandhi

Sabemos que los granos orgánicos enteros y los productos orgánicos contienen fibra que es importante para bajar los niveles de colesterol. Las dietas altas en fibra también tienden a ser relativamente bajas en calorías. Este patrón de alimentación sano ayuda a mantener el peso abajo y mantener alejada a la diabetes, la cual es un gran riesgo para la enfermedad cardiaca (Ver página 53).

Y sin embargo no deberá haber demasiado magnesio o muy poco calcio en la dieta o sino el hueso viejo será desechado y el hueso nuevo no será formado. Sabemos que las dietas que son desbalanceadas pueden impedir al cuerpo de minerales y elementos esenciales.

Las dietas altas en carnes, pescado, huevos, granos y nueces y sus productos pueden proporcionar excesos desbalanceados de fósforo, el cual puede sacar el calcio y el magnesio de los huesos, causando que se pierdan en la orina.

Una dieta alta en grasas tiende a incrementar la ingesta de fósforo de los intestinos en relación con el calcio y otros minerales. Tales dietas también pueden producir una pérdida de los minerales básicos de un cuerpo de manera similar a una dieta alta en fósforo. Las dietas excesivamente altas en frutas/jugos pueden causar desbalanceados excesos de azúcares de fruta (pre-diabetes) en el cuerpo, lo cual también puede sacar el calcio y magnesio del cuerpo.

¿Qué es "Peso Normal"?

Hay numerosos cuadros, tablas y estadísticas sobre el peso normal para edades, estaturas, etc. particulares. Están basados sobre promedios. Sin embargo, *no existe la persona promedio*. Usted puede usar estas estadísticas como una guía general, pero no deberán ser aplicadas arbitrariamente para determinar su peso exacto saludable.

Si le da a su cuerpo la dieta apropiada y saludable y mucho ejercicio, ¡naturalmente obtendrá su mejor peso personal! Pesar un cierto número de libras no necesariamente indica su adecuada medida de cintura, caderas, etc. Si usted está firme y saludable – sin exceso de gordura que cuelga – no importa si pesa más o menos que el *promedio* de la tabla para sus años y estatura. Lo importante es encontrar su *mejor peso personal como resultado del buen cuidado que usted le dé a su cuerpo*. Si su cuerpo es saludable, delgado y en buena condición, entonces su peso es normal para usted. *¡Recuerde que la grasa colgante en exceso nunca es normal!*

La Dieta Estándar Norteamericana (Standard American Diet - SAD) usualmente consiste de una cantidad de carbohidratos procesados (cereales, panes, pasta, galletas, pasteles, etc.), productos cárnicos procesados, y pocas frutas y vegetales. Lo que usted coma es la base para su salud. ¡Muy pocas comidas sin alimento elevan los niveles de colesterol y presión arterial que causan obesidad y mortales infartos! Aprenda más: www.NaturalNews.com

¡Estudios recientes muestran que las personas de cintura grande tienen menor expectativa de vida!

Cuídese del exceso de grasa "flácida"

Una cantidad normal de tejido graso es una indicación de salud. Pero cuando las acumulaciones de grasa empiezan a sobresalir por aquí y por allá y destruyen su figura juvenil – ¡tengan cuidado! Estas son señales de peligro alertándolo que es momento de entrar en acción para bajar su peso excesivo.

El peso en exceso invita a los infartos: pone una carga indebida sobre su corazón e indica que usted ha estado comiendo grasas saturadas que pueden forrar las arterias con colesterol taponador. ¡Recuerde que el exceso de grasa es fatal para su salud, juventud, y le hace más propenso a daño corporal, accidentes, enfermedades y muerte prematura! (lea de nuevo las líneas inferiores de la página 3)

El viejo mito que mejillas redondeadas y un cuerpo grueso eran señal de salud; aún persiste inclusive en nuestra llamada edad de iluminación. La enfermedad gana territorio más fácilmente y es más difícil de desalojar cuando una persona tiene sobrepeso. ¡Las personas gordas tienen sistemas lentos, menos energía y menos resistencia! El exceso de grasa corporal indica un exceso similar de acumulaciones alrededor del corazón, riñones y otros órganos vitales, evitando su función y salud general.

69

Su cintura es su línea de vida, línea de juventud, línea de fecha de fallecimiento y línea de salud

La grasa alrededor del abdomen presenta más un riesgo de enfermedad cardiaca que la grasa alrededor de las caderas, muslos y glúteos. Cuando uno tiene una "llanta de repuesto", ¡está coqueteando con el envejecimiento prematuro! Está permitiendo que las células de la vejez se acumulen en su cuerpo.

Un abdomen gordo hace que las personas se sientan cansadas o lentas. Su resistencia vital es a veces baja. Su corazón sobrecargado y pulmones son ineficientes y tienen dificultad para manejar el estrés físico. El peso extra en el abdomen disminuye la actividad física y a menudo mental, también. ¡No piense que es normal que un exceso naturalmente graso viene con la edad! Tenga cuidado de cometer este error, puesto que la vejez llegará más temprano de lo esperado junto con enfermedades serias y muerte prematura.

Si tiene una cintura grande, su riesgo de morir prematuramente es casi el doble. La razón es porque la grasa abdominal, a menudo llamada "llanta de repuesto", envía un chorro tóxico de químicos que impacta todo el cuerpo. Una medida de cintura sobre las 35" en mujeres y más de 40" en hombres incrementa grandemente el riesgo de enfermedades crónicas como diabetes, enfermedad cardiaca y más. – DoctorOz.com

"La grasa visceral" está ligada a la enfermedad cardiaca, diabetes y más*

Su cuerpo tiene dos tipos de grasa: visceral y subcutánea. La grasa subcutánea se encuentra justo debajo de su piel y causa estrías y celulitis. La grasa visceral se aparece en su abdomen y envuelve sus órganos vitales incluyendo su hígado, corazón y músculos. La grasa visceral es un problema para su salud. Incrementa su riesgo de diabetes, enfermedad cardiaca, accidente vascular e inclusive demencia.

Si usted está comiendo una dieta que es alta en azúcar blanco y granos refinados – este es el mismo tipo de dieta que también incrementará la inflamación en su cuerpo (ver páginas 54-56) – a medida que el azúcar se metaboliza en células grasas, la grasa deja salir picos de *leptina*. En el transcurso del tiempo, si su cuerpo está expuesto a demasiada leptina, se hará resistente a la leptina (de la misma manera que su cuerpo se hace resistente a la insulina).

Cuando usted se vuelve *resistente a la leptina*, su cuerpo ya no puede escuchar los mensajes que le dicen que debe dejar de comer y que debe quemar grasa – por lo que permanece con hambre y guarda más grasa. La resistencia a la leptina también produce un incremento en grasa visceral, metiéndolo en un círculo vicioso de hambre, almacenamiento de grasa, y un riesgo incrementado de enfermedad cardiaca, diabetes y más.

70

¿Cómo detener la "grasa visceral"?

Evite comer alimentos pro-inflamación tales como el azúcar blanco, gaseosas, alcohol, pan (granos refinados) y grasas trans (para una lista de "Alimentos a Evitar" ver página 154). Los alimentos que reducirán la inflamación son frutas y vegetales, grasas omega-3 como el aceite de pescado y ciertas especies como el jengibre.

¡El ejercicio es crítico! El ejercicio es una de las mejores armas para combatir la grasa visceral – reduce drásticamente la grasa visceral y baja la inflamación. Un estudio encontró que los voluntarios que no se ejercitaban tenían un incremento del 8.6% en grasa visceral luego de 8 meses, mientras que quienes se ejercitaban más perdieron más del 8% de su grasa visceral durante ese tiempo.

Así, que, ya sea que es delgado o que tiene mucha grasa abdominal, meterse en un pan de nutrición saludable y programa de ejercicios hará maravillas por su futura salud y longevidad.

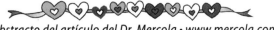

*Abstracto del artículo del Dr. Mercola • www.mercola.com

¡Mantenerse delgado y en condición física es bueno para su autoestima!

¡Siempre luche contra el exceso de grasa como si fuera su peor enemigo! A menudo se acerca como un ladrón en la noche, silenciosamente, sin alertarlo. A veces uno se da cuenta del peligro solo cuando las dificultades de salud están viéndole a los ojos. Ahí es donde la pelea es más dura, ¡pero hay que luchar! ¡Su vida puede bien depender de su fuerza y fe!

Un cuerpo sin forma, obeso puede destruir su salud y autoestima. Tiene que estar orgulloso de su cuerpo, no avergonzado de su invaluable templo humano. La autoestima es tan necesaria para el espíritu como la comida saludable es para el cuerpo. Si quiere ser eficiente, eternamente joven, entusiasta, lleno de fuego y fervor de vida, *¡manténgase delgado y en buena condición física y proteja su autoestima!* Construya su cuerpo como un artista pinta un cuadro o un escultor moldea una estatua. ¡Haga de su cuerpo la expresión de lo mejor que tiene dentro suyo! Déjelo reflejar su alma y verdadero ser. ¡Dé gracias, pronto la grasa excesiva no tendrá cabida en su marco y en su carne!

Sea el capitán de la salud de su cuerpo

¡No deberá ser esclavo de ningún mal hábito, que dañe su corazón o cuerpo y contribuya a un infarto o enfermedad cardiaca! Eso vale no solo para el tabaco, sino para el café, tés de cafeína, drogas, alcohol, sal y grasas saturadas. ¡Vea a estos venenos como enemigos de su corazón! ¡Para un corazón fuerte, saludable, debe fielmente ejercer la Mentalidad Saludable! Véase en su mente como desea ser – fuerte, saludable y juvenil. ¡Una persona a cargo de su cuerpo no es un esclavo de hábitos de estilo de vida poco saludables!

Libérese de la atadura de estos hábitos asesinos:

- ❤ "No usaré tabaco
- ❤ "No comeré demás."
- ❤ "No consumiré azúcar."
- ❤ "No usaré sal."
- ❤ "No tomaré café, té negro, gaseosas ni alcohol."
- ❤ "No taponaré mis arterias con grasas saturadas."

Un cuerpo juvenil y en buena condición debe mantenérsele así fielmente. Esto requiere el cuidado adecuado de su invaluable máquina humana. ¡El premio bien lo vale! Si encuentra que se le está acumulando tejido graso, incremente su ejercicio y reduzca la cantidad de la comida que ingiere y ayune una vez a la semana (ver páginas 173-180 para más información sobre el ayuno).

¡Sea su propio capitán de la salud y haga lo que tenga que hacerse por su salud!

Rompa todos sus malos hábitos para una mejor salud

¡Los hábitos que destruyen la salud de su cuerpo deben ser rotos con voluntad fuerte! ¡Dígase repetidamente y créalo, que su mente inteligente será el capitán de la salud de su cuerpo hacia una súper salud! ¡No deje que nadie, ni ninguna circunstancia quebrante su voluntad de hierro! ¡No deje que nadie le lave el cerebro! ¡Usted debe pensar por sí mismo! Usted puede controlar y controlará su propia mente, cuerpo y salud. ¡Con fuerza interna puede romper todos sus malos hábitos!

El café y los tés que no son de hierbas son drogas

El café es un estimulante dañino para el corazón. ¡Contiene la droga cafeína que hace que el corazón lata más rápido y lo pone bajo una tensión indebida y poco saludable! El café también contiene alquitranes y ácidos que son dañinos para el corazón, vasos sanguíneos y otros tejidos. Estos mismos agentes están presentes en café descafeinado. No tome café – ¡no tiene nutrientes, vitaminas ni minerales! ¡El café no tiene valor y es dañino para su salud! Lo mismo va para los tés que no son de hierbas. No contamine la sangre con toxinas – ¡los tés negros contienen ácido tánico que se use para curar cuero para zapatos!

72

La cafeína es un hábito peligroso: ¿Cuánto café toma usted?

*La investigación ha encontrado que el **12%** de los norteamericanos se toman de 1-2 tazas diarias;*
***17%** se toman 3 tazas; **15%** se toman 5-6 tazas; **10%** se toman 7-8 tazas;*
***12%** se toman 8 o más tazas y **17%** no toman café del todo.*
¡No use café ni productos con cafeína, si desea una súper salud!

La cafeína afecta su cuerpo como cualquier otra droga. Usted inicia tomándola despacio, pero a medida que su cuerpo desarrolla una tolerancia a ella, necesita más y más cafeína para sentir los mismos efectos. – NaturalNews.com

¡El café incrementa los niveles de ácidos grasos libres tóxicos en la sangre que causan enfermedades degenerativas! "Hay una probabilidad fuerte de que el café y la cafeína puedan probar ser una de las más peligrosas toxinas para la vida humana." – Cancer Research

Los órganos digestivos de los tomadores de café están en un estado de alteración crónica que actúa sobre el cerebro, ¡produciendo estados de ánimo irritables! – Dr. Bock, 1910

Cafeína: *Aumenta la presión sanguínea, baja el calcio y magnesio del cuerpo, eleva los niveles de colesterol e incrementa el nivel de la peligrosa homocisteína en la sangre. Cuando la sensación de euforia del café se haya desvanecido, se siente caer en términos de fatiga, irritabilidad, dolor de cabeza y confusión.*
– "Caffeine Blues", Stephen Cherniske, M.S. (amazon.com)

Estudios muestran que los refrescos de cola son tóxicos para el cuerpo

¿Qué contienen los refrescos gaseosos de cola? ¡Tres estimulantes tóxicos y agua carbonatada! Los refrescos de cola contienen cafeína, ácido fosfórico y azúcar blanca refinada (además algunos refrescos de cola dietéticos contienen el tóxico aspartame, ver página 153); todas son calorías vacías tóxicas sin ningún valor de salud. ¡También contienen agua carbonatada que irrita los riñones y el hígado! *Un estudio reciente dice: No tome refrescos de cola ni ninguna otra gaseosa – ¡y no deje que sus hijos arruinen su salud con estas bebidas!* De acuerdo con el Centro para la Ciencia en el interés Público, hoy un adolescente norteamericano promedio toma el doble de gaseosas que lo que tomaban en 1974. Una cuarta parte de los adolescentes obtienen 25% o más de sus calorías de las gaseosas, las cuales están llenas de azúcar. De hecho, ¡los adolescentes consumen 2-3 veces más azúcar que lo que dictan las directrices del gobierno de los EE.UU.! Nuevos estudios ligan el consumo de gaseosas a la enfermedad cardiaca, diabetes, obesidad, cálculos renales y deficiencia de calcio.

¡El alcohol es un depresor y un asesino!

El alcohol, generalmente considerado un estimulante, es en realidad un depresor. Dilata los vasos sanguíneos y con el tiempo rompe los minúsculos capilares, especialmente los de la nariz, mejillas, cuello y tobillos (ejemplo: nariz roja e hinchada de los tomadores asiduos). El alcohol es también un relajante, entorpece y paraliza el cerebro. El tomador pierde su buen juicio y el control del cuerpo, y la mente se vuelve confusa. Es por tanto la causa de millones de accidentes de automóviles, crímenes, matanzas, violaciones, peleas y muertes innecesarias. *¡Tomar alcohol es tan peligroso, una manera poco saludable de relajarse!*

¡El efecto tóxico principal del alcohol es sobre el cerebro y sistema nervioso! El alcohol *se quema* llevándose la vitamina C del cuerpo y también la vitamina B (vitamina esencial de los nervios). Esto, en combinación con la dilatación capilar, puede llevar a hemorragia cerebral – la cual a su vez puede llevar a la parálisis. La investigación médica ha demostrado que las acciones bulliciosas, hablar duro, jovialidad, bravuconadas y actitud de *qué me importa* del alcohólico son en realidad el inicio de la parálisis de ciertas partes del cerebro! Visite: *alcoholics-anonymous.org*

¡El hábito del alcohol es el más dañino para el cuerpo y el corazón, y deberá ser detenido! El Centro para el Control y Prevención de Enfermedades dice que el consumo de alcohol excesivo es la 3ra causa más grande de muerte, luego de fumar y obesidad. ¡El alcohol promueve el cáncer de cuerpo e inclusive el tomado moderado es riesgoso para la salud!

¡Manténgase alejado del peligroso alcohol! No tiene nada sino *calorías vacías*. Recargará su cuerpo con grasa colgante insalubre, además de sus otros efectos tóxicos, venenosos y dañinos. El *efecto insensibilizante* del alcohol, sobre los centros del dolor del cerebro y sistema nervioso, es un *peligro especial para cualquiera que tenga una condición cardiaca*. Si no está alerta a la señal de advertencia de la Madre Naturaleza – el dolor – ¡un infarto, el cual puede ser evitado si se toma acción inmediata, puede probar ser fatal!

Diga "NO" a los anuncios de televisión que promueven la automedicación

Si prueba los medicamentos publicitados en la TV usted mismo, ¡los efectos secundarios y resultados a largo plazo pueden ser serios! Los anuncios de TV constantemente nos dicen qué tomar para solucionar dolores, estómagos revueltos, insomnio, etc., además de los efectos secundarios. Todos los días, más de 36 millones de personas toman medicamentos de venta libre y con receta médica para dolores, dolor de cabeza, acidez estomacal, artritis, etc. con cerca del 25% que exceden la dosis recomendada (*MedicalNewsToday.com*). Sin embargo, hay un riesgo incrementado de complicaciones gastrointestinales que van desde un dolor estomacal hasta una úlcera, hemorragia y problemas gastrointestinales severos y potencialmente mortales. Cada año, los efectos secundarios de un medicamento a largo plazo causan casi 103,000 hospitalizaciones y 16,500 muertes, según algunos estimados.

74

¡Cuídese de los tóxicos y letales aspartame y sustitutos del azúcar!

Aunque su nombre suene mansito, ¡esta mortal neurotoxina no es tal! El aspartame es un edulcorante artificial (más de 200 veces más dulce que el azúcar) hecho por la Corporación Monsanto y mercadeado como "Nutrasweet," "Equal," "Spoonful," y otros numerosos nombres comerciales. Aunque el aspartame se le agrega a más de 9.000 productos alimenticios, ¡no es apto para consumo humano! Este veneno tóxico se transforma en formaldehído en el cuerpo y ha sido ligado a migrañas, convulsiones, pérdida de la visión y síntomas relacionados con el lupus, enfermedad de Parkinson, Esclerosis Múltiple y otras condiciones destructoras de la salud. Además de ser un veneno mortal, el aspartame inclusive contribuye con el aumento de peso al causar una necesidad

---

Sustancias como "Splenda" e "Equal" pueden tener cero calorías, ¡pero su cuerpo no se deja engañar! Cuando recibe un sabor "dulce", espera calorías, y cuando estas no llegan, la situación lleva a distorsiones en su bioquímica que pueden inclusive llevar a un aumento de peso. – DrMercola.com

de carbohidratos. Un estudio 80,000 de mujeres hecho por Sociedad Americana del Cáncer encontró, que quienes usaban este edulcorante de "dieta" tóxico, más bien ganaban más peso que quienes no usaban productos con aspartame. Para saber más acerca de los mortales riesgos de salud y crimen contra nuestra preciada salud, visite el sitio web: *AspartameKills.com*

El jarabe de maíz de alta fructosa (High Fructose Corn Syrup – HFCS), un azúcar procesado altamente tóxica que contiene cantidades similares de fructosa y glucosa sin ligar. Lo que hace que el HFCS sea poco saludable es que es metabolizado a grasa en su cuerpo más rápidamente que cualquier otro azúcar. Es un factor primario detrás de bastantes epidemias de la salud, incluyendo obesidad, diabetes y enfermedad cardiaca. Para un mejor sustituto del azúcar, use Stevia, ver página 153.

Esté alerta para detectar azúcares escondidos en los alimentos

Los etiquetadores de alimentos a menudo esconden los azúcares en sus productos llamándolos por otros nombres. Además, usan más de un tipo de azúcar, para que el azúcar no tenga que estar de primero en la lista como el ingrediente más común. En una lista de ingredientes, el azúcar puede ser llamado a menudo: jarabe de maíz, endulzante de maíz, jarabe de maíz de alta fructosa, dextrosa, fructosa, glucosa, sorbitol, manitol, malta de cebada, endulzante de uvas, sorgo, lactosa y maltosa. Si tan solo dos de estos azúcares "escondidos" están en la lista de ingredientes en tercero y cuarto lugares, es posible que el azúcar sea el ingrediente preponderante en el producto. *("Healthy Heart Handbook" – Dr. Neal Pinckney – amazon.com)*

75

El camino a una súper salud y felicidad

¡Súper Salud y Felicidad! Para nosotros, estos parecen inseparables. Nuestro lema: *Hacer de mi cuerpo un templo fuerte, donde pueda vivir sereno.* Promover el bienestar de nuestros corazones y cuerpos es una tarea amorosa, religiosa. Por *Salud* no nos referimos a la variedad común de *no estar enfermo.* Nos referimos a lo que llamamos *Salud de alto nivel* – una sensación de un bienestar espectacular que hace que una persona diga con gusto, *¡Me siento genial hoy!*

Nueve pequeñas palabras de acción para decir diariamente:
Si ha de ser, lo he de hacer yo!

El azúcar es un suicidio lento: *El consumo alto de azúcar puede sobre-estimular y dañar todo su sistema corporal. La investigación recientemente revelada es una de las amenazas escondidas a nuestra salud es el consumo de fructosa, sucrosa y todas las demás formas de azúcar, que puede llevar a muchos problemas serios de salud, que van desde: obesidad, cáncer y problemas del corazón, hasta niveles altos de azúcar en sangre y diabetes.*
– Dr. David Williams, "Guide to Healthy Living"

¡Todos estamos de acuerdo en que el objetivo de la vida es la felicidad! Hay tan solo una avenida principal a la felicidad que podemos recomendar con confianza . . . ¡y esa es la Autopista a la Salud de Altura! Sin una salud balanceada – física, mental, espiritual y emocionalmente, es difícil tener felicidad verdadera. El cavador de zanjas está más enamorado de la vida que el millonario enfermo lleno de grasa. La Gran Salud es el factor primario en obtener Felicidad Verdadera. ¡Mantenga su cuerpo saludable y en buena condición y su mente y corazón se regocijarán!

Un cuerpo saludable y una mente feliz

Un cuerpo feliz y saludable usualmente produce una mente feliz y saludable. Pero no es siempre que una mente feliz produce un cuerpo feliz. Sería glorioso si el espíritu pudiera triunfar así sobre la carne. Pero por desgracia la condición del cuerpo usualmente tiene mayor influencia sobre la mente que la mente tiene sobre el cuerpo. Una persona con un cuerpo saludable y que es espiritual casi nunca se siente miserable, pero es raro que una persona enferma, no saludable, esté totalmente feliz.

Las más recientes investigaciones sobre un grupo de hombres de negocios encontraron que quienes tenían una conexión espiritual – asistían a la iglesia o creían en un poder más alto ¡tenían menores problemas cardiacos que quienes no tenían conexión espiritual! (ver página 83)

Nunca es demasiado tarde para aprender y mejorar

Los hombres y mujeres hoy día están enlenteciendo el proceso de envejecimiento viviendo vidas más saludables. La estructura humana está mecánicamente adaptada para total energía y actividad a los 70, 80, 90 y más años – claramente probado por los números incrementados de personas en el mundo que están saludables, claras de vista y agudas de mente a medida que ingresan a los años dorados. Si usted desea obtener el máximo gozo de su vida, ¡empiece a perfeccionar su templo humano!

Por eso es que somos Nutricionistas de la salud y Paladines de la Condición Física. La felicidad depende grandemente del cuidado que demos a nuestros cuerpos. A través de la armonía de la carne, ¡logramos la exaltación del espíritu! La serenidad mental es profundamente física en su fuente. ¡A través de la purificación de los tejidos vivientes de nuestros cuerpos obtenemos una vida balanceada de Salud Suprema! ¡Pongamos, por lo tanto, la salud de nuestro corazón, cuerpo y alma primero, antes que todo, puesto que todo lo demás depende de esto!

Capítulo 10

El Doctor Mente Humana y las emociones los efectos del estrés y la ira

Una mente sana en un cuerpo sano y saludable

Shakespeare, hace casi 400 años, anticipó la sicología dominante de nuestra época cuando dijo, *Es la mente la que le da riquezas al cuerpo.* Es cierto que la mente guía al cuerpo. De igual manera, ¡el cuerpo ayuda a la mente y nos liga al Espíritu Infinito de la Vida! Cuando estamos verdaderamente saludables, estamos desbordantes en cuerpo, mente y espíritu (3 Juan 2).

Nuestro cuerpo nos relaciona al Universo en que vivimos – la Tierra. Estamos relacionados con la Madre Tierra a través de la comida que comemos, el agua que bebemos, el aire que respiramos y el sol que nos calienta con su poder todo-invasivo. ¡Todos son esenciales para un cuerpo saludable y para la continuación de nuestras vidas! Todo lo de nutrición que necesitamos en tan pura forma como las han provisto la Madre Naturaleza y Dios, sin desgastarlas ni desnaturalizarlas.

77

La comida que comemos está relacionada con nuestra salud diaria. El sistema de nuestro torrente sanguíneo lleva nutrientes esenciales que proveen la energía y vitalidad para el funcionamiento de cada parte del cuerpo. Lo que comemos a esta hora hoy será nutrición en nuestras células en 24 horas.

Si usted está comiendo la clase de comida que la mayoría de los norteamericanos y personas de otros países industrializados acaudalados comen, está lentamente envenenándose y entorpeciendo su cerebro. Se está llenando con comidas *sin alimento* y privando a su cuerpo de la nutrición natural que necesita. Usted puede que también esté entre los muchos que aceleran este proceso suicida agregando venenos tóxicos: tabaco, alcohol, café, tés con cafeína, gaseosas y refrescos de cola.

Si comemos comida orgánica a como fue preparada por la Madre Naturaleza, con su inigualable química y sin perder los elementos esenciales, entonces ahí cumplirá con nuestros requerimientos para el crecimiento, salud, y balance químico de nuestro cuerpo. Construirá un corazón poderoso, fuerte y de larga duración para usted. Le dará una mente alerta y activa. Los alimentos saludables de agregarán vida a sus años – ¡y años a su vida!

Pensar de forma correcta es importante para la salud

En el Libro de la Vida, la Biblia, Proverbios 23:7, nos dicen:

Porque cual es su pensamiento en su corazón, tal es él.

Cuando una persona enferma constantemente se convence a sí mismo que nunca se sentirá bien, se vuelve casi seguro que su negatividad y problemas lo llevarán a la tumba.

¡La carne es tonta! Queremos que nunca se olvide de esa declaración. Esa es la razón por la que la usamos una y otra y otra vez. La mente, su computadora humana, es realmente el factor controlador de toda la conformación de su cuerpo. La carne no puede pensar por sí misma porque solo la mente es la que piensa. Por eso es que usted tiene que cultivar un Pensamiento Positivo fuerte y saludable.

¡Controle sus pensamientos positivos y negativos!

La mente debe tener una voluntad de hierro y siempre manejar el cuerpo. De este día en adelante, aprenda como sustituir sus pensamientos. Cuando entren a su mente pensamientos negativos como, *"Estoy perdiendo mi energía porque cuando uno se hace viejo empieza a perder energía"* – reemplácelos con pensamientos positivos saludables; dígase a usted mismo, *"La edad no puede afectar mi energía de ninguna manera. ¡La edad no es tóxica! ¡Seré eternamente joven!"*

78

Piense que sus pensamientos son imanes poderosos de auto-ayuda con la habilidad de atraer (positivo) o repeler (negativo) de acuerdo con cómo se usen. La mayoría de las personas se inclinan hacia lo positivo o negativo mentalmente. La fase positiva es constructiva y va hacia el éxito y logros positivos; mientras que el lado negativo de la vida es destructivo, llevando a la insignificancia y el fracaso. Es auto-evidente que es ventajoso para nosotros cultivar una actitud mental positiva y saludable. Con paciencia, persistencia y viviendo el Estilo de Vida Saludable Bragg, ¡esto puede lograrse!

Mantenga siempre en mente que lo que sea que la mente le diga a la carne, eso es exactamente lo que la carne creerá y sobre lo que actuará. Su mente influye sobre su carne. Deberá dejar que su mente haga las decisiones para su cuerpo porque si su cuerpo rige a su mente, ¡usted llevará una vida de miseria y esclavitud!

La melancolía y lo sombrío se roban la alegría, la energía y el color de su mundo.
¡No puede salvar su vida si no la valora! – Heart Healthy Living Magazine

---

"Un hombre es literalmente lo que él piensa.
Su carácter es la suma completa de todos sus pensamientos."
– Cita de "As a Man Thinketh" un ensayo literario por James Allen, publicado en 1902

Las emociones negativas son malas para la salud y el cuerpo

¡Hay muchas formas negativas y destructivas de pensamiento que reaccionan en cada una de las células de su cuerpo! La más fuerte es el *miedo*, y su hijo, la *preocupación* – además de *depresión, ansiedad, aprehensión, envidia, mala voluntad, celos, ira, resentimiento, venganza y autocompasión*. Todos estos pensamientos negativos le brindan tensión al cuerpo y mente, llevando a un gasto de energía, enervación y también a un envenenamiento lento o rápido del cuerpo. La *ira, miedo intenso y shock* son muy violentos y rápidamente intoxican al sistema. La preocupación y otras emociones destructivas actúan lentamente pero al final, tienen el mismo efecto destructivo. La ira y miedo intenso detienen la acción digestiva, afectan al riñón y colon causando que todo el cuerpo se alce en trastorno (diarrea o estreñimiento, dolores de cabeza, dolores, fiebre, etc.).

¡El miedo, preocupación y otros hábitos destructivos de pensamiento enturbian la mente! ¡Se necesita una mente clara como el cristal para razonar su mejor ventaja, facultándole para tomar decisiones sanas y saludables! ¡Una mente emocionalmente perturbada y enturbiada a menudo toma malas y poco saludables decisiones, y puede ser incapaz de llegar a ninguna conclusión del todo!

El estrés y la preocupación se comen su salud

Las enfermedades relacionadas con el estrés ocurren en todo el mundo. En China, ¡se proyecta que la enfermedad cardiaca y accidentes vasculares aumenten en un 73% para el año 2030 o antes! El país perderá $558 mil millones por causa de estas enfermedades relacionadas con el estrés, de acuerdo con la Organización Mundial de la Salud. Como en muchas partes del mundo, la actividad física reducida y dietas poco saludables están llevando a la obesidad, presión arterial aumentada y colesterol y diabetes, lo cual en última instancia llevan a problemas cardiacos. (ver sitio web: *www.bloomberg.com*)

La mayoría de los humanos están tan llenos de preocupación que nunca pueden sobrellevar sus miserias. Preocuparse por un problema no lo resuelve – solo hace que las cosas empeoren. Como dijimos antes, usted puede literalmente "preocuparse hasta morir". ¡Un vecino de Hollywood nuestro casi lo hace!

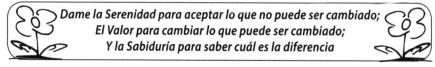

Dame la Serenidad para aceptar lo que no puede ser cambiado;
El Valor para cambiar lo que puede ser cambiado;
Y la Sabiduría para saber cuál es la diferencia

Efectos del estrés crónico en el corazón

Aunque los científicos no saben todavía exactamente cómo afecta el estrés a largo plazo al corazón humano, ¡sí saben que a menudo lleva a otros comportamientos negativos, tales como fumar, comer en exceso, tomar en exceso o usar drogas, y falta de sueño! Estos hábitos, por supuesto tendrán a la larga los conocidos efectos devastadores sobre su corazón y sobre otros órganos principales de su cuerpo.

Los investigadores también creen que el estrés crónico puede afectar directamente su corazón creando niveles elevados y por lo tanto poco saludables, de hormonas tales como la adrenalina y el cortisol. ¡Esto puede causar una presión arterial alta, latidos irregulares y a la larga, enfermedad cardiaca! El estrés continuo también afecta el sistema circulatorio. Las arterias tienden a estrecharse cuando las personas están en situaciones de muy alto estrés, lo cual causa una presión arterial aumentada.

"El estrés también juega un papel principal en su sistema inmunológico, y puede impactar su presión arterial, niveles de colesterol, química cerebral, niveles de azúcar en sangre, y balance hormonal. Puede inclusive "romper" su corazón y últimamente está siendo visto más y más como un indicador de riesgo cardiovascular." – Dr. Mercola

80

Aunque todos reaccionan de manera diferente al estrés, la evidencia está clara en que el reducir el estrés crónico es uno de los factores más importantes a considerar cuando se construye un plan para un cuerpo saludable. ¡Estar al tanto de sus niveles de estrés personales, y aprender a controlarlos, son las cosas más importantes y positivas que puede hacer para mantener un cuerpo, corazón y mente saludables!

Los síntomas del estrés crónico incluyen sentimientos constantes de ira, culpa, miedo, hostilidad, ansiedad y cambios de humor. Los factores desencadenantes comunes incluyen conflictos con supervisores o colegas en el trabajo; sobrecarga de expectativas en el trabajo; desempleo y falta de asistencia médica; finanzas en general; problemas en relaciones personales y familiares y más que cualquier otra cosa – autocrítica y baja autoestima.

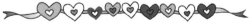

"Lea libros inspiradores y edificantes, y apague las noticias. Con solo sonreír se pueden resaltar su humor y salud" – Kenneth R. Pelletier, PhD, MD, Professor at UC San Francisco

El estrés pone una sobrecarga poco saludable sobre el corazón. ¡Un estudio de UCLA encontró que 6 de cada 10 pacientes tenían arterias constreñidas y un flujo reducido de sangre luego de cualquier trastorno o evento emocionalmente cargado!

Las emociones negativas están ligadas a la enfermedad cardiaca

El trastorno emocional, ya sea en forma de preocupación, depresión o ira, puede incrementar el riesgo de la enfermedad cardiaca, infarto y accidente vascular, como encontró un estudio de investigación. Un estudio de tres años ha ligado las emociones negativas como la depresión, hostilidad e ira – con la ateroesclerosis, o engrosamiento de las paredes internas de las arterias coronarias. El engrosamiento de estas paredes puede enlentecer o bloquear el flujo de sangre al corazón y cerebro, lo que puede llevar a un infarto o accidente vascular. "La evidencia más reciente sugiere que hay una conexión entre las emociones negativas y el riesgo de enfermedad cardiaca – la causa de muerte principal de los Estados Unidos" dice el Dr. Stewart. En estos estudios de observación, ¡la fuerza de la conexión es comparable a otros factores de riesgo cardiovascular conocidos!

"La depresión puede ser considerada un factor de riesgo emergente para la enfermedad cardiaca," agrega el Dr. Stewart. "Puede ser considerada de la misma manera que el colesterol o presión arterial alta o el fumado." La depresión ha sido ligada a inflamación incrementada, como la han medido los indicadores en la sangre (páginas 54-55). La depresión también tiene un efecto sobre el sistema inmune, el cual luego afecta la salud del corazón.
– *Journal of American Medical Association*

"Ser optimista es como un músculo que se vuelve más fuerte con el uso. Hace que los tiempos difíciles sean más fáciles. Debe cambiar la manera de pensar para poder cambiar la manera de sentir." – Robin Roberts, autor de "Everybody's Got Something" y presentador del programa matutino de la ABC "Good Morning America"

"Los pensamientos positivos protegen contra la enfermedad y la depresión."
– Charles Raison, MD, Director Clínico de Mente/Cuerpo, Atlanta Emory University

Piense en usted mismo como una "batería" – descarga energía y debe recargarse con comida adecuada, sueño y emociones constructivas.

La clave real para evitar la enfermedad cardiaca es abordar esto de forma combinada, una que trate todas las facetas de su salud física y emocional. Es extremadamente importante comer alimentos saludables y reales, ejercitarse bastante y hacerse cargo de su estrés y emociones, puesto que demasiado estrés y emociones negativas contribuirán significativamente a la enfermedad cardiaca. – DrMercola.com

Sus emociones influyen sobre su salud y cuerpo – inclusive los Centros para el Control y Prevención de la Enfermedad dicen que el 85% de las enfermedades tienen un componente emocional. – Dr. Geerd Hamer y Dr. Bruce Lipton

El rol de la mente y las emociones en nuestro estado de salud es vital. Al entender esta relación, podemos jugar un rol más importante en nuestro bienestar.
– Mark Hyman, MD, Huffpost Healthy Living • HuffingtonPost.com

81

¡No se preocupe, por favor sea feliz y saludable!

¡Las buenas noticias es que usted puede controlar todas estas cosas en corto tiempo! Construir una actitud positiva; mantener el deseo para una vida entera de aprendizaje y avance; y especialmente trabajo constante para reducir la autocrítica y las críticas, todas son altamente efectivas para reducir el estrés. Intente diariamente reír en voz alta (*www.LaughterYoga.org*) y sonreírle a quienes lo rodean. Aprenda a meditar o hacer caminatas relajantes; y asegúrese de asumir la responsabilidad de su vida y lo que le pase y de no culpar a los demás. Esto le pone en control, el Capitán de su vida, lo cual le ayuda inmediatamente a reducir el estrés. Aunado a esos esfuerzos, por supuesto, deben ir una dieta saludable, ejercicio regular, y suficiente sueño. Estos son todos valiosos ingredientes del Estilo de Vida Saludable Bragg y una vez que usted lo haga parte de su estilo de vida, usted eliminará el estrés, se volverá saludable del corazón y vivirá una vida más larga, fuerte, feliz y satisfactoria.

La enfermedad cardiaca y su tipo de personalidad

82

Los estudios también han encontrado una correlación fuerte entre los rasgos de personalidad y la enfermedad cardiaca. Los efectos del estrés sobre el corazón son más prominentes en quienes fueron considerados *Personalidades Tipo A* – definidas como competitivas, agresivas, impacientes y a veces hostiles.

Las personas hostiles son más propensas a desarrollar latidos irregulares y pueden muy posiblemente morir antes de cumplir los 50. Los niveles altos de estrés y la inflamación en las paredes de las arterias coronarias llevarán a un riesgo mucho más alto de infarto.

Quienes tengan *Personalidades Tipo B* son usualmente más relajados, sin prisa y tienen menos problemas de enfermedad cardiaca. Está probado que mantenerse a un nivel de estrés bajo y ser calmado fortalece el sistema inmune, y le pone a un riesgo mucho menor de enfermedad cardiaca, por lo que ser de la relajada personalidad tipo B ayuda a hacerle bien a su corazón y cuerpo.

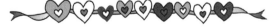

La mayoría de los estudios muestran los hechos impactantes de que las personas tipo A tienen el doble de posibilidades de tener enfermedad coronaria que las personas tipo B.

Los estudios muestran que los individuos alegres y joviales tienen significativamente menor chance de sufrir un infarto y otros problemas cardiacos.

Cómo impactan las creencias espirituales sobre la sanación

La espiritualidad da forma al significado de la vida para muchas personas. Dentro de ese significado yace la fe, la cual conlleva confianza, pensamiento positivo y esperanza. Desarrollar y alentar valores espirituales y un sentido más profundo del propósito, puede no solo mantenerle saludable y bien, sino que provee las herramientas para crecer, desarrollarse y sanarse cuando surge la enfermedad.

Numerosos estudios de investigación están encontrando que, quienes tienen prácticas espirituales, tienden a vivir más y que las creencias positivas pueden influir sobre los resultados de salud. Quienes son más espirituales tienden a tener una perspectiva más positiva respecto a la vida y una mejor calidad de vida. La espiritualidad ayuda a las personas lidiar con la enfermedad y enfrentar la posibilidad de la muerte en paz. Al cultivar una vida espiritual, las personas pueden ganar fuerza, esperanza y la habilidad de contrarrestar el estrés, el cual muchos expertos creen que está en la raíz de casi todas las enfermedades, trastornos y condiciones de salud. Quienes tienen una perspectiva espiritual también tienden a creer que la enfermedad y los trastornos son manifestaciones de emociones negativas y patrones de pensamiento. Los sentimientos como el resentimiento, la crítica, culpa y miedo todos pueden llevar a un desbalance de la mente y cuerpo, creando enfermedad física que conlleva una oportunidad para el auto-crecimiento. Alguien que toma un enfoque espiritual ante la enfermedad a menudo se curará, una vez que estas creencias negativas demasiado enraizadas sean abordadas y resueltas.

83

Un corazón alegre es buena medicina, pero un espíritu derrotado destruye la salud. "Un corazón alegre es saludable, pero uno que está derrotado en espíritu y abatido desarrollará muchas enfermedades corporales. Nada arruina la salud más rápido que la tristeza, ira, mal humor, celos, odio, ansiedad, preocupación y el rencor. Debemos limpiarnos y deshacernos de todos los malos hábitos." – Proverbios 17:22

Su actitud, red social, comunidad y creencias espirituales son más importantes que el colesterol, azúcar en sangre, presión arterial y cualquier otro factor de riesgo al determinar si va a vivir una larga y saludable vida. – Mark Hyman, MD

Olvidar y perdonar es el mejor consejo para un corazón saludable. No dejar ir los pensamientos de venganza, resentimientos y celos puede incrementar su presión sanguínea, frecuencia cardiaca y tensión muscular. ¡La ira puede realmente espesar su sangre e incrementar su riesgo de accidentes vasculares y problemas cardiacos! – Natural Health

Ejercicio, yoga, oración, disposición alegre, sonreír, relajarse y sanarse. – Dr. Patricia Bragg

Dejar mensajes positivos, de motivación y amables para otros en notas adhesivas, inclusive para desconocidos, ¡puede ponerle brillo a una vida y cambiarla! – Ver sitio web: OperationBeautiful.com

Ira y hostilidad – grandes riesgos de enfermedad cardiaca

Nuevos estudios de la Escuela de Medicina John Hopkins y de la Universidad de Maryland han encontrado que la irritabilidad, hostilidad y dominancia pueden causar enfermedad cardiaca coronaria. Hasta recientemente, la mayoría de las investigaciones se centraban en el rol de los factores psicosociales, dice el Dr. Aron Siegman. El estudio involucró 101 hombres y 95 mujeres; la edad promedio era de 55 años. La investigación encontró que una expresión de ira total externa es un factor de riesgo para enfermedad coronaria cardiaca en hombres, y para mujeres – ¡las expresiones sutiles, indirectas de antagonismo e ira son factores de riesgo enormes! Además, las expresiones de irritabilidad con ira son factores de riesgo para enfermedad coronaria cardiaca (ver sitio web: *DrSinatra.com*)

Las tasas de mortalidad de enfermedad cardiaca son hasta de 4 a 7 veces más altas entre personas con actitudes hostiles y viles, enunciado por el Dr. Redford Williams, Duke University Medical Center. Lea su libro *Anger Kills* disponible a través de *Amazon.com*

¡El hábito de las drogas y la cafeína controla su mente!

¡El adicto a las drogas es el ejemplo extremo del cuerpo que gobierna la mente! Esto es por lo que el mundo está sobrepoblado de adictos a las drogas. ¡El ansia del cuerpo fuerza a la mente a ordenarle al cuerpo que cometa crímenes violentos por dinero, para poder comprar las drogas que anhela! Tristemente, ¡esta es la razón por la que el mundo se está infestando de crímenes por adictos a las drogas!

Mantenemos la mayoría de los malos hábitos simplemente porque nuestras mentes están esclavizadas por nuestros cuerpos. Esto aplica al alcohol, café, tés con cafeína, y otros estimulantes. El cuerpo se rige por la falsa filosofía de "Coma, beba y diviértase, pues mañana moriremos." Esto es falso. Usted no se muere mañana, ¡pero si continúa viviendo bajo esta filosofía equivocada, 5, 10, 20 años más tarde podría andar cargando un cuerpo enfermo y envejecido prematuramente que lo atormenta diariamente!

Las emociones tales como la ira y el resentimiento generan un pico en su frecuencia cardiaca y presión sanguínea. ¡Practique convertir pensamientos y sentimientos negativos en unos felices y positivos!
– Heart Healthy Living Magazine • HeartHealthyOnline.com

Un estudio de Harvard muestra que lo hombres con la mayor ira en las pruebas de personalidad son 3 veces más propensos a desarrollar enfermedad cardiaca. La presión alta afecta a 1 de cada 3 adultos en los Estados Unidos; a menudo se le llama "el asesino silencioso".

En el estudio del corazón Framingham, las mujeres que reportaron suprimir su ira experimentaron la tasa más alta de infartos.

Capítulo 11

Doctor Respiración Profunda

Cuando respira de forma profunda y completa vive más saludable y más tiempo

Cuando usted bombea un generoso flujo de oxígeno en su cuerpo, ¡100 trillones de células se vuelven más vivas! Esto faculta a los cuatro principales *motores* de su cuerpo – el corazón, pulmones, hígado y riñones – a operar y desempeñarse mejor. Su torrente sanguíneo milagroso purifica y limpia cada parte del cuerpo, incluyéndose a sí mismo. Esto elimina desechos tóxicos de la manera en que la Madre Naturaleza lo planeó, y el combustible (alimento) y oxígeno vital son llevados a cada célula en su cuerpo.

Con buen oxígeno, ¡sus músculos, tendones y articulaciones funcionan mejor! Su piel se vuelve más firme y más elástica y su tez será más limpia y radiante. ¡Irradiará mayor salud y bienestar para una vida más larga y saludable!

85

Con la Respiración Energetizante (Power Breathing) su cerebro se vuelve más alerta y las funciones de su sistema nervioso mejoran. Se libera de tensión y sobrecarga porque puede fácilmente sobrellevar el estrés y presiones del diario vivir. Sus emociones se controlan. Usted se siente gozoso y eufórico. Si emociones negativas como la ira, odio, celos, codicia o miedo interfieren, puede sacarlas con pensamientos positivos y una respiración lenta, concentrada y profunda.

El respirador profundo disfruta de mayor paz mental y corporal, tranquilidad y serenidad. En la India, ¡los grandes maestros practican la respiración profunda y completa como el primer paso esencial hacia un desarrollo espiritual más alto! Usted puede obtener una mayor concentración en las oraciones y meditación respirando largo, lento y profundo. Además, la respiración profunda estimula sus células cerebrales y promueve el crecimiento nuevo de las células cerebrales.

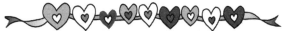

La calidad de la respiración deberá mantenerse grácil, fácil y eficiente.
– Kenneth Cohen, Educador de la Salud

El oxígeno es el báculo vital, precioso e invisible de la vida. – Paul C. Bragg, ND, PhD.

La respiración súper profunda mejora el poder de la mente

¡La persona que respira profunda y completamente piensa más clara y agudamente! ¡El oxígeno estimula su cerebro, lógica e inteligencia! Mientras más profunda y completamente respire, mayor su poder de concentración y más se afirma su mente creativa. También desarrollará mayor percepción extrasensorial dentro de su cuerpo, especialmente la mente. Los científicos del Instituto Salk para Estudios Biológicos, La Jolla, CA, ahora saben que los adultos sí generan nuevas neuronas en el hipocampo, un área del cerebro que es responsable del aprendizaje y la memoria. ¡La respiración profunda nutre y afina el cerebro y la totalidad del cuerpo! (*salk.edu*)

Lea el libro *Bragg's Super Power Breathing (Súper Respiración Energetizante de Bragg)* (páginas 289-291). Mientras más completa y profundamente respira, más viajará a niveles más altos en los planos físicos, mentales y espirituales. Ahora cierre sus ojos. ¡Relájese unos cuantos minutos mientras hace un poco de respiración lenta y profunda! Vea el sitio web: *DrOz.com* para aprender unas técnicas de respiración relajante.

Los pulmones son los respiradores milagrosos de la naturaleza

Todo animal extrae oxígeno del entorno en el que vive. A través de sus branquias, los peces extraen oxígeno del agua. Los insectos obtienen oxígeno a través de los alvéolos o células de aire, en aberturas individuales ubicadas en segmentos de sus cuerpos. Los gusanos y otros invertebrados respiran a través de poros en sus pieles. Los animales vertebrados, incluyendo a los humanos, tienen esos mecanismos milagrosos – los pulmones. El equivalente mecánico sería un par de fuelles, aunque los pulmones son mucho más complejos y adaptables. Los pulmones humanos son un milagroso par de órganos con forma cónica compuestos de tejido esponjoso y poroso. Ocupan la cavidad torácica (pecho) con el corazón en el centro, y están protegidos por una costillar elástico e increíblemente fuerte. El ápex de cada pulmón llega justo por encima del hueso llamado clavícula; la base se extiende casi a la cintura.

¿Cómo están conformados nuestros pulmones? De unos 800 millones de aléolos – sacos de aire de tejido elástico que se pueden expandir o contraer como diminutos globos. Si estos pequeños saquitos fueran aplastados y puestos uno a la par del otro, ¡cubrirían un área de 100 yardas cuadradas!

En un día promedios, sus pulmones mueven suficiente aire hacia dentro y fuera para llenar una habitación mediana o inflar varios miles de globos de fiesta.

Diminutos capilares (vasitos sanguíneos) surcan las elásticas paredes pulmonares de cada uno de los millones de saquitos de aire, y es a través de estos que la sangre pasa para descargar su carga del venenoso dióxido de carbono y absorber el vital oxígeno dador de vida. La persona promedio tiene de cinco a seis cuartos de galón de sangre, la cual debe ser limpiada continuamente.

El aire inhalado por la nariz y boca llega a los alvéolos a través de un complejo sistema de tubos, iniciando con la gran tráquea, la cual se mantiene rígida por medio de anillos de cartílago en sus paredes. La tráquea se extiende a través del cuello hacia el pecho, donde se divide en dos ramas (bronquios), cada una de las cuales lleva a una cavidad pulmonar. Cada bronquio se divide en un cierto número de ramas sucesivamente más pequeñas para llevarle aire a cada saquito de aire.

Usted tiene pulmones milagrosos – llénelos

Cada pulmón está perfectamente envuelto en una membrana elástica protectora, la pleura, cuya capa interna está pegada al pulmón, y su capa externa forma el revestimiento de la cavidad torácica dentro del costillar. Un extremo de cada costilla está unido a la columna vertebral, pero el frente del costillar está abierto. Esto permite que los pulmones se expandan y contraigan. Cuando usted respira profundamente, llenando cada saquito de aire, su cavidad torácica se expande a medida que sus pulmones se llenan con seis a diez pintas de aire. Esto varía de acuerdo con la contextura física y tamaño. Los pulmones ocupan de 200 a más de 300 pulgadas cúbicas.

¡Este maravilloso mecanismo respiratorio es suyo en forma gratuita! Usted nació con él. Funciona sin esfuerzo consciente, pero sin él, ¡usted no puede existir! Ni siquiera las más recientes invenciones usadas por hospitales en emergencias, aunque ingeniosas, pueden igualar al aparato respirador humano. Quizás si los seres humanos tuvieran que pagar un precio fabuloso por sus pulmones y aire, los usarían a total capacidad todo el tiempo. Piense en el gran precio que tiene que pagar tan solo por usarlos parcialmente con una respiración superficial. Recuerde, ¡estamos siempre a tan solo una respiración de la muerte! **Ahora, empiece a disfrutar de una respiración lenta, profunda y relajada y sienta cómo responde su cuerpo.**

He compartido el libro "The Bragg Super Power Breathing" con miles en mis Seminarios Deportivos alrededor del mundo. La Súper Respiración Energetizante de Bragg ayuda a hacer fuertes a los débiles y a los atletas campeones. ¡Súper-carga su vida! – Bob Anderson, famoso entrenador de estiramiento para los campeones olímpicos • stretching.com

La importancia del aire limpio para la salud

Es esencial respirar aire limpio – aire que es tan libre de químicos como el smog, humo de automóviles, humo de aparatos de gas natural y muchos otros contaminantes químicos tóxicos como sea posible. Además, ¡nuestro aire necesita ser tan libre como sea posible de moho, polvo, ácaros del polvo y sus heces, caspa de animal y polen! La salud de todos es ayudada en varios grados por el aire limpio. Es vitalmente importante vivir y trabajar en un área que tenga aire limpio y está libre de todos los humos dañinos. ¡Es igualmente importante mantener nuestros hogares puros, limpios y libres de polvo, ácaros del polvo y basura! **La mayoría de las personas no puede estar realmente 100% saludables hasta que respiren aire limpio, mantengan una dieta saludable, y vivan un estilo de vida saludable.**

Los contaminantes amenazan a los pulmones de toda vida

Todo ser viviente respira. En el maravilloso balance de la Madre Naturaleza, las plantas respiran dióxido de carbono a través de los poros de sus hojas y nos dan el vital oxígeno – mientras que los animales inhalan oxígeno y exhalan dióxido de carbono. Ambos florecen en un balance natural y saludable.

Desafortunadamente, los humanos le han traído el caos a este balance natural al destruir bosques y al cubrir el pasto con pavimento. Continúan envenenando nuestro ya de por sí sobrecargado aire con contaminantes del tránsito motorizado y la industria pesada. La vida silvestre, cuando sobrevive una matanza por la humanidad, se sofoca en este aire contaminado. Los peces mueren en aguas contaminadas. ¿Cuánto pueden sobrevivir las personas en el medio de estos venenos ambientales que continuamente crean? Esta es una pregunta de mucha importancia para nosotros. Lea el libro clásico *Silent Spring* por nuestra amiga Rachel Carson, disponible en la mayoría de las bibliotecas. Si hubiera seguido, ¡sus sabios consejos le habrían ahorrado a Norte América y a otras naciones miles de millones de dólares e innumerables especies salvajes! ¡Necesitamos desesperadamente personas como Rachel Carson para mostrarle al mundo el error de su camino lleno de venenos y muerte!

Los aviones rocían químicos a través de nuestros cielos que están en la lista OSHA de peligro. Las estelas químicas han dado resultados positivos para el tóxico aluminio, bario, bacterias, virus y mohos, ¡causando problemas de salud!
– Revise el sitio web: ChemTrails911.com

Sus hábitos de respiración son el primer lugar, no el último, donde debe buscar la razón de su fatiga, enfermedad u otra evidencia de energía desordenada.
– Dr. Sheldon Hendler, "The Oxygen Breakthrough" disponible en Amazon.com

Viva más tiempo respirando aire limpio profundamente

Les aconsejamos a quienes tienen que vivir o trabajar en ciudades llenas de smog y contaminadas que obtengan un buen filtro de aire. Recomendamos especialmente filtros que contengan carbón y un filtro de aire HEPA de partículas finas de alta eficiencia. El carbón elimina la mayoría de los químicos y el filtro HEPA elimina la mayoría de las partículas. Para ser efectivo en una habitación promedio, la tasa de flujo a través del filtro deberá ser de más de 200 pies cúbicos de aire por minuto. El motorizado sabio también instalará un filtro de aire en su automóvil para limpiar el aire mientras maneja en ciudades con aire contaminado. Las tiendas de automóviles y catálogos usualmente los manejan.

Cuando nacimos, nuestros pulmones eran nuevos, frescos, limpios y rosados. Si pudiéramos vivir en una atmósfera libre de contaminantes y polvo, respirando profundo todas nuestras vidas, nuestros pulmones permanecerían *como nuevos* por una larga vida de uso. ¡Y sin embargo, la mayoría abusa de sus pulmones! Un poco viene de causas externas. Los pulmones y piel son los únicos órganos del cuerpo que son directamente afectados por condiciones externas, específicamente, ¡el aire respirado por los pulmones!

La Madre Naturaleza y Dios proveen protección contra una cantidad normal de contaminación por polvo: diminutos pelitos en la nariz sirven como filtros y el húmedo moco en los pasajes, que van a los pulmones, atrapa las partículas de polvo que expelemos por la nariz o boca. Las amígdalas también sirven como trampas importantes para atrapar gérmenes. Los pulmones se protegen bastante bien botando el dióxido de carbono a través de la oxigenación y descargando toxinas en la sangre para eliminarlas por los riñones. *¡Su cuerpo es un milagro!*

Desafortunadamente, la mayoría de las personas civilizadas viven hoy día en condiciones muy poco naturales. En casi todo lado hay contaminantes anormales en el aire que respiramos, especialmente en las áreas urbanas. Nuestros pulmones a menudo se sobrecargan de más contaminantes de los que pueden manejar. Estos son pasados al torrente sanguíneo y a otras partes del cuerpo. Los pulmones de los habitantes de ciudades modernas se vuelven de color marrón del smog del tránsito, polvo, etc. Inclusive en la mayoría de las áreas agrícolas, los pulmones deben luchar contra el polen, polvo excesivo, pesticidas venenosos, fertilizantes y otros químicos tóxicos. (Los purificadores de aire y la vitamina C ayudan.)

89

DATO MORTAL IMPACTANTE: *Actualmente, como 9,000 californianos mueren anualmente de enfermedades causadas o agravadas por la contaminación aérea, más de la mitad en el sur de California. –* "The Los Angeles Times" *Por favor lea el libro Bragg Super Power Breathing – página 289-291.*

El enfisema asfixia a su víctima

Enfisema, una enfermedad asesina por fumar, está surgiendo. Los reportes médicos recientes muestran que tanto como la mitad de todos los hombres norteamericanos están sufriendo de algún grado de enfisema. En esta enfermedad, los alquitranes, nicotina y otros venenos destructivos del tabaco se alojan en los pequeños saquitos de aire de los pulmones, causando que las paredes de los saquitos se vuelvan muy delgadas o que se rompan totalmente. Pronto, la sangre no podrá intercambiar el venenoso dióxido de carbono por oxígeno dador de vida. Esta víctima autodestructiva muere de privación de oxígeno – siendo lentamente asfixiada hasta la muerte desde dentro.

El enfisema no es un asesino rápido. Se acerca despacio, primero con una leve tos – especialmente al levantase. ¡Luego ataca al fumador día y noche! Lentamente, los saquitos de aire son casi completamente destruidos. La víctima no se muere repentinamente, sino que se queda deteriorándose continuamente. Se ven forzados a permanecer cerca de un tanque de oxígeno porque la enfermedad está cerrando su fuente de oxígeno. Cuando los pulmones no pueden funcionar más inclusive con oxígeno puro, la víctima muere.

¡Nuestra respiración es nuestra vida! Podemos vivir días sin agua y semanas sin comida, pero solo minutos sin aire. ¡Es el oxígeno en el aire que respiramos la fuerza purificadora más grande de la Madre Naturaleza! Para meter este oxígeno en los pulmones y torrente sanguíneo, ¡debemos respirarlo profundamente para que entre!

¡Fumar el tabaco asesino va contra toda Ley Natural! Cuando usted quebranta una Ley de la Madre Naturaleza, ¡pronto lo quebrantará a usted! *El corazón necesita una gran cantidad de oxígeno para trabajar.* ¡Cualquier enfermedad que disminuya el oxígeno va a destruir la salud de su corazón, pulmones y cuerpo entero!

Fumar le roba la vitamina C a su cuerpo

La vitamina C es uno de los elementos más esenciales de la Madre Naturaleza para una buena salud. Además de sus otras funciones vitales – tales como la prevención del escorbuto, la vitamina C también es activa en la prevención de la hemorragia por los capilares, esos diminutos vasos sanguíneos que alimentan directamente las células del cuerpo. (Tomamos de 1.000 a 3.000 mgs de vitamina C mezclada diariamente, además de extracto de semilla de uva.)

El tabaco neutraliza la vitamina C en su cuerpo, robándole de su vital protección. El Dr. W. J. McCormick – especialista en vitamina C de Canadá – encontró en pruebas de laboratorio y clínicas que el *fumar un solo cigarrillo le roba al cuerpo la cantidad de vitamina C contenida en una naranja mediana.*

¡Un fumador de un paquete al día tendría que comerse 20 naranjas para que suficiente vitamina C se acumulara en el cuerpo! El tabaco no es el único ladrón de vitamina C; el aire contaminado y las comidas con conservantes también lo son.

Cuando los capilares en las paredes arteriales sufren hemorragia, hay un bloqueo adicional al flujo sanguíneo. Cuando esto ocurre en el corazón o cerebro, se puede formar un coágulo serio. En las piernas y pies, puede ocurrir un serio colapso de los capilares. A veces esto lleva a gangrena, lo cual requiere una amputación y a veces ocasiona venas varicosas. ¡Así que puede ver lo esencial que es la vitamina C al funcionamiento saludable de su corazón, torrente sanguíneo y totalidad del cuerpo!

El tabaco – mortal enemigo del corazón y la salud

Ya sean cigarrillos, puros o pipas, ¡el tabaco es uno de los peores enemigos del corazón! He aquí lo que el Dr. Lester M. Morrison, afamado especialista del corazón en California y pionero de la dieta baja en colesterol para el tratamiento y prevención de la enfermedad cardiaca, dijo del tabaco:

¡El tabaco es un veneno! La nicotina, el ingrediente principal del tabaco, es un veneno que afecta el cerebro, corazón y otros órganos vitales. La planta del tabaco está directamente relacionada con la familia de plantas de la belladona. Aparte del principal veneno, la nicotina, hay otros venenos bien conocidos en el tabaco: arsénico y sustancias de alquitrán mineral y el dióxido de carbono cuando se quema el tabaco. Ver datos sobre el fumado en página 94.

El Dr. Morrison también dijo, *"La nicotina es la sustancia más nociva que afecta los vasos sanguíneos en el hombre. La nicotina es una droga poderosa que constriñe las arterias, estrechando aún más las vitales vías de paso de la sangre, ya de por sí taponadas por otros residuos tóxicos. El fumador de tabaco le hace doble daño a su corazón – primero al llenar el torrente sanguíneo con los venenos fuertes del tabaco y, segundo, estrechando las arterias y otros vasos sanguíneos, evitando que la sangre dadora de vida fluya libremente."*

Sus pulmones son preciosos y necesarios cada minuto de su vida. ¡Es importante mantenerlos limpios y lejos de todo el humo! – Patricia Bragg, ND, PhD.

Casi un 20% de todas las muertes por enfermedad cardiaca en los Estados Unidos están directamente relacionadas con el fumado de cigarrillos. Eso es porque el fumado es la principal causa de enfermedad de las arterias coronarias. – WebMD.com

Fumar afecta el corazón y los vasos sanguíneos

El fumar causa alrededor de 1 muerte en cada 5 en los Estados Unidos cada año. Es la *principal causa de muerte y enfermedad prevenible* en los Estados Unidos hoy día.

El fumar daña casi todos los órganos del cuerpo, incluyendo el corazón, vasos sanguíneos, pulmones, ojos, boca, órganos reproductores, huesos, vejiga y vesícula, y órganos digestivos. Los químicos en el humo del tabaco dañan sus células sanguíneas. También pueden dañar la función de su corazón y la estructura y función de los vasos sanguíneos. Este daño incrementa su riesgo de ateroesclerosis – una enfermedad en la que una sustancia cerosa llamada placa se acumula en las arterias. Esto limita el flujo de sangre rica en oxígeno a sus órganos y otras partes de su cuerpo. La enfermedad cardiaca coronaria se presenta si se acumula placa en las arterias coronarias (las del corazón). Al tiempo, esto puede llevar a dolor de pecho, infarto, falla cardiaca, arritmias e inclusive la muerte.

Fumar es un factor de riesgo altísimo para la enfermedad cardiaca

92

Cuando se combina con otros factores de riesgo, tales como niveles poco saludables de colesterol en sangre, presión arterial alta, y sobrepeso u obesidad, el fumar eleva aún más el riesgo de enfermedad cardiaca. El Fumar es también el principal factor de riesgo en la enfermedad arterial periférica, una condición en la cual la placa se acumula en las arterias que llevan sangre a la cabeza, órganos y miembros. Las personas que tienen enfermedad arterial periférica están en riesgo elevado para enfermedad cardiaca, infarto y accidente vascular.

Fumar en cualquier cantidad de fumado, aun poco u ocasional, ¡daña el corazón y vasos sanguíneos! Para algunas personas, tales como mujeres que usan anticonceptivos y personas que tienen diabetes, el fumado fumar supone un riesgo aún mayor para el corazón y vasos sanguíneos.

¡Los beneficios de dejar de fumar se inician inmediatamente! Entre 5 y 10 años luego de haber dejado de fumar, el riesgo se reduce al mismo que para personas que jamás han fumado. Pero el cortar a pocos cigarrillos al día no hace mucho para reducir el riesgo.

El estudio mostró que quienes fumaban más cigarrillos al día roncan al dormir y tienen un riesgo 1,7 veces mayor de enfermedad cardiaca que quienes no roncan y un riesgo 2.08 veces mayor de accidente vascular y enfermedad cardiaca combinados. – Finnish Medical Study

---

Fumar cigarrillos está tan diseminado y es tan significativo como factor de riesgo que el Jefe del Servicio Federal de Sanidad de los Estados Unidos ha llamado al fumar "la principal causa de enfermedad y muerte prevenible de los Estados Unidos." – heart.org

El humo de segunda mano también puede dañar el corazón

El humo de segunda mano es el humo que sale del extremo encendido del cigarrillo, puro o pipa. El humo de segunda mano también se refiere a humo que es exhalado por una persona que fuma. El humo de segunda mano contiene muchos de los mismos químicos dañinos que las personas inhalan cuando fuman. El humo de segunda mano puede dañar el corazón y los vasos sanguíneos de las personas que no fuman de la misma manera en que el fumador activo daña a las personas que sí fuman. El inhalar el humo de segunda mano de otros aumenta grandemente el riesgo de infarto, accidente vascular y muerte.

¿Qué hay del humo de puro y de pipa?

Los investigadores hoy día, saben todavía menos, de cómo afectan al corazón y vasos sanguíneos el humo del puro y la pipa de lo que saben sobre el humo del cigarrillo. Sin embargo, el humo de los puros y pipas contienen los mismos químicos dañinos que el humo de los cigarrillos. Además, los estudios muestran que las personas que fuman puro tienen un riesgo aumentado para enfermedad cardiaca.

93

Todos los fumadores – ¡paren de fumar hoy mismo!

Muchos fumadores son tan adictos a este hábito, tan poco saludable y sucio, que se vuelven bebés , diciendo, *"Es imposible para mí romper el hábito del fumar."* Todo lo que diremos es, ¡Basura! *¿Quién controla su cuerpo – el tabaco o usted?* ¡La carne es tonta! No tiene inteligencia. ¡Su mente (su milagrosa computadora) debe controlar el cuerpo! ¡La mente siempre puede forzar al cuerpo a obedecer sus órdenes!

¡DEJE DE FUMAR! ¡Todos los fumadores deben parar este hábito vicioso y mortal que destruye la salud, juventud, energía y vida!
Ver sitio web: cdc.gov/tobacco

El humo del cigarrillo, puro y la marihuana no solo afecta a los fumadores. Cuando usted fuma, las personas alrededor suyo también están bajo riesgo de desarrollar problemas de salud, especialmente los niños. El humo de segunda mano afecta a las personas que están frecuentemente alrededor de los fumadores. Puede causar condiciones respiratorias crónicas, asma, cáncer y enfermedad cardiaca. Se estima que más de 70.000 no fumadores mueren de enfermedad cardiaca cada año como resultado de la exposición al humo de segunda mano de otros. – WebMD.com

No importa cuánto o por cuánto tiempo ha estado fumando – deténgase ahora y en un año su riesgo de enfermedad cardiaca habrá sido reducido en un 70%.
– Dr. Daniel Levy, Director del Estudio del Corazón Framingham

Datos mortales sobre el fumar – ¡razones para parar!

✝ El uso del tabaco y el humo de segunda mano eventualmente matarán a un poco más de $1/5$ de todas las personas que ahora viven en el mundo desarrollado – más de 250 millones (*el humo de la marihuana también es mortal*).

✝ De los 50 millones de norteamericanos que fuman, de $1/3$ a $1/2$ morirán de una enfermedad relacionada con el humo (cáncer, corazón, etc.), y reducirán su expectativa de vida por 9 años o más.

✝ Los cánceres, así como las cataratas, están ligadas al fumado.

✝ Los niños y adolescentes constituyen un 90% de los nuevos fumadores en los Estados Unidos – y el fumado entre adolescentes está subiendo.

✝ El fumar actúa tanto como estimulante como depresor – dependiendo del estado emocional del fumador.

✝ El fumador promedio de paquete-por-día se da unos 70.000 golpes de humo venenoso de nicotina al año.

✝ "El humo de segunda mano" puede matar a los no fumadores: acelera la frecuencia cardiaca, eleva la presión arterial y duplica el tóxico monóxido de carbono en su sangre.

✝ El humo de segunda mano peligroso contiene más nicotina y cadmio (lleva a la hipertensión, bronquitis, enfisema y asma) que el humo regular.

✝ Los hijos de fumadores tienden a tener menor peso corporal, pulmones más pequeños, asma y más problemas de salud.

✝ Las enfermedades del pulmón tales como el asma son dos veces más comunes en los niños de los fumadores. ¡Qué vergüenza para esos padres!

✝ La tasa de mortalidad de los EE.UU. por cáncer de mama va del 25% al 75% más alto para las mujeres que fuman.

✝ Las fumadoras pueden enfrentar un mayor riesgo de cáncer del pulmón – tanto como el doble del riesgo que tienen los fumadores masculinos, de acuerdo con un estudio hecho por el Dr. Harvey Risch en la Universidad de Yale.

✝ Su cuerpo contiene casi 100.000 millas de vasos sanguíneos. El fumar constriñe esos vasos, privando a su cuerpo del fresco y enriquecido oxígeno que necesita para vivir.

94

¡FUMADORES, POR FAVOR DEJEN DE FUMAR! En tan solo 12 horas de no fumar, los niveles en sangre de nicotina y monóxido de carbono caen; el corazón y pulmones empiezan a sanar. Los fumadores deberán detener a este vicioso y mortal destructor de vida, salud, energía y belleza. *Prohibamos el fumar alrededor del mundo.*

Deje de fumar – ¡vea la gran diferencia al hacerlo!

• **20 MINUTOS LUEGO DE DEJAR DE FUMAR:** Su presión arterial y frecuencia de pulso empiezan a bajar a normal. La temperatura de las manos y pies aumenta hasta llegar a normal.

• **8 HORAS LUEGO DE DEJAR:** El nivel de monóxido de carbono en nuestra sangre baja a normal. El nivel de oxígeno dador de vida en su sangre aumenta a normal.

• **24 HORAS LUEGO DE DEJAR:** Sustancialmente reduce sus probabilidades de tener un infarto o accidente vascular.

• **48 HORAS LUEGO DE DEJAR:** Sus terminaciones nerviosas empiezan a crecer de nuevo y su habilidad de degustar y oler se realza.

• **2 SEMANAS A 3 MESES LUEGO DE DEJAR:** Su circulación mejora. Las caminatas rápidas y el ejercicio se vuelven más fáciles. La función pulmonar aumenta tanto como un 30 por ciento.

• **1 A 9 MESES LUEGO DE DEJAR:** Se reducen la tos, congestión de senos nasales, fatiga, y falta de aire. Sus pulmones y cuerpo se vuelven más limpios y más resistentes a la infección.

• **1 AÑO LUEGO DE DEJAR:** El exceso de riesgo para una enfermedad coronaria se reduce en un increíble 50% que el de un fumador.

• **2 A 3 AÑOS LUEGO DE DEJAR:** El riesgo de enfermedad coronaria y accidente vascular se reducen comparados con los de las personas que nunca han fumado. También hay menos chance de osteoporosis.

• **5 AÑOS LUEGO DE DEJAR:** La tasa de mortalidad por cáncer pulmonar para el antiguo fumador de un paquete diario se reduce a menos de la mitad. Los riesgos de cáncer de boca y garganta son la mitad que los de los fumadores que no han dejado.

• **10 A 15 AÑOS LUEGO DE DEJAR:** La tasa de mortalidad por cáncer de pulmón es casi igual a la de los no fumadores. Las células pre-cancerígenas son reemplazadas. Los riesgos de cáncer de boca, garganta, esófago, vejiga, riñón y páncreas se reducen.
– *Prevention Magazine • Prevention.com*

95

¡EL FUMADO TIENE MUCHAS MANERAS DE MATARLO!

El cuerpo no tiene defensas contra el monóxido de carbono producido por el fumado. Los alquitranes minerales en el tabaco son los principales venenos responsables del cáncer de los pulmones, boca y áreas relacionadas del cuerpo. Nos asusta pensar qué pasará en unos 25 años más por el uso excesivo del tabaco. Estamos convencidos que todo fumador (de puro y de marihuana también) desarrollará cáncer de pulmones, garganta o alguna otra forma de cáncer, si la enfermedad cardiaca no los mata antes.

Si usted fuma y ya tiene enfermedad cardiaca, el dejarlo reducirá su riesgo de morir de enfermedad cardiaca. Al tiempo, el dejar de fumar reducirá su riesgo de ateroesclerosis y coágulos de sangre. **HECHO: de acuerdo con la CDC, el cáncer de pulmón es el responsable del 28% de las muertes relacionadas con el fumado mientras que el 43% son atribuibles a la enfermedad cardiovascular – ¡principalmente enfermedad cardiaca y accidentes vasculares!**

Un deseo profundo tiene gran poder e influencia

En nuestras Cruzadas de Salud Bragg alrededor del mundo, hemos tenido *estudiantes de salud en nuestras clases que han fumado hasta por 60 años – y dejaron sin ir disminuyendo poco a poco.* Simplemente decidieron dejar de fumar de repente – y lo hicieron. Dejaron de fumar sin necesidad de parches de nicotina, goma de mascar de nicotina, etc., ¡puesto que estas cosas son también peligrosas!

Por supuesto que las almas valientes que están dejando de fumar sufren, por unos pocos días, mientras sus nervios piden la dosis de nicotina del mortal tabaco a gritos. Sin embargo, encuentran la fortaleza intestinal y propósito para aceptar el castigo breve de sus molestias de abstinencia. ¡Están luchando contra un monstruo que los controlaba! ¡Pueden ganar y ganarán su batalla!

Para ser eficaz al cambiar un mal hábito en uno bueno, el pensamiento racional debe acompañarse de un profundo sentimiento y deseo. Si usted desea un Corazón Saludable fervientemente, ¡puede vencer y vencerá el hábito del tabaco!!!

Imagínese como desearía ser. Crea por el momento que dicha imagen es posible. Al formar buenos hábitos y destruir los malos, tenemos que lidiar con *hábitos de pensamiento. A cómo piensa el hombre en su corazón, así es él.* Piense, *¡No hay que fumar!* Dígase una y otra vez que el fumado es un hábito mortal, ¡que está lentamente matándolo y que es su enemigo! Dígase una y otra vez, *¡El tabaco en cualquier forma es un asesino y he terminado con este veneno vicioso por siempre!* ¡Repita, *No fumaré* una y otra y otra vez! ¡Pronto se volverá el amo de su cuerpo en vez de ser esclavo del hábito del tabaco (y de la marihuana)!

96

¡Depende de usted ser más feliz y saludable!

"Las acciones hablan más que las palabras" y pueden elevar su humor si se siente deprimido. Salga a caminar y respire lenta y profundamente – le ayuda a clasificar y resolver problemas. Pase tiempo con niños – simplifica la vida y pone todo en perspectiva. Encuentre revistas cómicas o algo gracioso para leer y reír. Fuércese físicamente a sonreír y reír; abre los vasos sanguíneos en la nuca y levantan su ánimo físicamente. Escoja ser feliz a pesar de las circunstancias. Nadie lo "hace" feliz – es una actitud que usted crea desde dentro." – *Paul C. Bragg*

Capítulo 12

Doctor Ejercicio

Mente sobre músculo

El dicho, *"Lo que no se usa se pierde"*, ciertamente aplica a los 640 músculos del cuerpo humano. Cuando usted no se ejercita regularmente, sus músculos pierden su tono firme y ágil. En el transcurso del tiempo, pueden volverse suaves y blandos.

Si tiene sobrepeso, hágase la mente de que quiere bajar a su peso normal. Esto es más difícil de lo que parece porque la mente tiene un modo de hacer excusas para el sobrepeso. Por ejemplo, puede decirse a usted mismo, *Es normal para mí ser gordo. Soy del tipo grueso, o, como tan poquito pero permanezco gordo.* Lo último puede ser verdad – ¡recuerde que es lo que come y no cuánto come! ¡Y nunca es normal ser obeso y sobrecargarse de combustible indebidamente!

¡Su mente debe controlar su cuerpo! La carne es tonta y la carne es débil. La carne a menudo demanda alimentos grasos, almidonados, azucarados. O su mente gobierna al cuerpo o el cuerpo gobierna la mente. ¡Sea positivo! ¡Dígale a su cuerpo que su mente va a ser su capitán de la salud y guiarlo sabiamente! 97

Ejercítese diariamente para tener un corazón poderoso

¡Recuerde que es un caballo delgado el que termina y disfruta la larga carrera! Si quiere una vida larga y saludable, mantenga su cuerpo delgado y en condición física. Una vez que haya adelgazado a su peso normal a través de una dieta adecuada y ejercicio diario, ¡habrá una gran diferencia en el modo en que se siente! Estará burbujeando de vitalidad y energía. ¡No tendrá miedo de los retos que le lanza la vida y estará libre de problemas cardiacos y otras enfermedades!

La pereza es un hábito vicioso. Quedarse mucho tiempo sentado puede arruinar su salud y es un mal hábito. Necesita dedicar de 1 a 2 horas diarias a alguna variedad de ejercicio, jardinería, etc. La más simple y mejor forma de ejercicio para un corazón fuerte es una caminata rápida, preferiblemente subiendo y bajando colinas o inclusive subiendo y bajando gradas.

El ejercicio regular es una parte crítica de mantenerse saludable. Hay 1,440 minutos en un día. ¡Organícelos de manera que tenga 30 de ellos para una actividad física! – nlm.nih.gov/hinfo.html

El ejercicio aeróbico regular reduce el riesgo de infarto por 35-55%! – Dr. Neal Pinckney

Disfrute el ejercicio – ¡es saludable y divertido!

Hay gran actividad de excursionismo donde teníamos nuestro hogar en Hollywood, California, donde el Monte Hollywood se eleva unos 2,000 pies en el famoso Parque Griffith. Disfrutábamos de excursiones a pie temprano por las mañanas subiendo la montaña para darle la bienvenida a sol que salía, y luego corríamos hacia abajo. Además, en Santa Bárbara, siempre disfrutábamos de nadar en el océano y hacer excursión a las colinas circundantes.

Amamos caminar, trotar y escalar montañas. Sacamos el tiempo para caminar o trotar diariamente, o nadamos, jugamos tenis o montamos bicicleta. Nos ejercitamos 3 veces por semana con un programa de entrenamiento de peso progresivo, el cual ayuda a mantener nuestros huesos y músculos más saludables y más fuertes. Ver páginas 117 a 118.

El ejercicio es el único factor individual disponible para que eliminemos cualquier bloqueo y destaponar las arterias y vasos sanguíneos, y para incrementar el flujo vital de sangre enriquecida con oxígeno a través del corazón y cuerpo. Estudios recientes muestran que el ejercicio puede reducir el riesgo de desarrollar una diabetes desarrollada en el adulto, así como cáncer de seno. La famosa *Harvard School of Public Health Researchers* (*health.harvard.edu*) estudió a un grupo de 70.000 mujeres. Resultados: el 6% bajaron su riesgo de diabetes con ejercicio diario vigoroso y caminatas rápidas.

El músculo cardiaco – florece con el ejercicio

¡Su corazón es un músculo y necesita y florece con mucho ejercicio! Retar al corazón a través de ejercicios aeróbicos tales como caminatas rápidas, correr, bicicleta o nadar le ayuda a latir más eficientemente. El ejercicio en realidad expande los vasos sanguíneos alrededor del corazón, lo que puede ser un salvavidas si un coágulo sanguíneo se adhiere a una de sus arterias coronarias.

De acuerdo con la Dra. Pamela Peeke, autora de *Fit to Live*, "Un corazón fuera de condición puede ser peligroso. La grasa se infiltra en el músculo cardiaco y puede interferir con los impulsos eléctricos. Esto puede causar arritmia, e inclusive la muerte repentina." La Asociación Americana del Corazón (web: *heart.org*) declara que el ejercicio es especialmente importante para quienes tienen una enfermedad cardiaca. Recomiendan que primero se haga una prueba de estrés; usar un monitor de frecuencia cardiaca mientras se ejercita es de gran ayuda. Ver sitio web: *aarpMagazine.org*.

La meta del ejercicio y la pérdida de peso debe ser reducir cualquier depósito de grasa abdominal que le puedan ayudar a bajar el potencial para desarrollar una enfermedad cardiovascular – ver páginas 69-70.

Desarrolle fuerza desde adentro

Recuerde que desde el día en que nació hasta el día en que muera, sus 640 músculos juegan un rol importante en todo lo que usted haga. Piénselo – *¡más de la mitad de su cuerpo es puro músculo activo y operante!* ¡No son los músculos que usted ve los que cuentan tanto como los que no ve! A lo largo del tracto gastrointestinal de 30 pies de largo, hay músculos que fuerzan la comida para que pase por este tubo. El trabajo de llevar cantidades adecuadas de aire a sus poderosos pulmones también requiere de otros músculos fuertes.

Y sobre todo, el *músculo más grandioso* en todo su cuerpo es *su corazón, su bomba número uno.* Es el corazón quien bombea la sangre a los 640 músculos de su cuerpo. ¡Y mientras más pongamos a trabajar estos 640 músculos, mejora nuestro corazón, circulación, condición física y la totalidad de nuestro estado de salud! Usted tiene cuatro más bombas extra que también pueden ayudar en este proceso milagroso – ¡son sus dos brazos y sus dos piernas – úselas y ejercítelas!

La caminata rápida es el rey de los ejercicios

¡La caminata rápida es la mejor forma de ejercicio aeróbico! ¿Por qué? – pone a la mayoría del cuerpo en acción lo cual ayuda a abrir los vasos sanguíneos taponados y le fortalece su resistencia. Su corazón crece en fortaleza y eficiencia, ¡capaz de funcionar con menos esfuerzo! Además, muchos problemas y trastornos emocionales se resuelven en las caminatas. A medida que camina, agárrese la espalda baja (*luego presione los nudillos en sesiones de 3 minutos en los dolores de espalda*). La totalidad del marco de su cuerpo responde a cada uno de los pasos. Sienta cómo los músculos principales funcionan rítmicamente. Ningún otro ejercicio le da la misma armonía de coordinar tendones y la misma perfecta circulación de sangre. ¡Las caminata rápida es ideal para usted, su salud y su corazón! (También disfrutamos de nadar en el océano.)

¡Tome una corta caminata luego de una comida! Una caminadita de 15 minutos luego de comer mantiene los niveles de azúcar en sangre bajos y estables durante las siguientes tres horas. El movimiento alienta a los músculos a usar más azúcar de su torrente sanguíneo.

Usted tiene que comer saludablemente y ejercitarse para tratar bien a sus arterias y corazón. ¡Si no reta a su cuerpo trabajándolo con ejercicio, caminatas rápidas, etc., su músculo cardiaco y sistema cardiovascular completo no trabajaran en su punto!

99

Camine de 2 a 3 millas diariamente ¡hace milagros! Póngase en condición – póngase firme – pierda grasa – pierda estrés

Debería tratar de caminar de 2 a 3 millas diariamente, y a veces tratar de duplicarlo. No hay excusas. *Haga de la caminata diaria una parte permanente de su Programa de Acondicionamiento para Corazón Saludable Bragg* – todo el año y en todos los climas. Conrad Hilton caminaba bajo el sol y la lluvia (sí, se mojaba) y lo amaba (página 215). Indistintamente de qué otros ejercicios hace, ¡su caminata diaria es un *deber*! Claro que puede hacerla en forma de golf, si le gusta este deporte social. ¡Pero es mejor no andar alrededor de la pista de golf en un carrito eléctrico! Esto hace que sea una farsa. Caminar es lo que su corazón necesita. Estamos prácticamente de acuerdo con Mark Twain, quien dijo, *El golf es una buena manera de echar a perder una buena caminata.* Pero, si es necesario el juego para hacerle caminar, hágalo. El resultado es casi el mismo – músculos saludables que funcionan y circulación sanguínea acelerada, ¡además de una sensación de armonía y felicidad!

Aunque el aire libre es preferible – donde pueda conseguir la mayor cantidad de aire fresco – caminar bajo techo es mejor que no hacerlo del todo. En el invierno, puede probar caminar en pasillos, porches o centros comerciales. Cuando andamos en las Cruzadas de Salud Bragg alrededor del mundo, disfrutamos de caminatas rápidas en la noche por corredores y subiendo y bajando las gradas de nuestro hotel. Si hay una terraza de techo disponible, preferimos este espacio de aire libre.

100

Consejo experto sobre cómo ejercitarse

A menudo se preguntará, "¿Por qué no se está acercando a su peso ideal?" Usted está tratando de ejercitarse y acondicionarse, pero la báscula de su baño no está mostrando ningún resultado – su peso parece el mismo de cuando inició. He aquí unos consejos de los expertos sobre ejercicios:

● Un programa semanal de ejercicios efectivo para que su corazón se ponga en forma deberá incluir un programa riguroso que le haga sudar; dos programas moderados de ejercicios y una sesión fácil. Por ejemplo: tomar una clase de aeróbicos o una carrera luego de una clase más relajante de yoga o estiramiento.

● Tomar diariamente 8 vasos de agua destilada y Bebidas de VSM Bragg (página 296). Esto tiene un gran efecto sobre el ejercicio. Las personas que hacen ejercicio deshidratadas se ejercitaron 25% menos que quienes se tomaban estas bebidas y agua antes, durante y luego del ejercicio.

• En las fases iniciales del entrenamiento para ejercicios, puede ser que le dé un bajón de azúcar en sangre posterior al ejercicio, que cause antojo de carbohidratos simples como dulces. Sin embargo, los antojos deberán desaparecer a las pocas semanas de su entrenamiento de ejercicio. Tenga frutas frescas y deliciosas a la mano, tales como manzanas, naranjas, peras y bananos orgánicos en vez de decidirse por una barra de chocolate poco saludable o una bebida gaseosa llena de azúcar. En vez de ello, disfrute de Bebidas de Vinagre Orgánico Saludables Bragg (ver páginas 296-297).

Disfrutar su caminata diaria es importante

Su caminata no debería hacerse conscientemente, sin rutinas de poner el talón primero y luego los dedos, y sin límite de tiempo. Que sea el ejercicio más funcional y disfrutable de todos. Camine naturalmente – con la espina dorsal estirada, su cabeza en alto, pecho afuera, estómago dentro. Mueva las caderas, brazos y cuerpo y acciónelos. Camine como si las piernas iniciaran a la mitad del torso. ¡Inhale profundamente! Sentirá una felicidad física y se manejará orgullosamente con el cuerpo erguido y los brazos balanceándose fácilmente desde los hombros. Muévase a su propio paso, con un espíritu libre y un corazón liviano. Si desea, escuche discursos motivacionales o música. A medida que camina, su cuerpo cesa de importar, y usted se convierte en lo más cercano a un poeta o filósofo natural de lo que jamás será.

¡Camine para dejar atrás sus preocupaciones! A medida que la sangre camina por sus arterias y venas, limpiando y nutriendo su cuerpo, usted se llena de una sensación de bienestar que aclara su mente de problemas y la nutre con pensamientos positivos saludables. *Mi padre y yo, cuando caminábamos o andábamos de excursión, disfrutábamos de decirnos a nosotros mismos y a veces en voz alta con cada paso – ¡Salud! ¡Fuerza! ¡Juventud! ¡Vitalidad! ¡Amor! ¡Por la Eternidad!*

También es beneficioso tomar un tour de excursionismo una vez al año. Seleccione áreas interesantes que usted, su familia y amigos quisieran ver, y salga de excursión unas 15 millas al día. Ampliará su conocimiento de nuestro bello planeta y de la Madre Naturaleza, así como ayudar a robustecer y convertir su corazón en uno más poderoso, sano, y duradero. Los sitios web abajo le ayudarán a hacer su selección de caminatas.

Websites to inspire you into healthy walking, jogging & hiking

- www.walking.about.com
- www.apma.org/sports/walking
- www.mayoclinic.com/health/walking
- www.TheWalkingSite.com
- www.aarp.org/walking
- www.SierraClub.com

Caminar – correr – acondicionadores perfectos

Amamos trotar y caminar – ¡porque una *carrera al día ayuda a alejar a los infartos!* También nos gusta trotar de forma ligera, a como lo practican los atletas en los entrenamientos. Haga esto con un paso fácilmente sostenible, la cabeza erguida, hombros atrás, brazos que se balancean naturalmente. Todos los atletas y entrenadores del mundo consideran trotar y correr los mejores acondicionadores.

Disfrute ejercitarse y trotar para una vida más larga

En nuestras Cruzadas de Salud Bragg mundiales, la primera pregunta que le hacemos al gerente del hotel es, *¿Dónde está el parque más cercano donde podemos ejercitarnos diariamente?* Y ahí nos vamos en algún momento del día. Preferimos irnos temprano en la mañana o tarde en la tarde. Cada persona, sin embargo, debe escoger la mejor hora para ella y la que esté disponible también.

Estamos tan felices de encontrar que hoy día y alrededor del mundo, el correr y trotar se han convertido en un método aceptado en la búsqueda del Acondicionamiento Cardiaco por personas de todas las edades. Muchas ciudades tienen clubes de excursionismo y trotado, a los que se puede unir cualquier persona. Hemos tenido el placer de correr con personas dondequiera que vayamos: incluyendo Europa, Inglaterra, Australia, Nueva Zelanda, Asia y a través del mundo y de los Estados Unidos.

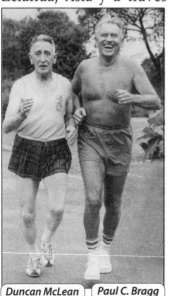

Duncan McLean | Paul C. Bragg

Es universalmente aceptado, que el ejercicio es importante para la promoción de la salud física, mental y emocional. Una carrera, trotadita o caminata rápida diaria – cuando se adapte a su condición y edad física y mental – mejorará grandemente la resistencia, producirá una sensación de bienestar y ayudará a mantener la condición del cuerpo total (además, cada paso le da un masaje a sus trillones de células, así como hacer ejercicios en trampolín lo hace también). El ejercicio le ayuda a incrementar la resistencia a la enfermedad y trastornos, ¡y ayuda a que el corazón sea más saludable, acondicionado, fuerte y que dure más!

Paul Bragg con su amigo Duncan McLean, el campeón de sprint más viejo de Inglaterra, (un joven de 83 años) en una carrera de entrenamiento en el bellísimo Parque Regent de Londres.

Antes de iniciar su programa de ejercicios, es sabio consultar a su médico. Además, asegúrese de escoger una superficie suave para correr o trotar, tal como césped o arena. Trotar en superficies duras tales como concreto y asfalto, puede acumular daños a rodillas, caderas, tobillos y órganos.

El ejercicio es el mejor acondicionamiento físico

Un programa diario de caminar, correr o trotar es un acondicionamiento rápido, seguro y barato. Sea fiel a su rutina de ejercicios para un acondicionamiento cardiaco real. Las mujeres se sentirán especialmente agradadas cuando vean cómo vuelan y desaparecen las pulgadas de su cintura y caderas – ¡mientras mejora su salud! Hombres y mujeres, ¡ambos recuerden, que su cintura es su línea de vida y también su línea de fecha! (ver páginas 69-70). ¡Una persona con una figura delgada y en forma siempre se ve más joven y atractiva!

Si usted es un poco *blandengue* y siente que no puede salir al aire libre para correr o trotar en días fríos y lluviosos – trotar de forma estacionaria con música o con su show favorito en televisión funcionará también. Quédese en un solo lugar y levante un pie a la vez, al menos 6-8 pulgadas del suelo – es mejor iniciar fácilmente y gradualmente llegar a periodos más rápidos y largos. Disfrute el ejercicio donde tenga a mano más aire fresco – en el patio, porche del frente, o dentro o fuera de las áreas de descanso en el trabajo.

103

La vida milagrosa del eternamente joven Jack LaLanne

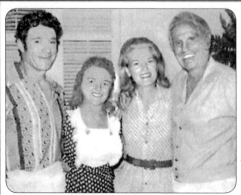

Jack LaLanne | Patricia Bragg | Elaine LaLanne | Paul C. Bragg

Jack dice que habría muerto a sus 16 años de no haber asistido a la Cruzada de Salud Bragg. Jack dice, *"Bragg salvó mi vida a la edad de 15 años, cuando asistí a la Cruzada de Salud y Acondicionamiento Bragg en Oakland, California."*

Desde ese día, ¡Jack continuó viviendo el Estilo de Vida Bragg, inspirando a millones a obtener salud, acondicionamiento, y una vida larga, feliz y llena! Visite el sitio web de Jack LaLanne: *www.JackLaLanne.com*

Estudio muestra que estar en condición física le ahorra dinero

En el 2005, el norteamericano promedio gastaba $6,683 dólares al año en cuidados de la salud. Para el 2015, el costo subirá a más de $12,320. El Centro para el Control de Enfermedades (CDC) reporta (en el 2000) que la obesidad le cuesta a los Estados Unidos un estimado de $117 mil millones de dólares. Se estima que los costos médicos directos relacionados con la inactividad física son aproximadamente de $76 mil millones. Un estudio hecho por el Dr. Ted Mitchell de la Clínica Cooper en Dallas, Texas (*CooperAerobics.com*) monitoreó a 6,679 hombres. Los resultados mostraron que quienes se ejercitaron más, necesitaron menos visitas al médico. El estar en buena condición física puede cortar los gastos médicos anuales en un 25 a 60%. Este estudio también encontró que todo lo que usted necesita para mantenerse en buena condición es ejercitarse tan solo 20-30 minutos al día o 5 días a la semana. ¡Las personas que están en buena condición física viven más y disfrutan de una mejor calidad de vida!

Ejercicios en el cielo – llegará a su destino más saludablemente

Nosotros trotamos mientras estamos a miles de pies de altura en el aire, surcando los cielos en un avión. Simplemente nos vamos a la parte trasera del avión y trotamos y nos estiramos. Nunca llegamos tiesos ni cansados. Aprenda a aprovechar cada momento libre para trotar de forma estacionaria durante el día, ya sea que es un oficinista, CEO o ama de casa. Todos debemos tener ejercicio diario para corazones y cuerpos buenos y saludables.

Buenos zapatos y medias promueven pies felices

Zapatos confortables para caminar, con suelas de hule flexibles bajo los talones son importantes. Inserte suelas internas de espuma, del Dr. Scholl (web: *DrScholls.com*) – nuestro amigo y seguidor dijo que el Libro de los Pies Bragg es el *"¡Mejor programa para pies de todos!"* ¡Proteja sus preciados pies con buen zapato práctico con buen acolchado! De lo contrario, ¡el golpeteo continuo del caminado, trotado y ejercitado usando zapato que no le queda bien o zapatos de suelas delgadas puede eventualmente causarle molestias en sus pies y desánimo! El zapato no deberá ser muy flojo ni muy apretado. Los pies a menudo se hinchan del estímulo extra y la circulación ocasionados por correr, y cuando los zapatos

---

¡Solo 20% de los norteamericanos practican alguna forma de ejercicio regular! ¡Esto está causando una salud muy pobre y más enfermedad cardiovascular! El ejercicio regular es importante para su Programa de Corazón Saludable Bragg. Por favor, inicie el programa de ejercicio hoy mismo.

están demasiado apretados, ¡puede llenarse de dolorosas ampollas! Sus medias deberán quedarle bien. Asegúrese de que no tengan huecos ni reparaciones que puedan causar fricción ni ampollas. Asegúrese de que las medias no sean el tipo que se apelota dentro de los zapatos. Para deportes a menudo usamos 2 pares de medias – primero un par delgado de algodón, y luego unos más pesados de lana – exactamente como lo hacen muchos campeones de tenis.

Trate de *trotar sobre césped, arena o superficies suaves.* El césped es más suave para piernas y pies, especialmente si usted es una persona grande. ¡Sus piernas le llevan por su vida y se merecen toda consideración que pueda darles! Además de ropa, zapato y un buen espacio para ejercitarse, ¡necesitará la voluntad y un propósito dedicado para mantenerse ahí! Al iniciarse, puede ser que se sienta desanimado por algún dolor o molestia que no esté acostumbrado. Recuerde, este dolor es a menudo un signo saludable de que se están gestando importantes mejoras de acondicionamiento en su cuerpo. Piense de cualquier molestia temporal de esta manera e inclusive se sentirá orgulloso en sentirse adolorido por unos cuantos días. Tome un baño caliente de vinagre de sidra de manzana (agregue $1/2$ taza de vinagre de sidra de manzana). La regla de ejercicio a seguir es: *entrene, ¡pero no se sobrepase!*

Alterne trotar y caminar
"Un paso inicia un viaje de diez mil millas."

105

. . . . ¡es un sabio proverbio chino para iniciar su nuevo y emocionante viaje hacia un Acondicionamiento de Corazón Saludable con una actitud ganadora! Una yarda es aproximadamente el paso más largo que puede dar. Ahora haga unas 25 yardas, o 50, 75 o 100 y lentamente incremente la distancian y haga más series. Inicialmente corra cualquiera de estas distancias. Si no se ha estado ejercitando, haga sus carreras diarias de las primeras semanas de 25-50 yardas. Corra o trote la distancia que usted desee como inicio. Luego de la carrera, camine la misma distancia, rápidamente y respire profundamente mientras mantenga su cabeza y hombros arriba y sus brazos balanceándose. La respiración profunda es importante. La razón por la que está haciendo este ejercicio es darle a su corazón más oxígeno. Papá y yo somos fieles a nuestro programa de caminata rápida/correr. ¡Caminar/correr todos los días ayuda a que su corazón se haga más fuerte!

Usted puede reducir dramáticamente su riesgo de morir prematuramente simplemente caminando de forma rápida e involucrándose en otras actividades aeróbicas de forma regular. Ayudará a bajar la presión arterial y colesterol de la sangre, controlar su peso, mejorar su calidad de vida y obtener una mejor calidad de sueño.

La caminata carrera diarias hacen milagros

Cuando usted camina y corre diariamente, la presión sostenida sobre el sistema circulatorio agrega elasticidad a los vasos sanguíneos, incrementando su capacidad para un mayor y más fluido flujo sanguíneo. Es notable que este simple ejercicio pueda ser un paso positivo para proteger su corazón y salud. Un gran Especialista del Corazón en Londres nos dijo que cualquier persona que corre de 15 a 30 minutos diarios por un año puede esperar duplicar la capacidad de sus principales arterias. *Esta es la manera de fortalecer un corazón.* ¡La actividad (caminata rápida, trotar, correr, etc.) que ocasiona respiración profunda requiere más energía! El cuerpo produce esta energía quemando alimentos – el agente quemador es el oxígeno. El cuerpo puede almacenar alimento en cada tiempo de comida, usando lo que quiere y guardando el resto para después, ¡pero no puede guardar oxígeno! La mayoría de nosotros produce suficiente energía para llevar a cabo actividades ordinarias diarias. Pero a medida que la actividad física se vuelve más vigorosa, quienes no tienen condición física no pueden mantener el ritmo porque el medio para la entrega de oxígeno es limitado en sus cuerpos. ¡Esto es lo que separa las personas con condición de las personas que no la tienen!

Como en los automóviles, ¡el mantenimiento regular y con sentido común puede mantener funcionando al corazón milagroso en una condición *nueva* inclusive a mucha edad! – Paul Bragg, N.D., Ph.D.

106

Trotar y correr demandan que usted respire más oxígeno y fuerza a su cuerpo a procesarlo y entregarlo. Inclusive si usted ha estado inactivo o enfermo, inicie caminatas simples y ejercicio ligero y pronto tendrá una mejor circulación, salud e incrementará su consumo de oxígeno. Un corazón sano, como un automóvil en buena condición, puede ser manejado largo y rápido sin daño, ¡pero se requieren periodos de descanso y recuperación! A medida que vivimos más tiempo, la necesidad de descanso generalmente aumenta, pero no tanto como la mayoría de las personas imagina. Una siesta de 30 minutos diaria es un recargador ideal luego del almuerzo.

Lo grandioso de la vida es no tanto dónde esté parado sino en cuál dirección se mueve – correcto (positivo) o incorrecto (negativo).

Los conductores de buses de Londres que subieron y bajaron las escaleras de los buses de dos pisos tenían menos muertes por enfermedad cardiaca que quienes se sentaban todo el día manejando el bus.

El ejercicio provee grandes beneficios para la prevención de la enfermedad cardiaca y ayuda a:

1. Tonificar músculos
2. Mejorar la circulación
3. Bajar el colesterol
4. Ahuyentar la depresión
5. Bajar el estrés
6. Estimular los órganos internos
7. Mejorar el sexo
8. Promover el sueño profundo
9. Pensar mejor
10. Promover la respiración profunda

Importancia de los ejercicios abdominales (del núcleo)

Creo que los ejercicios más importantes son aquellos que estimulan todos los músculos del tronco humano desde las caderas hasta las axilas. Estos son los músculos ligados que mantienen todos los órganos vitales en su lugar. Cuando usted desarrolla los músculos de su torso, ¡también está desarrollando sus músculos internos y postura! A medida que su espalda, cintura, pecho y abdomen aumentan su fuerza y elasticidad, sus pulmones, corazón, estómago, riñones, etc. ganarán en salud y eficiencia. ¡Sea leal con ejercicios de núcleo!

El arco ensanchado de sus costillas le dará más campo a sus pulmones. Su diafragma elástico le permitirá a su corazón bombear poderosamente. Su cintura como de hule permitirá, con su acción ágil, estimular sus riñones y masajear su hígado. Sus músculos abdominales se fortalecerán y brindarán soporte a su estómago con ondulaciones controladas. Todo este desarrollo fuerte y limpio de su torso estimulará y mantendrá sanas las paredes de su casa y fortalecerá el interior para resistir los embates del tiempo. Los ejercicios de núcleo actúan como un masaje de los órganos vitales; con solo esa razón tiene una influencia positiva sobre todo el cuerpo que no puede ser subestimada. *Visite los Ejercicios Bragg en Playa Waikiki, Honolulu (página iii) y en el sitio: BraggHawaiiExercise.com.*

107

El ejercicio es mejor que los medicamentos para tratar la Enfermedad Cardiaca:
La enfermedad cardiaca es la causa principal de muerte en el mundo, matando aproximadamente 17 millones al año. Las muertes ligadas a enfermedad cardiaca y accidente vascular pueden ser reducidas en un 25% si las personas dejaran de fumar, limiten su ingesta de sal, y empiecen a ejercitarse. Un estudio que marcó un hito hecho por el Dr. Dean Ornish, (OrnishSpectrum.com) fundador, Preventive Medicine Research Institute, encontró que una dieta vegetariana baja en grasa, ejercicio aumentado y manejo del estrés pueden reducir la enfermedad cardiaca más que el cuidado médico estándar.

El ejercicio, junto con un poco de ayuno, ayuda a mantener y restaurar un balance físico saludable y peso normal para una larga y saludable vida. – Paul C. Bragg

El deber es un asunto de la mente. La dedicación es un asunto del corazón.

Empiece ahora– su vida es un tesoro

¡Inicie este preciso instante su Programa de Acondicionamiento Cardiaco! ¡Mentalice bien que va a obtener un corazón en buena condición! ¡Elimine todo pensamiento negativo! Tenga fe . . . porque ahora va usted a trabajar con una fuerza poderosa – la Madre Naturaleza y Dios. Dígase todos los días, **Estoy robusteciendo y acondicionando mi corazón.** Piense en fuerza y vitalidad para su corazón. ¡Tome el mando de salud de su cuerpo y mente hoy mismo y no deje que nada lo distraiga de seguir fielmente su Programa de Acondicionamiento Cardiaco!

Si se siente flaquear en su resolución, ¡pida ayuda a un Poder Superior para obtener valor y fuerza de voluntad! Su Creador le dio un corazón, un cuerpo, una vida . . . y se le dio a la Madre Naturaleza como aliada para ayudarle a lograr una vida larga, saludable, plena. Pero nadie – ni siquiera Dios ni la Madre Naturaleza – pueden ayudarle, debe hacerlo usted mismo – ¡así que inicie ahora!

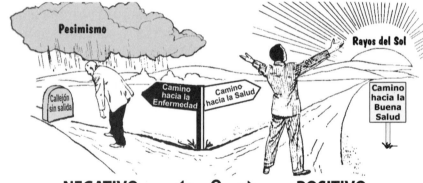

NEGATIVO ⇦ **O** ⇨ **POSITIVO**

La Decisión de Cuál Camino Tomar es Totalmente Suya.

Usted y solamente usted es quien decide si llegar a un callejón sin salida o vivir un estilo de vida saludable para obtener una larga y saludable vida activa y feliz. – Paul C. Bragg

Un cuerpo fuerte hace una mente fuerte. – Thomas Jefferson, 3er Presidente de EE.UU., 1801-1809

Quien no encuentra tiempo para el ejercicio, tendrá que encontrarlo para la enfermedad. – Derby

Para encontrar un programa de ejercicios adecuado para la rehabilitación pulmonar, pregúntele a su médico o investigue qué le ofrecen los hospitales locales o YMCA.

Sus hábitos diarios forman su futuro: *Los hábitos pueden ser malos o buenos, correctos o incorrectos, saludables o no, gratificantes o no. ¡Los hábitos, decisiones, acciones, palabras y obras correctas o incorrectas son decisión suya! Sabiamente escoja sus hábitos, ¡pues pueden forjarle o hacerle fracasar!*
– Patricia Bragg, N.D., Ph.D., Paladina Pionera de la Salud

Capítulo 13

Ejercicios para la salud del corazón y la buena circulación

Buena circulación – clave para un corazón fuerte

Cuando alguna parte del sistema circulatorio se deteriora seriamente, miles de millones de células del cuerpo a los cuales sirve se ven despojados de su oxígeno y nutrición. Al ver su provisión de sangre cortada totalmente, estas células automáticamente dejan de funcionar. El daño celular puede ocurrir en el corazón mismo, en el cerebro, pulmones, riñones, piel u otras partes del cuerpo. ¡Recuerde – si usted no usa su cuerpo, lo perderá!

Cinco ejercicios para aumentar su circulación

Ejercicio 1 – Ejercicio del Molino para Energía

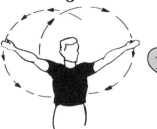

(A) Párese derecho con los talones y dedos juntos, pecho arriba, estómago adentro, hombros hacia atrás, cabeza en posición alta, con las manos colgando flojamente a los costados. Ahora, comience a mover sus brazos en un movimiento circular hacia adelante luego bajándolos a los costados de su cuerpo, en círculos continuos. Aumente la velocidad hasta que esté haciendo círculos tan rápido como le sea posible. Comience por hacer 10 círculos hacia adelante y aumente varios por día hasta que pueda hacer 20-30 círculos a la vez.

(B) Misma posición que la de arriba, solo que en lugar de hacer los círculos con los brazos hacia adelante, se hacen círculos hacia atrás – en dirección contraria. Comience con 10 y aumente a 20-30.

Ejercicio 2 – Ejercicio de Circulación para Manos y Dedos

Párese derecho como en el Ejercicio #1. Ponga las manos a 10 pulgadas al frente del cuerpo a la altura del pecho, y desde las muñecas sacuda las manos relajadas vigorosamente. Haga 15 sacudidas con ambas manos al mismo tiempo y luego agárrese las manos juntas 15 veces. Ahora haga cada mano un puño apretado 15 veces individualmente, relajándolas luego, extendiendo los dedos lo más lejos posible.

Cada día es un regalo de Dios para usted. Hágalo florecer y conviértalo en algo bello.

Ejercicio 3 – Robustecedor de la Circulación Corporal

Este ejercicio es ideal para personas en climas fríos, para llevarles la circulación a los brazos, manos y cuerpo superior. Empiece en la misma posición del Ejercicio #1. Mantenga los brazos y manos extendidos horizontalmente a la altura del hombro. Cada mano forma un semicírculo a medida que se hace el ejercicio. La mano derecha golpea el hombro izquierdo y la izquierda golpea el hombro derecho al mismo tiempo. Los brazos se entrecruzan alternadamente en cada repetición . . . derecho sobre izquierdo y luego izquierdo sobre derecho. Golpee los hombros vigorosamente. Hágalo de forma vigorosa de tal manera que cada vez que los brazos son tirados abiertos hacia la posición de inicio, el pecho sea llevado hacia adelante y hacia arriba. Inicie este ejercicio haciéndolo 10 veces y aumentando hasta que lo pueda hacer 20-30 veces.

Ejercicio 4 – Ejercicio Vibrador para Piernas y Pies

Párese derecho, pies separados unas 8-10 pulgadas y los brazos a los costados. Ahora, ponga todo su peso sobre su pie izquierdo y alce su pie derecho por encima del suelo unas 6 u 8 pulgadas. Haga patadas cortas de estiramiento hacia adelante. (Puede sostenerse de una silla.) Usted sentirá la vibración desde las caderas hasta los dedos. Ahora alterne, parándose sobre el pie derecho y pateando con su pie izquierdo. Comience con 10 patadas por cada pie y aumente la cantidad todos los días hasta que pueda patear de 20-30 veces o más con cada pie. Haga de este un ejercicio vigoroso – promueve una gran circulación para caderas, muslos, pantorrillas y pies y es importante para la salud.

Ejercicio 5 – Ejercicio para la Circulación de la Sangre en la Cabeza

Párese derecho con las rodillas relajadas y pies separados unas 12 pulgadas. Inclínese hacia adelante desde la cintura, con los brazos colgando hacia abajo, relajados cerca del piso. (Sosténgase de una silla, de ser necesario.) En esta posición, ruede suavemente su cabeza de lado a lado y de abajo arriba. Haga este ejercicio pocas veces al comienzo, hasta que su cuello y cabeza se acostumbren a una mayor circulación.

Estos 5 ejercicios simples no causan tensión del corazón y son ideales para mejorar la circulación. Ayudan a abrir las arterias y vasos sanguíneos taponados. Cuando se aumenta la circulación a través del ejercicio, ayuda a purificar la sangre en la medida en que llega más oxígeno vital a todas las partes del cuerpo.

110

Ejercítese para beneficiar el hígado y riñones

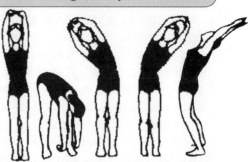

Sus grandes filtros – los riñones – ¡son los órganos del cuerpo que más duro trabajan! Los ejercicios que doblan y tuercen el cuerpo en su centro le ayudarán a estimular los riñones para que funcionen más eficazmente.

He aquí gran ejercicio para estimular los riñones:

Póngase de pie, derecho y con las manos sobre la cabeza. Ahora dóblese hacia adelante desde la cintura con las rodillas relajadas e intente tocarse los dedos. Devuelva sus manos sobre la cabeza, y ahora dóblese hacia atrás tan lejos como sienta confortable. Ahora, con los brazos arriba y las manos agarradas, dóblese primero hacia la izquierda, luego hacia la derecha lo más lejos posible. Puesto que la mayor parte de los desechos líquidos del cuerpo es eliminada a través de los riñones, deberá hacer estos ejercicios estimulantes del riñón diariamente. Comience con 10 de cada uno y vaya subiendo a 30.

Ejercicios – buenos para el corazón, nervios y salud

Un corazón normal, sano no puede ser dañado por estos ejercicios. Las personas débiles deben empezar lentamente y trabajar hasta llegar a una vigorosa sesión de ejercicios. Así como el ejercicio es bueno para cualquier músculo, estos ejercicios circulatorios son beneficiosos tanto para un corazón saludable como para uno lesionado. Estos ejercicios acondicionarán su corazón tal y como lo hacen con su musculatura visible. ¡No escuche a las personas que intentan hacerle desistir de hacer ejercicio! El corazón es un músculo y debe ser ejercitado si ha de permanecer resistente. ¡Con el ejercicio es que usted fortalecerá su corazón y su cuerpo!

Haga estos ejercicios diariamente – requieren sólo de 15 minutos. ¡Esto es muy poquito tiempo para invertir en un corazón sano y una vida saludable! Si tiene un trabajo sedentario, si pasa mucho tiempo sentado o de pie, haga estos ejercicios 2 o 3 veces diariamente. Cuando pase mucho tiempo conduciendo su automóvil, deténgase y haga estos ejercicios cada par de horas. Mientras más haga estos ejercicios, su cuerpo disfrutará más de una circulación más sana y mejor, ¡y estos ejercicios ayudan a promover un cuerpo y corazón más fuertes!

La tensión nerviosa puede arruinar su salud en docenas de formas; puede disminuir su productividad e incluso acortar su expectativa de vida. – Dr. E. Jacobson, "You Must Relax"

Los peligros de estar sentado demasiado tiempo

Aunque la mayoría de desechos se eliminan a través de los riñones y colon, los pulmones expelen dióxido de carbono. Dentro de los saquitos aéreos diminutos de los pulmones, la sangre desecha dióxido de carbono y se reabastece de oxígeno, volviéndose de nuevo rojo brillante. Luego fluye de vuelta al corazón, para ser bombeada fuera a través de las arterias hacia el resto del cuerpo. Este potente ciclo se repite miles de veces diariamente. Por esto es que usted nunca debe sentarse demasiado tiempo seguido. *Sentarse hace lenta la circulación y que se estanque la sangre. Los largos períodos de estar sentado pueden ser dañinos para el corazón.* ¡Y por favor, nunca cruce sus piernas – no es saludable!

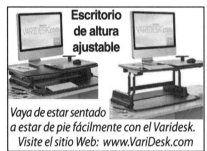

Escritorio de altura ajustable

Vaya de estar sentado a estar de pie fácilmente con el Varidesk. Visite el sitio Web: www.VariDesk.com

Las personas que permanecen sentadas demasiado tiempo pueden desarrollar una trombosis (coágulo de sangre) en las venas profundas de las pantorrillas. Si su trabajo de oficina requiere que pase mucho tiempo sentado, *levántese, muévase cada hora ◄ o consiga este escritorio.*

En largos paseos en automóvil, deténgase cada 2 horas y dese una vuelta o haga ejercicios. Al ejercitarse, se purgan toxinas y se estimula la vital circulación de la sangre.

112

El Arte de sentarse saludablemente

¡Al sentarse, por favor siéntese correctamente! *El hábito más desastroso y perjudicial del sentarse mal es cruzar las piernas,* pues comprime la arteria poplítea detrás de las rodillas, lo cual puede causar una variedad de problemas malsanos (estancamiento de sangre en cadera, pierna, rodilla, pies y dolores de espalda, venas varicosas, hemorroides, dolores de cabeza, dolor, etc.).

NUNCA CRUCE LAS PIERNAS!

Cuando se siente en una silla, siéntese bien hacia atrás. No permita que el borde de la silla corte la circulación detrás de sus rodillas. Mantenga sus pies en piso. Dejar colgadas sus piernas pone demasiada presión sobre las venas.

Cuando yo era pequeña, papá acortó las patas de una mesa para mí, para que mis pies tocaran el suelo. Los adultos que tienen piernas más pequeñas deben usar una caja o un descansa-pies. Amamos las sillas mecedoras – se obtiene buen descanso en ellas, y además ¡el ejercicio pacífico (que ayuda en la resolución de problemas) al mecerse!

¡El ejercicio (sudar) es saludable para usted!

La piel, con su millones de poros y glándulas sudoríparas, es el órgano eliminador más grande del cuerpo – (a menudo llamado el tercer riñón). El sudor tiene un propósito dual – ¡libra al cuerpo de las impurezas y sirve de regulador de temperatura! Cuando nuestro cuerpo está expuesto al calor o es *calentado por el ejercicio*, las glándulas sudoríparas son estimuladas para ponerse en acción. La evaporación del sudor enfría la sangre cuando alcanza la piel. Este ayuda al cuerpo para que no se recaliente y, al mismo tiempo, elimina impurezas cerca de la superficie de la piel.

Son las impurezas tóxicas o la mezcla con la suciedad superficial, lo que le da al sudor un mal olor. Si usted está limpio por dentro y por fuera, entonces solo queda el olor del buen sudor. Independientemente de lo que los anunciantes de desodorantes digan, *es sano sudar*. Desde bailar, calistenia, caminar, andar en bicicleta. Quehaceres domésticos vigorosos, hasta saunas y cuartos de vapor – cualquier actividad que le haga sudar mejora la acción de su corazón y su salud. ¡El trabajo arduo nunca duele cuando usted está saludable!

Dese gusto con pasatiempos que son activos y divertidos

Mi papá dijo que si él fuera Presidente de los Estados Unidos abogaría por leyes que obligaran a todas las personas, que trabajan sentadas, a sacar tiempo para mantenerse en buena condición estirándose, trotando estacionariamente, o con marcha rápida, etc. Los adictos a la TV o computadora también estarían obligados a pasar 10 minutos haciendo ejercicios de trote estacionario por cada hora que se sienten ante una pantalla.

Promovemos la Cruzada del Corazón Saludable en contra de la inactividad, y de las largas actividades sentadas y sedentarias que enlentecen la circulación del cuerpo. Cuando esto sucede, ¡ocurren cambios en las paredes de las arterias! ¡Usted debe mantenerse activo! Cultive pasatiempos divertidos que le den el ejercicio necesario para poder disfrutar, como dar largas caminatas, nadar, jugar tenis, bailar, trabajar en el huerto, jugar golf, etc. ¡Usted no puede construir un corazón resistente a menos que haga ejercicio, camine enérgicamente, se doble, tuerza, y use sus músculos para promover una circulación saludable global del cuerpo! Recuerde que el estancamiento engendra enfermedad.

Los masajes ayudan a aumentar la circulación de la sangre, obtener niveles más bajos de hormonas del estrés, y reducir el ritmo cardíaco y la presión sanguínea. Para prevenir las cefaleas tensionales frecuentes, considere recibir masajes. Las víctimas de migraña que reciben masajes regularmente tienen menos ataques, necesitan menos medicación y duermen mejor. – Dr. Andrew Weil

Evite la ropa y zapatos ajustados

Cualquier cosa que impida la circulación de la sangre daña al corazón y a sus sistemas arteriales y vasculares. Por consiguiente, no lleve puesta ropa interior constrictiva – esto incluye sostenes apretados,* cinturones, cuellos, corbatas y sobre todo, zapatos apretados.

Los zapatos apretados pueden hacer más para perturbar la circulación que cualquier otra prenda de vestir porque los pies deben estar siempre bien abastecidos de sangre. Hay 26 huesos en cada pie – más que en cualquier otra parte del cuerpo. Cuando la sangre no llega a los pies en las cantidades requeridas, las toxinas son retenidas en las células de los pies. ¡Esta es la razón de por qué los pies de tantas personas tienen olores desagradables – necesitan limpiar su cuerpo!

¡Muchas condiciones malsanas de rigidez, deformidades y dolor son causadas por zapatos mal ajustados que provocan una circulación pobre y mala postura al caminar y estar de pie! Lleve puestos solo zapatos confortables, prácticos, que no perturben ni inhiban la libre circulación de la sangre en los pies.

El ejercicio y el contacto con la tierra mejoran la circulación

114

Caminar descalzo es la forma ideal de caminar. ¡Cada vez que nos quitamos nuestros zapatos y caminamos descalzos es una oportunidad para mejorar nuestra circulación! ¡Caminar o trotar de forma ligera en el pasto, arena, tierra o simplemente caminar con los pies descalzos alrededor de la casa mejora la circulación con cada paso y ayuda a fortalecer el corazón! Cuando nuestros pies desnudos hacen contacto con la tierra (conocido como Conectarse a Tierra), recibimos una carga de energía que ayuda a restaurar el balance natural eléctrico de nuestro cuerpo. *Yo camino descalzo en casa, en el jardín, en la playa, etc. – PB*

El corazón debe bombear sangre hacia las piernas y los pies, así como hacia los brazos y las manos. La mayor parte de las personas no tiene la suficiente circulación rítmica hacia estas extremidades. Por esto es que tantas personas se quejan de pies fríos y piernas que *se duermen* fácilmente, además de brazos y manos que se ponen fríos y se entumecen. En la siguiente página verá una terapia hidro-terapéutica (de agua) que ayuda a aliviar estas condiciones.

Para más información sobre "Conectarse a tierra - Earthing" visite estos sitios Web:
• *www.Earthing.com* • *www.EarthingInstitute.net* • *www.Mercola.com*

*Lea "Dressed to Kill", por Sydney Singer, sobre el cáncer de mama y sostenes con alambre – Amazon.com (Mi padre me insistió – nunca he llevado puesto un sostén, solo una blusa camisera. – Dr. Patricia Bragg)

Terapia para la circulación de agua fría y caliente**

Consiga 2 tinas para pies o tinas para lavado. Llene una de agua caliente – cerca de 104° o tan caliente como desee.** Llene la otra con agua fría, preferiblemente con cubos de hielo añadidos. Ahora por 2 minutos sumerja sus pies en agua caliente y la parte inferior de sus brazos (desde las manos hasta los codos) en agua fría. Luego de 2 minutos, invierta el procedimiento – ponga los pies en agua fría, y los brazos y manos en agua caliente por otros 2 minutos. Repita este ciclo 5 veces, ¡luego tome una toalla gruesa de algodón y friccione los pies, brazos y manos vigorosamente hasta que estén tibios y radiantes con una circulación cosquilleante, saludable!**

Aquí hay otra terapia de agua saludable** para estimular la circulación de los pies. Siéntese en una silla al lado de la tina con los pies guindando sobre la tina; abra un chorro fuerte de agua y por 5-10 minutos, alterne agua caliente y fría sobre sus pies. Termine con un masaje y una fricción áspera con la toalla.

La terapia de ducha genera una circulación saludable

Este es un método progresivo para mejorar la circulación de su cuerpo entero. Todo lo que necesita es un cepillo grande para espalda o mitón sueco de fricción para baño, jabón de Castilla y una toalla de felpa gruesa. Métase en la ducha y abra el agua levemente caliente. Con cepillo o mitón, friccione suavemente su cuerpo. Al principio su cuerpo mimado puede que no tolere demasiada fricción. También es bueno darles un masaje de mano al cuerpo, cuello y hombros. Después de friccionar/masajear esa parte, alterne duchas calientes y frías cada 2 a 3 minutos.* Ahora frote de 3 a 5 minutos con la toalla hasta secar su cuerpo – ¡su circulación cosquilleará!

Es una relajación maravillosa para músculos cansados o lastimados y es una estimulación refrescante con duchazos de agua fría/caliente* ldejar que la aspersión golpee pesadamente la espalda y hombros. Dos veces a la semana, antes de ducharse, dele a la piel un masaje con Aceite de Oliva Bragg. Recomendamos esta ducha relajante antes de comer los días en que usted vuelve a casa cansado. ¡Refresca y relaja!

**Alternar tratamientos de agua caliente y fría estimulará la circulación y ayudará a fortalecer el sistema inmunológico del cuerpo. – Padre Sebastián Kneipp, pionero alemán en Sanación Integral y padre de la Hidroterapia. – www.Kneipp.com

---

* Use una cabeza de aspersor filtradora para ducha para extraer el cloro, plomo, mercurio, arsénico, hierro, ácido sulfhídrico, bacterias, hongos, suciedad y sedimento de su agua. Para obtener el mejor filtro de ducha llame entre semana al 800-446-1990. ¡He estado usando este filtro de ducha por 5 años y disfruto de mis duchas sin cloro!

– Patricia Bragg, ND, PhD.

El gran estudio Framingham de 50 años sobre el corazón

En 1948 Framingham, MA, 2,336 hombres y 2,873 mujeres participaron en un estudio trascendental, el *Estudio del Corazón de Framingham*. Este estudio que todavía está en curso sigue siendo la fuente de mucha de nuestra comprensión actual sobre la enfermedad cardiaca y accidentes vasculares. Se han seguido tanto el grupo de estudio de 1948 con el que se inició y la subsiguiente generación de residentes de Framingham a lo largo de sus vidas. Todos han sido entrevistados cada 2 años por más de 50 años. Esta masiva investigación médica pionera continúa incluso hoy día.

En 1971, a los sujetos originales de Framingham se les unieron 5,135 de sus hijos. A los investigadores les gustó mucho encontrar que hubo una reducción del 43% en muertes por enfermedad cardiaca en el grupo de 1948 . *El New England Journal of Medicine* dice que la salud del corazón creciente mostrada en la prueba de 1970 del grupo de Framingham se debe primordialmente a las mejoras en el estilo de vida. Redujeron el colesterol, la presión sanguínea y se abstuvieron de comidas no saludables y el fumado que perjudicaban al grupo anterior de 1950. Web: *framingham.com/heart.*

116

Proyecto China del Dr. T. Colin Campbell

En otro estudio trascendental, el *Proyecto de China*, escrito por el Dr. T. Colin Campbell, se observaron los efectos de casi 50 categorías de enfermedades en condados de Estados Unidos y en China durante 20 años. Los resultados mostraron que las poblaciones que tenían una dieta con más contenido de productos de origen animal y más alta en grasa total estaban mucho más agobiadas por enfermedades crónicas degenerativas (cánceres, enfermedades cardiovasculares, diabetes, etc.). La dieta china contiene de 0 a 20% de comidas de origen animal, mientras que la abundante y opulenta dieta norteamericana, *es triste decirlo*, tiene un contenido del 50 al 70%. Lo que es peor, ¡muchos más norteamericanos son clínicamente obesos, aunque los chinos consuman 30% más de calorías totales! ¡Otro hecho asombroso es que los niveles de colesterol de China están casi iguales al punto más bajo de Estados Unidos! Para mayor información sobre este estudio, visite el sitio Web: *www.Nutrition.Cornell.edu/ChinaProject.com.*

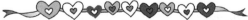

Vivo de legumbres, verduras y frutas. Ningún lácteo, sin carne de ningún tipo, nada de pollo, nada de pavo, y muy poco pescado de vez en cuando. Esto cambió mi metabolismo y yo perdí 24 libras. Investigué y encontré que el 82% de las personas que se deciden por una dieta basada en plantas comienza a sanar, como lo hice yo. – Bill Clinton, Presidente de Estados Unidos de 1993-2001

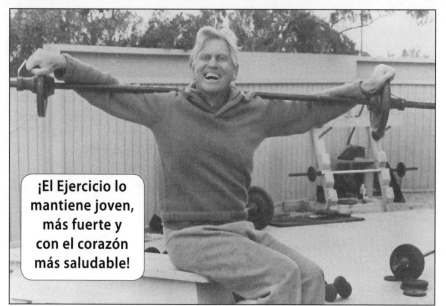

¡El Ejercicio lo mantiene joven, más fuerte y con el corazón más saludable!

Paul C. Bragg y Patricia levantan pesas 3 veces a la semana.

¡Lo que estos 2 ambiciosos estudios puedan decirnos acerca de cómo mantener la salud cardiovascular, es simplemente lo que les hemos estado diciendo a las personas por años! Haga de su alimentación una natural, baja en grasas, colesterol, azúcares, sales, etc.; haga ejercicio regularmente; ayune; no fume – ¡éste es el Estilo de Vida Saludable Bragg!

Estudio Trascendental del Gobierno de Estados Unidos: Ancianos que levantan pesas (edades entre 86-96 años) triplican su fuerza muscular en 1990

WASHINGTON, 13 de junio de 1990 – ¿Residentes de un hogar de ancianos en Boston *levantando pesas?* ¿Levantadores de pesas de edad avanzada triplicando y cuadruplicando su fuerza muscular? ¿Es esto posible? ¡La mayor parte de las personas dudaría de esta sorprendente revelación!

Pero los expertos en envejecimiento del gobierno de Estados Unidos contestaron a estas preguntas con un sonoro *"SÍ"*, según los resultados del estudio. Convirtieron a un grupo de frágiles residentes de un asilo de ancianos de Boston, de edades entre 86 y 96 años, en levantadores de pesas para demostrar que nunca es demasiado tarde para revertir el descenso en la fuerza muscular relacionado con la edad. El grupo participó de un régimen de entrenamiento de pesas de alta intensidad en un estudio conducido por la Dra. María A. Fiatarone en la Universidad Tufts en Boston. *Un programa de entrenamiento para el levantamiento de pesos de intensidad alta es capaz de inducir incrementos dramáticos en la fuerza muscular de mujeres y hombres débiles de hasta 96 años de edad,* reportó la directora del estudio, Dra. María A. Fiatarone.

A pesar de su muchos impedimentos, los ancianos levantadores de pesas incrementaron su fuerza muscular hasta 3-4 veces en tan poco como 8 semanas." ¡Fiatarone dijo que estaban más fuertes al finalizar el programa que lo que habían estado en años! Ver sitio Web: *www.FraminghamHeartStudy.org.*

Fiatarone y sus asociados enfatizaron la seguridad existente para un programa de levantamiento de pesas así supervisado muy de cerca, incluso entre personas con salud frágil. La edad promedio de los 10 participantes era de 90. Seis tenían enfermedad coronaria; siete tenían artritis; seis tenían fracturas óseas resultantes de la osteoporosis; cuatro tenían presión sanguínea alta; y todos habían estado físicamente inactivos por años. Y sin embargo, no resultó ningún problema médico serio del programa de ejercicios de fuerza. Unos cuantos de los participantes sí reportaron dolores menores de músculos y articulaciones, pero 9 de los 10 completaron el programa a pesar de ello. Un hombre de 86 años de edad tuvo una sensación de tirón en el sitio de una la incisión previa por hernia y abandonó el programa luego de 4 semanas.

Los participantes del estudio, sacados de un complejo de cuidados a largo plazo de 712 camas en Boston, fielmente entrenaron 3 veces por semana durante este estudio. Ejecutaron 3 sets de 8 repeticiones en cada pierna usando máquinas para levantar pesas. Las pesas fueron gradualmente incrementadas de 10 libras a alrededor de 40 libras al final del programa de ocho semanas. *(AgingResearch.org/content/article/detail/920)*

La fuerza muscular en el adulto promedio decrece de 30% a 50% durante el curso de toda una vida. La atrofia muscular y la debilidad no son meramente un problema cosmético en personas mayores, y son especialmente problemáticas en los ancianos frágiles. Los investigadores han logrado conectar la debilidad muscular con caídas recurrentes, ¡la cual es una causa principal de inmovilidad y muerte en norteamericanos ancianos! Esto le está costando a Estados Unidos miles de millones de dólares anuales en pasmosas facturas médicas.

Estudios previos han sugerido que el levantamiento de pesas puede ser de ayuda para revertir la debilidad o fatiga musculares anormales relacionadas con la edad. Pero Fiatarone dijo que los médicos no han estado muy de acuerdo en recomendarles el levantamiento de pesas a pacientes frágiles y ancianos con problemas múltiples de salud. Este estudio de gobierno de 1990 debe ayudar a cambiar sus mentes. **¡El estudio nos muestra la importancia de conservar los 640 músculos del cuerpo tan activos y en forma como nos sea posible para mantener un buen estado físico, un buen corazón y una buena salud corporal!**

Capítulo 14

El Dr. Agua Pura

El agua pura ayuda a mantener el cuerpo limpio por dentro

Para tener un torrente sanguíneo limpio, sano y arterias libres de corrosión, no solo debemos comer correctamente, sino que también debemos beber los fluidos correctos. *Los líquidos que entran a nuestros cuerpos deben ser puros, nutritivos y sanos.* Para empezar, creemos que toda persona debería tomar diariamente el equivalente a *8-10 vasos de agua purificada o destilada.* Puede ser obtenida en la mayoría de los supermercados, tiendas de comestibles y tiendas de salud. Si no puede encontrarla fácilmente, busque bajo *agua* en las páginas amarillas de la guía telefónica para encontrar proveedores locales de agua embotellada para consumo o compre una máquina destiladora de agua.

El agua destilada no tiene minerales inorgánicos que se depositen en las paredes de la arteria y otras *tuberías* del cuerpo. En contraste, la mayoría de las fuentes de agua *de pozo, manantial y río contienen todas minerales inorgánicos y algunas hasta químicos tóxicos que jamás pueden usarse en la química del cuerpo.* Pueden corroer las tuberías humanas tal y como lo hacen con las tuberías de fontanería que llevan agua a su casa.

119

El agua dura hace que las arterias se endurezcan

El cuerpo humano tiene un vasto sistema de tuberías llamado torrente sanguíneo. Un corazón sano debe tener arterias coronarias limpias, abiertas. La sangre debe poder pasar a través de ellos fluidamente para alimentar el corazón y poder ser bombeada continua y eficientemente (es nuestra bomba muscular milagrosa).

Suponga que una persona bebe solo agua dura llena de químicos (como la mayor parte de las personas lo hace) y sus tuberías se taponan y bloquean por los minerales inorgánicos que no pueden ser absorbidos por el cuerpo. La obstrucción en las arterias coronarias que alimentan el corazón reduce la cantidad de sangre que llega al corazón. Cuando el aporte de sangre está lo suficientemente reducido, las partes afectadas del corazón dejan de funcionar. Puede resultar entonces desde un ataque al corazón hasta la muerte, cuando algunas secciones del músculo del corazón dejan de funcionar.

La diferencia entre minerales orgánicos e inorgánicos

Los minerales inorgánicos nunca vivieron y son inertes . . . ¡lo cual quiere decir *que no pueden ser absorbidos por el cuerpo!*

Los minerales orgánicos son los que provienen de algo que está vivo o lo estuvo . . . Y *16 de estos minerales orgánicos son elementos esenciales del cuerpo humano.* Cuando comemos una manzana o alguna otra fruta o legumbre, esa sustancia está viva pues tiene un cierto lapso de vida luego de haber sido cosechada. Lo mismo es cierto de los alimentos de origen animal, como el pescado, la leche, queso y huevos. Los animales obtienen sus minerales orgánicos a partir de las plantas. Nosotros los humanos obtenemos nuestros minerales orgánicos a partir de las plantas y también de los animales.

Solo una planta viviente tiene el poder para extraer minerales inorgánicos de la tierra y el sol y convertirlos en minerales orgánicos. Ningún animal o humano puede hacer esto. Si usted naufragara en una isla deshabitada donde nada creciera, se moriría de hambre. Aunque el suelo bajo sus pies tuviera todos los 16 *minerales básicos*, su cuerpo no los podría absorber.

Los minerales orgánicos son vitales para mantenernos vivos y saludables, ¡Pero los minerales inorgánicos nos pueden rigidizar, enfermar y lentamente matar!

Hace muchos años, mi padre se encontraba en una expedición en China cuando una parte del país sufría de sequía y hambruna. Él vio cómo las personas pobres, muertas de hambre, calentaban y comían tierra por falta de comida. Murieron horriblemente porque no podían obtener ni un poquito de nutrición de los minerales inorgánicos de la tierra.

EL AGUA ES CLAVE PARA LA SALUD Y TODAS LAS FUNCIONES DEL CUERPO:

• Corazón	• Músculos	• Nervios
• Circulación	• Metabolismo	• Energía
• Digestión	• Asimilación	• Sexo
• Huesos y Articulaciones	• Eliminación	• Glándulas

El agua pura es la mejor bebida para un hombre sabio. – Henry David Thoreau

---

¡Los cuerpos de la mayoría de los norteamericanos anhelan agua pura y destilada! ¡Sus organismos pueden enfermarse, volverse prematuramente envejecidos, discapacitados y rígidos debido a minerales inorgánicos, agua con químicos y a la falta de suficiente agua pura!

El agua destilada juega una parte vital en el tratamiento de enfermedades, artritis, etc. – Dr. Banik

El agua dura es insalubre

Por años hemos oído a las personas afirmar que ciertas aguas son ricas en todos los minerales. ¿De qué minerales hablan? ¿Inorgánicos u orgánicos? Si son inorgánicos, las personas estarían simplemente sobrecargando sus cuerpos de minerales inertes que pueden generar piedras en los riñones y vesícula biliar, además de cristales ácidos en las arterias, venas, articulaciones y otras partes del cuerpo.

Papá fue criado en una parte de Virginia conocida por su *agua extremadamente dura*. El agua potable estaba pesadamente saturada con minerales inorgánicos – especialmente sodio, hierro y calcio. Él vio a muchos de sus parientes adultos y amigos morir de problemas renales. Casi todas las personas eran prematuramente viejas porque los minerales inorgánicos se habían acumulado en las paredes internas de sus arterias y venas. Estas personas a menudo morían de endurecimiento de arterias. Uno de los tíos de papá murió en el gran Hospital Johns Hopkins en Baltimore, Maryland, cuando él tenía solo 48 años de edad. ¡Los doctores que llevaron a cabo la autopsia manifestaron que sus arterias estaban tan corroídas con minerales inorgánicos que eran duras como tuberías de arcilla!

Los jugos de vegetales y frutas contienen agua destilada de la Madre Naturaleza

No se le ha añadido agua nueva a la cara de la Madre Tierra desde que se formó originalmente. Al igual que la energía se forma y luego la misma se forma de nuevo, se usa y reutiliza la misma agua repetidas veces por el milagro de la Madre Naturaleza. Las aguas de la tierra son purificadas por la destilación. El sol evapora el agua, la cual se acumula en las nubes. Cuando las nubes se llenan, tenemos lluvia y rocío – ¡agua pura, perfectamente limpia, destilada, libre de todas las dañinas sustancias inorgánicas, hasta que se contamina!

Años atrás, cuando el difunto actor Douglas Fairbanks, Sr. y Papá eran amigos cercanos, navegaban por las islas de los mares del sur durante varios meses. Durante ese viaje, papá se encontró con una isla habitada por *polinesios bellos y saludables* que bebían solo agua destilada, pues la isla estaba rodeada por el Océano Pacífico. Su isla tenía como base un coral poroso que no podía retener agua – de modo que ellos solo bebían *agua de lluvia* o el agua fresca, clara y limpia de los cocos verdes.

Papá nunca había visto mejores especímenes de la humanidad que estos nativos isleños de los mares del sur. Hubo varios doctores en el yate que auscultaron completamente a las personas más maduras de estas islas. Un cardiólogo manifestó que jamás había auscultado en su vida personas tan saludables y bien conservadas.

Usted pudo haber notado que dijimos que solo las personas más maduras fueron auscultadas por los médicos. *¡Estaban tan completamente inconscientes de su edad* que no existía tal palabra en su idioma! ¡Nunca celebraron sus cumpleaños, por lo que eran siempre jóvenes – gloriosamente jóvenes, no solo en años sino en cuerpo! Estos hombres mayores se desempeñaron tan bien en los vigorosos bailes nativos como los hombres menores. Eran todos especímenes humanos bellos porque vivieron sus largas vidas bebiendo solo agua destilada y pura, comiendo alimentos naturales y disfrutando de un activo y saludable estilo de vida.

Por qué bebemos solo agua destilada

¡Tristemente, en ciertas áreas ya no es seguro beber agua de lluvia o de nieve por el vasto alcance del hombre en cuanto a contaminar el aire! Pero cuando usted bebe jugos frescos de frutas orgánicas y vegetales, recuerden que todo ese líquido ha sido *destilado por la Madre Naturaleza* y está 100% libre de minerales inorgánicos. La fruta orgánica y los jugos de legumbres contienen el agua destilada pura de la Madre Naturaleza, y nutrientes importantes como azúcares naturales, vitaminas y minerales orgánicos.

Usted escuchará a la gente decir, *el agua destilada es agua yerma, un pez no puede vivir en ella*. ¡Por supuesto que ningún pez puede vivir en agua destilada por ninguna cantidad de tiempo! Necesitan la vegetación que crece en los ríos, lagos y mares para vivir.

Otra noción errónea del agua destilada es que *purga los minerales orgánicos del cuerpo*. ¡Esto es 100% falso! Purga los minerales inorgánicos, de los cuales usted quiere librarse pues pueden causarle dolorosos problemas de salud.

Es excelente para la desintoxicación – el agua destilada ayuda a disolver y purgar los terribles venenos tóxicos que recogen nuestros cuerpos. El agua pura ayuda a eliminar estos venenos tóxicos a través de los riñones sin la acumulación dolorosa que los cristales inorgánicos y las piedras crean.

¡El agua destilada es la mejor y la más pura del mundo!

Cada receta médica líquida mezclada en cualquier farmacia en todas partes del mundo es preparada con agua destilada. Es usada en fórmulas para bebés y para varios centenares de otros propósitos donde es esencial que el agua sea absolutamente pura.

El agua destilada NO es agua blanda. Se están usando suavizantes de agua en millones de casas porque el agua dura no es ideal para lavarse el cabello, la ropa, platos, etc. Si usted se lava el cabello en agua blanda descubrirá qué tan suave es. *¡Pero por favor no beba el agua que sale de los suavizantes de agua!* No es sana para beber ni cocinar su comida por su alto contenido de sales y químicos.

En el hogar Bragg usamos un destilador de agua y para nuestro personal de oficina tenemos agua destilada que se nos entrega en 5 botellas de vidrio de galón. ¡Pruebe tomar agua destilada por un año, verá los resultados y nunca querrá beber agua dura otra vez!

El agua destilada pura es de vital importancia para seguir el Estilo de Vida Saludable Bragg. El agua es clave para todas las funciones del cuerpo incluyendo: digestión, circulación, huesos y articulaciones, asimilación, eliminación, músculos, nervios, glándulas, sexo y sentidos (página 124). La clase correcta de agua es una de las mejores protecciones naturales contra toda clase de enfermedades e infecciones virales, gripe, etc. Es el factor vital en todos los fluidos corporales, tejidos, células, linfa, sangre y todas las secreciones glandulares. ¡El agua conserva todos los factores nutritivos en solución, así como también toxinas y desechos corporales, y actúa como el principal medio de transporte a todo lo largo del cuerpo para propósitos nutritivos e importantes de purificación!

123

¡El agua potable en los momentos correctos maximiza la efectividad del cuerpo!

- 2 vasos de agua destilada en la mañana ayudan a activar los órganos internos.
- Un vaso de agua antes de tomar un baño/ducharse ayuda a bajar la presión sanguínea.
- Agua, 2-3 horas antes de la hora de acostarse, ayuda a evitar un accidente vascular cerebral o infarto.
- Un vaso de agua con vinagre Bragg 30 minutos antes de las comidas, ayuda a mejorar la digestión, el reflujo gastroesofágico (GERDS) y los niveles de glucosa . – *Gabriel Cousens, MD*

El agua de los sistemas públicos de agua químicamente tratados – e incluso de muchos pozos y manantiales – tiende a estar cargada con productos químicos venenosos y tóxicos oligoelementos. Dependiendo de las clases de tuberías usadas en los edificios, es probable que el agua esté sobrecargada de plomo (de los tubos acodados más viejos y con soldadura) zinc (de tuberías galvanizadas pasadas de moda) o con cobre y cadmio (tuberías de cobre). Estos oligoelementos son liberados en cantidades peligrosas por la acción química del agua fluyendo en contra de los metales de los tuberías.

El humano 70% acuoso

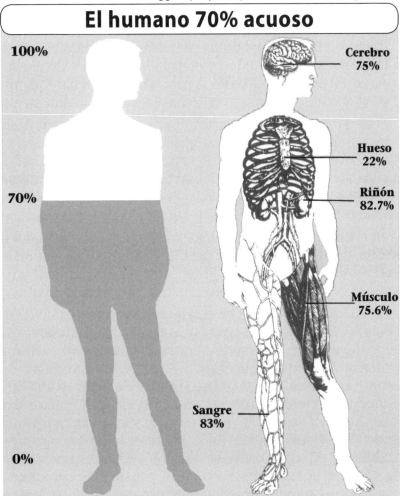

100%

Cerebro
75%

Hueso
22%

Riñón
82.7%

70%

Músculo
75.6%

Sangre
83%

0%

La proporción de agua en el cuerpo, un promedio del 70%, puede variar considerablemente inclusive de una parte del cuerpo a otra (ilustración a la derecha). Un hombre delgado puede tener un 70% de su peso corporal en agua, mientras que una mujer – por su proporción más grande de tejidos grasos pobres en agua – puede tener tan solo un 52% de agua. ¡La reducción del contenido de agua en la sangre es lo que provoca que el hipotálamo, el vital centro de la sed del cerebro, envíe su familiar demanda urgente por agua! Por favor obedezca y beba cantidades abundantes de agua purificada. Para cuando uno siente sed, ya está deshidratado.

– American Running and Fitness Association

El porcentaje de agua en diversas partes del cuerpo:

Dientes	10%	Bazo	75.5%
Huesos	22%	Pulmones	80%
Cartílago	55%	Sangre	83%
Corpúsculos de la sangre roja	68.7%	Bilis	86%
Hígado	71.5%	Plasma	90%
Cerebro	75%	Linfa	94%
Tejido muscular	75%	Saliva	95.5%

Esta gráfica muestra por qué 8-10 vasos de agua pura diarios son tan importantes.

124

10 razones por las que debería beber agua destilada y pura!

- ¡Hay más de 80,000 químicos tóxicos en el mercado hoy día y se suman 500+ anualmente! Dondequiera que usted viva, en la ciudad o en una granja, una parte de estos productos químicos llega a su agua potable. Cuidado con el agua tóxica llena de químicos.

- Nadie en la faz de la tierra hoy día sabe qué efecto tienen estos productos químicos en el cuerpo a medida que se transforman lentamente en miles de combinaciones químicas diferentes. Es como hacer una mezcla de colores; una gota podría cambiar el color.

- No ha sido diseñado aún el equipo correcto para detectar algunos de estos productos químicos, y puede que no vaya a ser inventado en los años venideros.

- El cuerpo operante milagroso está compuesto de un 70% de agua. Por consiguiente, ¿no cree que debería ser sabio, quisquilloso y cuidadoso a la hora de escoger el tipo de agua que introduce en su cuerpo?

- ¡La Marina ha estado bebiendo agua destilada por años!

- El agua destilada está libre de químicos y minerales. La destilación elimina todos los productos químicos e impurezas de agua que son posibles sustraer. Si la destilación no los extrae, no hay método conocido hoy día que lo haga.

- El cuerpo necesita minerales . . . pero no es necesario que vengan del agua. ¡No hay un solo mineral en el agua que no pueda ser encontrado más abundantemente en la comida! El agua es la fuente menos confiable de minerales porque varía de una área a otra. ¡La comida sana que comemos es la mejor fuente de minerales orgánicos, no el agua que bebemos!

- El agua destilada sirve para la alimentación intravenosa, terapia por inhalación, recetas médicas y fórmulas en polvo para bebés. Por consiguiente, ¿no tiene sentido que el agua destilada sea buena para todas las personas?

- Han sido vendidos miles de destiladores de agua a todo lo largo de los Estados Unidos y alrededor del mundo a personas, familias, dentistas, médicos, hospitales, hogares de ancianos y organismos gubernamentales. Estos consumidores informados y alertas están ayudando a proteger su salud usando solo agua destilada por medio de vapor. No quieren beber productos químicos tóxicos, dañinos.

- Con tantos productos químicos, contaminantes y otras impurezas en nuestra agua, es de sentido común limpiar el agua que uno bebe usando la forma barata de la Madre Naturaleza – la destilación.

El agua destilada pura es de verdad el máximo regalo de Dios para nosotros – es la vital química natural de la vida, y una fuente de salud. – Paul C. Bragg, ND, PhD.

¡El flúor es un veneno mortal!

A millones de personas inocentes les ha sido lavado el cerebro, por las compañías de aluminio, para creer erróneamente que agregar fluoruro de sodio (su subproducto de desperdicio) a nuestra agua potable reducirá caries en nuestros niños. Los norteamericanos introducen fluoruro de sodio en su agua potable sin pensarlo. La fluorina sódica, una "prima" química del fluoruro de sodio, ¡es utilizada como veneno para ratas y cucarachas y es un pesticida mortífero! Y sin embargo, este mortal fluoruro de sodio, inyectado casi por edicto de gobierno al agua potable en la proporción de 1.2 partes por millón (PPM), ha sido declarado por el Servicio Público de Asistencia Sanitaria de los Estados Unidos *como seguro para el consumo humano.* ¡Todo químico sabe que tal *seguridad absoluta* no solo es falsa sino de verdad inalcanzable, además de una ilusión total!

¡Mantenga el flúor lejos fuera de su agua!

¡La mayor parte del agua que los norteamericanos beben contiene fluoruro, incluyendo el agua del grifo, las bebidas embotelladas y enlatadas, y las comidas! ¡La ADA (Asociación Dental Norteamericana) insiste que la FDA (Asociación de Medicamentos y Alimentos) obligue a la adición de fluoruro tóxico a todas las aguas embotelladas! ¡Defienda su derecho a beber aguas puras, del grifo y embotelladas que no contengan fluoruro! ¡Cuestione y detenga las políticas estatales y locales de fluoración del agua! Llame, escriba, y envíeles un fax o correo electrónico a todos los oficiales estatales y personas del Congreso y envíeles una copia de este libro.

126

VISITE ESTOS SITIOS WEB PARA VER LO NUEVO SOBRE EL FLUORURO:

- Fluoride.Mercola.com
- www.FluorideResearch.org
- www.Bragg.com
- www.FluorideAlert.org
- www.NoFluoride.com
- www.Fluoridation.com
- www.Keepers-of-the-Well.org
- www.DentalWellness4u.com/oralhealth/Fluoride.html

Estas once agrupaciones norteamericanas principales dejaron de apoyar la adición del fluoruro al agua en 1996

- *American Heart Association*
- *American Diabetes Association*
- *American Chiropractic Association*
- *National Kidney Foundation*
- *American Cancer Society*
- *American Civil Liberties Union*
- *Society of Toxicology*
- *American Psychiatric Association*

- *American Academy of Allergy & Immunology*
- *Chronic Fatigue Syndrome Action Network*
- *National Institute of Law Municipal Officers*

Duchas, químicos tóxicos y cloro

La cloración del agua ha sido ampliamente usada para depurar el agua en este país gran parte de este siglo. Pero sus efectos desfavorables en la salud seguramente pesan más que cualquier beneficio. "El cloro es el máximo incapacitante y asesino de los tiempos modernos. Mientras evitaba epidemias de una enfermedad, estaba creando otra. Veinte años después del inicio de la cloración de nuestra agua potable en 1904, la actual epidemia creciente de afecciones cardíacas, cáncer y senilidad comenzó y está costándonos miles de millones."
– Dr. Joseph Price, *Coronaries/Cholesterol/Chlorine (amazon.com)*

La absorción superficial de contaminantes peligrosos tóxicos ha sido en gran medida subestimada y la ingestión puede que no sea la ruta primaria exclusiva de exposición tóxica.
– Dr. Halina Brown, *American Journal of Public Health*

Tomar por mucho tiempo duchas calientes es un riesgo para la salud, según la última investigación. Las duchas – y a un menor grado las bañeras – conducen a una mayor exposición a químicos tóxicos contenidos en las provisiones de agua que beber el agua en sí. Estos químicos tóxicos se evaporan y salen del agua, por lo que son inhalados. También pueden esparcirse a través de la casa y pueden ser inhalados por otros. Las personas obtienen de seis a 100 veces más productos químicos respirando el aire al tomar duchas y baños que lo que lo harían bebiendo el agua. – Ian Anderson, *New Scientist*

Un Profesor de Química del Agua de la Universidad de Pittsburgh afirma que la exposición a productos químicos vaporizados en el agua al ducharse, tomar un baño y por inhalación es 100 veces mayor que a través de beber los químicos en agua.
– *The Nader Report – Troubled Waters on Tap*

¡La angina, alergias, asma, dolores de espalda y artralgias, migrañas, dolores de estómago y artritis pueden ser síntomas de deshidratación aguda – la cual es fácilmente aliviada bebiendo diariamente de 8 a 10 vasos de agua destilada purificada! Comience a aumentar su ingesta de agua hoy. ¡Sea concienzudo con respecto al agua y asegure su salud! – Paul Bragg, ND, PhD.

Hay solo un tipo de agua que está limpia y esa es el agua destilada al vapor. Ninguna otra sustancia en nuestro planeta hace tanto para mantenernos sanos y ponernos saludables como el agua destilada. – Dr. James Balch, Co- Autor, "Dietary Wellness" (amazon.com)

No juegue con su salud, use un filtro de ducha aprobada por Bragg para extraer cloro, fluoruro, bacterias, toxinas, etc. Para información sobre los mejores filtros de ducha, llame entre semana al 800-446-1990 o visite el sitio Web: Bragg.com. ¡He estado usando un filtro por 5 años y disfruto de mis duchas seguras, sin cloro! – PB

Cinco peligros tóxicos escondidos en su ducha:

● **Cloro:** Añadido a todos los abastecimientos municipales de agua, este desinfectante endurece las arterias, destruye las proteínas del cuerpo, irrita la piel y los senos nasales, y agrava cualquier asma, alergia y problema respiratorio.

● **Cloroformo:** Este subproducto poderoso de la cloración origina una formación excesiva de radicales libres (¡es una causa de envejecimiento acelerado! ver páginas 28-29), hace que muten las células normales y además que se forme colesterol. ¡Es un agente cancerígeno conocido!

● **DCA (ácido dicloroacético):** Este subproducto de cloro altera el metabolismo del colesterol y ha sido demostrado que causa cáncer de hígado en animales de laboratorio.

● **MX (ácido clorinado tóxico):** Otro subproducto de la cloración, el MX es conocido por causar mutaciones genéticas que pueden llevar al crecimiento del cáncer; se ha encontrado en todas las aguas clorinadas donde se hicieron las pruebas.

● **Causa probada de cáncer de vejiga y de recto:** La investigación probó que el agua clorinada es la causa directa del 9% de todo cáncer vesical en los Estados Unidos y del 15% de todo cáncer de recto.

No se la juegue – use un filtro de ducha que elimina toxinas

El método más efectivo de eliminar los peligros de su ducha es la instalación fácil y rápida de un filtro en el brazo de su ducha. El mejor filtro que encontramos elimina el cloro, fluoruro, plomo, mercurio, hierro, subproductos del cloro, arsénico, ácido sulfhídrico, y otros contaminantes tóxicos invisibles como bacterias, hongos, suciedad y sedimentos. Tiene un filtro de 12-18 meses de duración y usted puede limpiar el filtro fácilmente retrolavándolo y reemplazarlo solo cuando sea necesario. ¡He estado usando un filtro de ducha aprobado por Bragg durante 5 años y realmente disfruto de mis duchas no clorinadas! Para más información sobre cómo comprar el mejor filtro de ducha, llame al (800) 446-1990 entre semana o visite nuestro sitio Web: bragg.com

Comience a disfrutar de las duchas libres de riesgos, no clorinadas de inmediato. Es imprescindible para reducir el riesgo de enfermedad cardiaca y cáncer y para aliviar la tensión sobre su sistema inmunológico. E incluso puede deshacerse de condiciones crónicas, de mucho tiempo atrás – desde sinusitis y problemas respiratorios hasta piel seca, irritada.

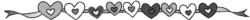

La destilación elimina eficazmente la variedad más amplia de toxinas y contaminantes del agua. – David & Anne Frahm, autores de "Healthy Habits"– Amazon.com

Hay mayor exposición a tóxicos a través de la ducha que bebiendo agua

Dos de los productos químicos más altamente tóxicos y volátiles, el tricloroetileno y el cloroformo, han sido demostrados ser contaminantes tóxicos que se encuentran en la mayor parte del agua potable de los abastecimientos de agua de Estados Unidos. La Academia Nacional de Ciencias, recientemente, ha estimado que centenares de personas mueren en los Estados Unidos cada año por cáncer causado mayormente por la ingestión de contaminantes contenidos en el agua por medio de la inhalación, como los contaminantes del aire en la casa. La exposición por inhalación a contaminantes del agua ha sido ignorada mayormente. Datos aterradores recientes indican que las duchas calientes pueden liberar cerca de un 50% de cloroformo y 80% de tricloroetileno al aire.

Las pruebas muestran que su cuerpo puede absorber más cloro tóxico por un duchazo de 10 minutos que por beber 8 vasos de la misma agua. ¿Cómo puede ser eso? Una ducha caliente abre sus poros, causando que su piel actúe como una esponja. Como consecuencia, usted no solo inhala los vapores tóxicos del cloro, los absorbe a través de su piel, directamente hacia su torrente sanguíneo – a una tasa tóxica que es 6 veces más alta que beberla.

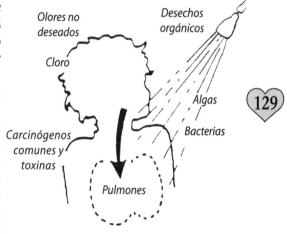

Olores no deseados

Desechos orgánicos

Cloro

Algas

Bacterias

Carcinógenos comunes y toxinas

Pulmones

129

En términos de daño acumulativo para su salud, ducharse en agua clorinada es uno de los riesgos más peligrosos que usted pueda tomar diariamente. Los riesgos a corto plazo incluyen: ojos, senos nasales, garganta, irritación de piel y pulmón. Los riesgos a largo plazo incluyen: formación excesiva de radicales libres (¡lo cual lo envejece!), vulnerabilidad más alta para la mutación genética y el desarrollo del cáncer; y dificultad para metabolizar el colesterol, lo cual puede endurecer las arterias. – Noticias de la Ciencia

El tratamiento de enfermedades debería ir directo a la raíz de la causa. ¡A menudo se encuentra esa raíz en la deshidratación severa por falta de agua purificada, y por un estilo de vida poco saludable

"El agua es medio más natural, más simple y -cuando es usada correctamente- el más seguro para mantener la salud. ¡El agua es mi mejor amigo y lo será toda mi vida! "
– Padre Sebastián Kneipp, Padre de la Hidroterapia • www.kneipp.com

Comparación de los métodos de tratamiento de agua

CONTAMINANTE	FILTRO DE SEDIMENTO	FILTRO DE CARBÓN	ÓSMOSIS REVERSA	DESTILACIÓN POR VAPOR
Aluminio	○	○	●	●
Arsénico	○	○	◑	●
Bacterias	○	○	◑	●
Benceno	○	○	●[1]	●[1]
Bromuro	○	○	●	●
Cadmio	○	○	●	●
Calcio	○	○	●	●
Cloruros	○	●	●	●
Cloro	○	●	●[1]	●[1]
Cromio (VI)	○	◑	●[1]	●[1]
Cryptosporidium	○	○	●	●
Detergentes	○	◑	●	●
Fluoruros	○	○	●	●
Herbicidas	○	●	●[1]	●[1]
Plomo	○	○	●	●
Magnesio	○	○	●	●
Mercurio	○	○	●	●
MTBE	○	●	●[1]	●[1]
Nitrato	○	○	◑	●
Orgánicos	○	●	●[1]	●[1]
Pesticidas	○	●	●[1]	●[1]
Fosfatos	○	○	●	●
Radón	○	○	●[1]	●[1]
Sedimento	●	◑	●	●
Sodio	○	○	●	●
Sulfatos	○	◑	●	●
Sulfuro	○	◑	●	●
TDS	○	○	●	●
TTHM	○	○	●[1]	●[1]
Virus	○	○	○	●

○ *Ineficaz o sin reducción*   ◑ *Reducción significativa*   ● *Remoción Eficaz*

1 – Se necesita un filtro de carbono (los mejores destiladores para el hogar también tienen filtros de carbono.)

Para información sobre destiladores de agua y filtros aprobados por Bragg
para la ducha de su casa que eliminen productos químicos dañinos del agua, llame entre semana, hora PST: 8-4 pm – (800) 446-1990 o visite el sitio: Bragg.com

El tipo de agua que usted bebe puede formarle o quebrantarle – su cuerpo es 70% agua.

Capítulo 15

Doctor Alimentos Sanos

Comer para una súper salud y longevidad

En este "Programa de Acondicionamiento Cardiaco Bragg" hemos estado enfatizando los "NO" porque consideramos que son bastante más difíciles de llevar a cabo que los "SÍ". Ahora detallaremos qué clase de programa alimenticio debe seguir para una buena condición física cardiaca, salud y vivir una vida más larga, más saludable.

Cada vez que usted planifique una comida, compruebe uno a uno estos artículos en los dedos de su mano para ver si está comiendo una combinación *nutritivamente equilibrada de comidas: Proteína, carbohidratos, grasas, frutas y verduras.*

1. PROTEÍNA: *los bloques de construcción del cuerpo*

Los alimentos protéicos son frutos secos crudos, nueces, etc., y semillas, chía, fibra de lino, calabaza, sésamo, girasol, etc., levadura Nutritiva Bragg, germen de trigo, los frijoles de soya, frijoles, productos lácteos, cereales enteros, carne, pescado, aves de corral y los suplementos de proteínas. La proteína es uno de los elementos alimenticios más importantes y *es esencial para mantener el corazón en buena condición física.* Usted debe comer proteína para construir todas las células célula de su cuerpo. Esta demanda fundamental de Madre Naturaleza rige para todas las criaturas vivientes de la faz de la Tierra, incluyendo al hombre.

La proteína es usted – la carne, el músculo, la sangre, el corazón, los huesos, la piel y el cabello – todos los componentes del cuerpo están esencialmente hechos de proteína. *Usted está literalmente "construido" de proteína.* ¡Esta función básica de su cuerpo – de convertir el alimento en tejido viviente – es uno de los milagros de la vida! Sus procesos de vida y los factores que le ayudan a resistir las enfermedades están hechos de componentes proteicos (aminoácidos).

Cada vez que usted mueve un músculo, cada vez que su corazón palpita, cada vez que usted respira, consume proteína en forma de aminoácidos (página 133). El enlace entre la proteína y los tejidos del cuerpo son los aminoácidos – y el torrente sanguíneo los lleva a todas partes del cuerpo donde trabajan para reparar, reconstruir y mantener los tejidos del cuerpo. Enriquecen la sangre y acondicionan los órganos, incluyendo al corazón.

131

Aminoácidos – los bloques de construcción del cuerpo

El tejido del cuerpo humano es renovado diariamente. Los científicos alguna vez creyeron que habían grandes masas de proteína en el cuerpo en un estado inactivo – provisiones de proteína acumuladas en los músculos, tejidos y órganos que se mantenían allí hasta que el cuerpo los necesitara. Ahora se sabe que la gran proteína constructora no es estacionaria, sino activa. Esta actividad requiere un reabastecimiento de proteína esencial para el proceso de reconstrucción, especialmente en la gente mayor.

¿Cuál es la conexión entre los aminoácidos y las proteínas? Los aminoácidos son los bloques milagrosos de construcción con los que se hacen las diferentes proteínas provenientes de los alimentos. Cuando comemos un alimento proteico, como carne o frijoles de soya, el ácido clorhídrico natural del estómago *digiere* la proteína, soltando los aminoácidos. Son el enlace entre la comida que comemos y asimilamos y los tejidos de nuestro cuerpo. ¡Los aminoácidos son lo que hace que nuestra comida se convierta en nosotros!

A diferencia de las vitaminas, que son los *activadores* en nuestra nutrición, los aminoácidos realmente ingresan a la estructura del tejido corporal mismo. Son la mismísima base de todos los alimentos protéicos. Construyen los músculos, tejidos y órganos y circulan libremente en la sangre – la vital corriente de vida del cuerpo. ¡Su sangre es su río precioso de vida – protéjalo!

Los fitonutrientes encontrados en el frijol de soya son específicamente conocidos como isoflavonas. Se ha mostrado que estas isoflavonas son antioxidantes resistentes que ayudan a reparar el daño celular en el cuerpo, y tienen efectos antitumorales. El frijol de soya puede contribuir a una salud óptima y promueve la salud de forma notable por medio de sus propiedades. Para mayor información, ver páginas 149-151.

¿QUÉ SON LOS AMINOÁCIDOS? *Son los bloques constructores de las proteínas. Son los bloques constructores de todos nuestros órganos y tejidos. Son esenciales para la producción de energía dentro de nosotros mismos, para la desintoxicación y para la transmisión vital de impulsos nerviosos. En resumen, son la mismísima sopa de la vida, y casi siempre se les pasa por alto y son desatendidos.* – H. J. Hoegerman, M.D., (Entusiasta de los Aminos Bragg)

Los aminoácidos se necesitan para construir toda parte del cuerpo: huesos, sangre, cabello, piel, uñas y glándulas – y es el secreto vivificador de la Madre Naturaleza y Dios para una larga vida. – Paul C. Bragg, ND, PhD., Creador de las Tiendas de Salud

Deje que la comida sea su medicina, y que la medicina sea su comida. – Hipócrates, 400 a.C.

¡Cada día, el tiempo es su máximo tesoro, gástelo sabiamente! – Patricia Bragg, ND, PhD.

Aminoácidos – dadores y prolongadores de vida

El famoso endocrinólogo pionero y bioquímico, el Dr. W. Donner Denckla, del Instituto Nacional de Salud, ha estado sumergido en la investigación exploradora de la longevidad durante años. El Dr. Denckla es del parecer de que el envejecimiento no es inevitable y que los aminoácidos y su interacción con una hormona secretada por la glándula pituitaria parece ser la clave para desacelerar el envejecimiento.

Si pudiéramos mirar dentro del cuerpo, veríamos todas las células vivientes que conforman los tejidos, los órganos y el torrente sanguíneo, en un estado altamente activo. ¡El Dr. Paul C. Bragg fue el primero en predicar el evangelio de los aminoácidos, su relación con el envejecimiento y cómo le pueden mantener más joven, más tiempo! Él enfatizó que cuando el suministro de proteína – los aminoácidos – es reabastecido regularmente, ¡las nuevas células que están constantemente creciendo y naciendo pueden prosperar y vivir con más intensidad positiva! Otro beneficio importante de los aminoácidos – ¡le ayudan a formar anticuerpos para combatir gérmenes, infecciones y enfermedades!

Bragg introduce los milagros de los frijoles de soya · 133

¡Más de 88 años atrás mi padre les presentó los Aminos Líquidos Bragg a quienes cuidaban de su salud en una forma que les ayudara a incrementar la ingesta natural de la proteína vegetal dadora de vida, que fuera fácilmente digerible y deliciosa para consumir! Es una forma líquida de la proteína de soya proveniente de los frijoles de soya puros y sanos (certificados que no son fabricados con ingeniería genética) – un producto 100% saludable que no contiene agentes colorantes, ni ningún conservante o sodio añadidos. La falta de aminoácidos adecuados en su cuerpo puede imposibilitarles a las vitaminas y minerales realizar sus funciones específicas. Los aminoácidos están inseparablemente entrelazados con las vitaminas y minerales para una buena y sana nutrición. Los aminos líquidos Bragg no contienen carne, y le dan un delicioso sabor natural y gusto a todas las comidas, salpicándolo o rociándolo sobre ellas. Es el condimento de salud gourmet más delicioso, inigualable y por lo tanto nutritivo, pues contiene 16 aminoácidos vitales importantes e isoflavonas para una súper salud (ver las páginas de atrás 292-293).

Healthy Living PEOPLE'S CHOICE AWARD

Disponible 10 oz. vaso, 16 oz, 32 oz, y galones

BEST BITE deliciousliving AWARD 2013

6 oz. Spray

BRAGG LIQUID AMINOS ALL PURPOSE SEASONING

BRAGG LIQUID AMINOS ALL PURPOSE SEASONING Natural Soy Sauce ALTERNATIVE

32 FL OZ (1QT) 946 mL

NON GMO Project VERIFIED nongmoproject.org

La importancia de la lecitina de soya

El hígado ejecuta más de quinientos trabajos separados – uno es producir el colesterol normal del cuerpo y una sustancia importante llamada lecitina. ¡La lecitina es uno de los más grandiosos relagos regalos de Dios para el hombre! Se mezcla con la bilis en la vesícula biliar y es vaciada junto con la bilis hacia el intestino delgado para coadyuvar en la digestión de grasas a medida que dejan el estómago. La lecitina es un agente homogeneizante de la grasa, el cual rompe la grasa en partículas diminutas. ¡Uno de los grandes descubrimientos de salud de la Ciencia Nutricional es el papel de la lecitina (proveniente de frijoles de soya) en ayudar al cuerpo a deshacerse de estas grasas excesivas! Usted puede ver que una deficiencia de lecitina puede causar problemas serios de obstrucción de coronarias. (Nosotros usamos gránulos de lecitina como mantequilla sobre vegetales, patatas, y se los agregamos a los batidos helados para energía, etc. – página 160.) (Ver portada delantera interna.)

El frijol de soya es la fuente más rica de lecitina. También ha sido encontrado en todos los productos que contienen grasa, como en el germen (la parte que brota) de diversos granos. La lecitina y el germen de trigo tienen una apariencia muy similar. La lecitina comercial tiene una amplia variedad de usos. Se usa incluso para lubricar las máquinas de precisión donde el aceite debe ser esparcido delgadamente. Es también importante en la confitería (cuando se hacen caramelos y confites) y en los negocios de horneado por su efecto homogeneizador natural.

Cuando papá fue editor asociado de la revista *Physical Culture Magazine* de Macfadden, él fue a una expedición a China – el hogar original del frijol de soya. Durante miles de años los chinos han usado frijoles de soya. Aproximadamente el 60% de su comida es producido a partir de frijoles de soya en una forma u otra. De nuevo, papá encontró a muchas personas que vivían vidas increíblemente largas, como Zora Agha de Turquía. No era inusual encontrar hombres y mujeres de 125 a 135 años de edad. Entre estas personas, ¡los infartos, apoplejías, parálisis, trombosis coronaria y enfermedades degenerativas de las arterias eran prácticamente desconocidas! Comer frijoles de soya en diversas formas significó que habían introducido grandes cantidades de lecitina en su dieta simple. ¡La lecitina homogeneizó (disolvió) sus grasas de la dieta! Así su nivel de grasa en sangre y colesterol en sangre permanecieron normales.

Hay una concentración alta de lecitina en las células del corazón y en el revestimiento alrededor del cerebro, la médula espinal y los nervios. La lecitina está disponible en gránulos, líquido y cápsulas provenientes de frijoles de soya sanos. La lecitina es un emulsionante natural de la grasa y ayuda a reducir los glóbulos más grandes y peligrosos del colesterol LDL, además de elevar las partículas más pequeñas y sanas de HDL y ayudar a incrementar los niveles vitales de colina.

Productos de frijol de soya para un corazón nervios saludables

Les hemos estado recomendando los frijoles de soya a los norteamericanos desde 1912. El frijol de soya es la fuente más rica de lecitina. Es importante en la digestión de grasas, y también en el funcionamiento del sistema nervioso. Las glándulas son, en gran medida, ayudadas por los fosfolípidos, uno de los componentes más importantes de la lecitina. Por eso es que se encuentra en el sistema nervioso y en toda célula del cuerpo. La ciencia nutricional nos enseña que los nervios y sistema cardiovascular ambos requieren lecitina y comidas ricas en complejo de vitamina B, ver páginas 230-231.

2. CARBOHIDRATOS: *almidones y azúcares*

Los almidones y azúcares caen bajo la clasificación carbohidratos, en el estándar de la FDA para grupos básicos de alimentos. Estos proveen la principal fuente de energía alimenticia. Los carbohidratos se necesitan como combustible para el trabajo de los músculos y para la actividad física. Los almidones y azúcares excedentes que no son utilizados como energía son transformados por la química del cuerpo en grasa y se guardan en las partes del cuerpo menos activas, causando obesidad. Los carbohidratos se originan en las plantas en forma de azúcares creados por fotosíntesis, luego se agrupan como almidones. Consumidos por humanos, se descomponen por metabolismo corporal en un azúcar simple – la glucosa – para ser usado por las células del cuerpo. Es importante comer solo almidones de azúcar naturales y evitar todas las harinas refinadas de harinas blanca/trigo, provenientes de trigo OGM, azúcares, etc.

Los azúcares y almidones naturales se encuentran en todas las verduras y frutas frescas, miel, jarabe puro de arce, sorgo, Stevia y melaza de miel de purga, granos enteros orgánicos y sus harinas (cebada, avena, quinoa, mijo, amaranto, centeno, etc.), frijoles, lentejas y guisantes, papas y arroz integral orgánico. De hecho, todos los alimentos naturales contienen algún carbohidrato.

Los adultos que consumen al menos 25% de sus calorías en forma de azúcar refinado añadido tienen casi 3 veces más probabilidades de morir de afecciones cardíacas que quienes consumen menos del 10%. El azúcar refinado ha demostrado aumentar la presión sanguínea, el colesterol, y los niveles de triglicéridos y diabetes, además de aumentar las señales de inflamación ligada a enfermedad cardiaca (páginas 54-55). – JAMA Internal Medicine
¡Limitar el azúcar refinado, harinas y comidas procesadas puede conducir a una vida más sana, más larga!

¡Los científicos han dicho que el cáncer de mama en mujeres asiáticas es mucho más bajo que en mujeres norteamericanas, mayormente debido al hecho de que las mujeres asiáticas consumen una dieta alta en proteína de frijol de soya, el cual contiene isoflavonas – los estudios muestran que ayuda a bajar los niveles de colesterol en sangre (página 26) lo cual es de vital importancia para un corazón sano!

Trigo OGM moderno –
¡ya no es el trigo de la Madre Naturaleza!

El trigo OGM moderno no es en realidad el trigo que la Madre Naturaleza quiso. Cerca de 700 millones de toneladas de trigo son cultivadas en todo el mundo, lo que lo hace el grano más producido luego del maíz. Ha sido cultivado en mayor extensión territorial que ningún otro cultivo comercial y ha sido considerado un alimento base para los humanos.

El trigo que comemos hoy día

¡El balance y la proporción de nutrientes que "la Madre Naturaleza" creó para el trigo han sido modificados! En algún momento dado en nuestra historia, este grano antiguo fue nutritivo; sin embargo, el moderno trigo OGM ya no es para nada el mismo trigo. Una vez que la agro-industria asumiera el control para desarrollar un cultivo que produjera más, el trigo se hizo un híbrido al grado en que se ha transformado completamente, diferente de su configuración genética prehistórica. La mayor parte del trigo es procesado en extracción del 60% o en harina blanqueada. ¡El estándar para la mayoría de los productos de trigo quiere decir que se ha removido el 40% del grano original del trigo! ¡Así no solo tenemos una cepa más malsana, modificada e hibridizada de trigo, también eliminamos y degradamos más aún su valor alimenticio al procesarlo! Desafortunadamente, el 40% que queda eliminado incluye el salvado y el germen de los granos de trigo – sus partes más llenas de nutrientes. Durante el proceso de hacer la harina de extracción del 60%, más de la mitad de las vitaminas B1, B2, B3, E, ácido fólico, calcio, fósforo, cinc, cobre, hierro, y fibra se pierden. Cualquier alimento procesado con trigo OGM es malsano pues causa más riesgos para la salud del cuerpo que beneficios!"

Los carbohidratos blancos desmedidamente comercializados (azúcar blanco, harina, pasta, etc.) están empacados en cajas que tienen por objeto hacerle anhelar comer más. ¡No son buenos para su cuerpo, su mente o su alma! – BetterNutrition.com

Busque y seleccione entre comidas integrales: frutas orgánicas, verduras, arroz, frijoles, frutos secos, semillas, etc. en vez de productos de harina comercial, refinada y blanca y con azúcar, u otros productos enlatados altamente procesados ubicados en los pasillos centrales.

Las personas que rechazan el trigo OGM han bajado una cantidad considerable de peso. Hasta los diabéticos ya no se vuelven diabéticos; las personas con artritis tienen un dramático alivio, menos reflujo ácido, hinchazón de piernas y colon irritable.

¡"Mientras más blanco el pan, más pronto estará usted muerto!"

El cuerpo no reconoce el trigo OGM procesado como comida. La absorción de nutrientes de los productos de trigo procesados es por lo tanto consecuente con casi ningún valor alimenticio.

Aunque usted escoja productos que sean 100% de harina integral, están basados en las cepas modernas de trigo OGM creadas por radiación de las semillas y embriones de trigo con químicos, rayos gamma, y rayos X de alta dosis para inducir mutaciones. Usted sigue consumiendo grano transgénico.

Para evitar estos productos orientados al trigo tóxico, sugerimos comer productos de grano entero "realmente alimenticios," hechos con granos orgánicos que no son OGM.

Problemas de salud asociados con el trigo OGM

La Dra. Marcia Alvarez que se especializa en programas nutritivos para pacientes obesos dice, "Los modernos granos de trigo OGM ciertamente podrían ser considerados como la raíz de todo mal en el mundo de la nutrición puesto que causan tantos problemas de salud documentados en tantas poblaciones en el mundo." Ver sitio web: *NonGMOproject.org*

¡La Dra. Alvarez afirmó que ese trigo OGM es ahora responsable de más intolerancias que cualquier otra comida en el mundo! "En mi práctica de más de dos décadas, hemos documentado que para cada diez personas con problemas digestivos, obesidad, colon irritable, diabetes, artritis e incluso enfermedad cardiaca, 8 de cada 10 personas tienen problemas de salud con el trigo. Una vez que eliminamos el trigo OGM de sus dietas, la mayor parte de sus síntomas desaparecieron en tres a seis meses," ella añadió. La Dra. Alvarez estima que, entre el influjo de cepas transgénicas (OGM) de trigo y la actual tendencia creciente mundial de eliminación del trigo, ¡está emergiendo una tendencia en los siguientes 20 años donde probablemente se verá que el 80% de las personas detienen su consumo de trigo OGM en cualquiera de sus formas!

¡Si usted selecciona productos de harina integral de trigo 100% orgánico, el salvado y germen permanecerán en el producto, y los beneficios médicos serán impresionantes! El trigo no OMG entero y orgánico es una buena fuente de fibra dietética. – whfoods.com

¡La fibra alimenticia es vital para la buena salud, la eliminación saludable y su consumo adecuado ayuda a prevenir el cáncer de colon! El mundo entero debería beneficiarse por incluir regularmente en sus dietas comidas como granos enteros no OGM orgánicos, cebada, avena, frijoles, frutas y verduras que proveen fibras alimenticias sanas.

3. GRASAS: *pueden ser saludables o insaludables*

La grasa es también una fuente importante de energía dietética. Tiene más de dos veces el valor energético que la misma cantidad de carbohidratos o proteínas. Como ya ha sido señalado antes, una cierta cantidad de grasa es parte de una dieta sana. Permítanos recordarle que su ingesta de grasa idealmente debería consistir solo de grasas no saturadas. Las grasas saturadas en la carne, huevos, productos avícolas y lácteos (ver páginas 33-35) es son a menudo más conveniente si se evitan o se mantienen a un mínimo. Son estas grasas saturadas las que pueden sobrecargar su cuerpo con un exceso de colesterol.

La función de la grasa en el cuerpo

Nuestros nervios, músculos y órganos deben estar acolchonados por una *cantidad normal* de grasa. Si no tuviéramos una cierta cantidad de grasa en nuestros *glúteos máximos* (nalgas), por ejemplo, nunca podríamos sentarnos porque tendríamos que hacerlo directamente sobre nuestros huesos y músculos.

Quienes tienen el deseo de perder peso deben reducir el contenido de *grasa mala, saturada* de su dieta, y quienes tienen el deseo de aumentar de peso, deben aumentar su ingesta de *grasa buena, no saturada*. Pero incluso cuando se está en una dieta para adelgazar, ¡debe haber grasa en su dieta porque juega un papel esencial en su química del cuerpo! Almacenada en el cuerpo, la grasa provee una fuente de calor y energía, mientras que la acumulación de una cierta cantidad de grasa alrededor de los órganos vitales (como los riñones) brinda gran protección contra el frío y lesiones.

La grasa también tiene la función de actuar en las células del cuerpo, para lo cual se necesitan en pequeñas cantidades de grasas especiales conocidas como ácidos grasos insaturados. Sin estos, se generarían asperezas o escamosidades de piel. Las grasas tienen otra función principal de mucha importancia: llevan las vitaminas solubles en grasa como la A, D, E y K a través del cuerpo. Como puede ver, una cierta cantidad de grasa en la dieta es necesaria para un funcionamiento sano del cuerpo. ¡Pero es la clase de grasa lo que es más importante! *La grasa insaturada es la mejor. Cuidado: – ¡es sabio comer pocas grasas saturadas bloqueadoras!*

Dr. Dean Ornish ha podido revertir la enfermedad cardiaca en más del 70% de los pacientes que siguen, entre otras cosas, una dieta vegetariana baja en grasas.

¡Hay docenas de comidas que no contienen casi nada de grasas malas, las aceitunas y aguacates, verduras y frutas orgánicas sanas son los que tienen la perfecta grasa CERO!

138

Las grasas insaturadas son las mejores para la salud cardiaca

Hay, de hecho, dos tipos de grasas no saturadas – *la poliinsaturada* y *la monoinsaturada*, y ambas son líquidas a temperatura ambiente. Dos tipos de grasas poliinsaturadas – los ácidos grasos omega-3 y omega-6 – no pueden ser producidos por el cuerpo humano, pero juegan un papel esencial en el desarrollo del cerebro, el crecimiento del cabello y en la piel, en mantener un sistema reproductor sano y en regular nuestro metabolismo. Además, ambos tipos promueven la salud coronaria bajando el colesterol LDL "malo" y elevando el "buen" colesterol HDL. Para aumentar su ingesta de grasas insaturadas, pruebe reemplazar otras comidas grasosas con estos 4 artículos:

1. Aceite de Oliva: está lleno de grasas insaturadas sanas. 1 cucharada de aceite de oliva tiene casi 12 gramos de grasa insaturada y solo 2 gramos de saturada. Además, el aceite de oliva proporciona una dosis benéfica para el corazón de ácidos grasos, tanto de omega-3 como de omega-6. Mezcle Aceite de Oliva Orgánico Bragg con Vinagre de Manzana Orgánico Bragg para crear un delicioso y sano aderezo para ensalada o úselo para saltear sus vegetales verdes. El aceite de oliva es genial para cocinar, pero no debe ser usado para hacer frituras en olla freidora.

2. Almendras: Los frutos secos crudos sanos y sus mantequillas con beneficiosas grasas insaturadas. No solo es una buena fuente de ácidos grasos monoinsaturados y poliinsaturados, sino que además proporcionan Vitamina E, que es excelente para el cabello, uñas y piel. ¡También puede tostar ligeramente los frutos secos con Aminos Bragg – sabrosos!

3. Mantequilla de maní: Escoja la mantequilla de maní toda natural y orgánica, y asegúrese de que no haya nada en la lista de ingredientes que incluya la palabra hidrogenado. Evite cualquier frasco que diga grasa trans en la etiqueta nutricional, pues estos son los que le hacen más daño al cuerpo. Para hacer su propias mantequillas de nueces, ver página 140.

4. Aguacates: llenos de grasas buenas insaturadas, bajos en grasa saturada, que ayudan a bajar el riesgo de enfermedad cardiaca. Su textura cremosa y suave les hace ser un gran reemplazo para mayonesa o queso. ¡Para fiestas, maje aguacates junto con poquitos de cebolla, ajo, tomate y un poco de Bragg Sprinkle y Bragg Aminos para un guacamole sabroso! Web: *FitDay.com*

139

Un Estudio de la Sociedad Médica de Massachusetts muestra que el usar aceite de oliva extra virgen reduce la necesidad de medicación para la presión sanguínea. ¡Los que usaron aceite de oliva redujeron su medicación de presión sanguínea en un 50%! El aceite de oliva mejora la salud del corazón bajando el colesterol "malo" sin afectar el "buen" HDL. Pruebe el Aceite de Oliva Extra Virgen Orgánico de Bragg. (Visite el sitio web: BraggOrganicOliveOil.com)

El aceite de oliva orgánico extra virgen es altamente recomendado

La Madre Naturaleza nos ha proporcionado aceites sanos maravillosos que pueden ser usados para preparar comidas, aderezos para ensalada o para saltear y adobar, etc. El aceite de oliva virgen, prensado en frío, ha sido usado por siglos. Hasta Hipócrates usó el aceite de oliva en su práctica. ¡Pruebe el Aceite de Oliva Extra Virgen Orgánico de Bragg (fruto de la primera prensada) – es el más sano de los aceites!

Otros aceites sanos prensados en frío son el de cártamo, sésamo, girasol y de soja. Estos aceites pueden ser usados en aderezos para ensalada, recetas, hornear, etc. Todavía usamos aceites con moderación. Son saludables en ácidos grasos poliinsaturados e insaturados. Por favor, no use aceite de canola genéticamente diseñado.

Otro favorito nuestro es el aceite de linaza orgánico no refinado, el cual es la fuente más rica de ácidos grasos omega-3 esenciales (más del doble de los aceites de pescado). Preferimos las semillas de lino enteras; usted las puede moler en el molinillo de café según se necesiten y puede rociarlas sobre los cereales para el desayuno, sobre jugos, etc. También usamos aceite de semilla de cáñamo. Estos dos frágiles aceites deben ser mantenidos fríos, (y una vez abiertos deber ser refrigerados por razones de seguridad) y nunca deben calentarse (son fácilmente oxidados y dañados por el calor y la luz). Puede añadírselos a las comidas después de que hayan sido cocinadas. Sugerimos que agregue de 1-2 cucharaditas de estos aceites diariamente a su dieta, o muela semillas pues los sanos ácidos grasos omega son vitales para las funciones corporales, especialmente para el corazón (para más información sobre EFA y Omega-3 ver página 243).

Las nueces y semillas crudas son alimentos saludables

Gary Null, un importante activista de la salud escribe en su libro, *Complete Guide to Sensible Eating* (Amazon.com), que los frutos secos crudos y las semillas son buenas fuentes de proteína, minerales (especialmente magnesio), algunas vitaminas del complejo B, y de ácidos grasos insaturados (páginas 144, 230-231). Son bocadillos deliciosos o bien pueden ser usados con otras comidas. Hay pocas comidas que estén más pletóricas de fuerza vital que las semillas crudas y los frutos secos.

Para hacer Mantequilla de Frutos Secos: Muela $1^1/2$ tazas de frutos secos orgánicos sin sal crudos en un procesador de alimentos o licuadora. Siga moliéndolos hasta que obtenga una pasta gruesa, como de dulce de azúcar. Luego añada aceite de girasol o de nueces (comience con 1 cucharada y añada más solo si fuera necesario), y mezcle hasta que esté homogéneo. Mejor si se mantiene en refrigeración·

La linaza y la chía son semillas para toda la vida

Las semillas de linaza están repletas de Omega-3, lignanos, proteína y fibra, los cuales son antioxidantes naturales. El Omega-3 ayuda a extraer toxinas y ayuda a prevenir la enfermedad cardiaca (página 243) y los lignanos ayudan a prevenir el cáncer. Cada cucharada de linaza contiene aproximadamente 8 gramos de fibra que ayudan a combatir el colesterol "malo" y la diabetes tipo 2. La semilla de linaza mejora las condiciones desde funciones cardíacas y autoinmunes hasta alergias y digestión. Otros beneficios incluyen: piel, cabello y uñas; Mejora 40-60% el desempeño atlético; mejora la capacidad de aprendizaje la función cerebral. Las semillas enteras de linaza y chía pueden ser almacenadas por meses en un frasco hermético en un lugar frío, oscuro. **Solo cuando se necesiten, muélalas en un molinillo de café.**

¡Las semillas de chía son también ricas en ácidos grasos Omega-3 y antioxidantes! Las semillas de chía proporcionan fibra, así como también calcio, fósforo, magnesio, hierro, niacina y cinc. Pueden desacelerar qué tan rápido convierten nuestros cuerpos los carbohidratos en azúcares simples, lo cual puede tener grandes beneficios para los diabéticos.

Las semillas de chía tienen un sabor como de nuez. Son sabrosas, deliciosas y nutritivas. Usted puede ponerles chía y semillas de linaza enteras o molidas a cereales, yogur, ensaladas, sopas, vegetales verdes, etc. ¡También agrégueselas a batidos, helados preparados, fórmulas para niños, comidas para bebé y a barras de nutrición! Puede agregarlas también a la harina al hacer productos horneados como galletas, quequitos, etc.

141

Comidas de bajo contenido graso ayudan a reducir el riesgo de enfermedad cardiaca

Un informe de investigación británico por el Dr. George Miller del Medical Research Council de Gran Bretaña declaró que: Las comidas altas en grasa hacen que la sangre sea más propensa a coagularse dentro de las 6 a 7 horas después de comer. Las comidas bajas en grasa pueden revertir casi inmediatamente esta condición. La mayoría de los infartos ocurre temprano en la mañana. ¡Una razón pueden ser los efectos coaguladores nocturnos producto de una cena con alto contenido de grasa! ¡Los investigadores creen que si corta las grasas de su dieta, puede añadirle años a su vida y reducir el riesgo de enfermedad cardiaca! Además, la investigación de la Universidad de Chicago apoya la famosa declaración trascendental de los doctores Dean Ornish & Miller de que las comidas más sanas para el corazón son las dietas vegetarianas bajas en grasa, sanas con abundantes verduras y frutas.

Recuerde, ¡sin carne y sin lácteos es más saludable!
– Dr. Dean Ornish • *www.OrnishSpectrum.com*

Dr. Charles Attwood – gran paladín de la salud

Como Médico, Humanitario, fuerte y dedicado Paladín de la Salud, y un devoto Pediatra por más de 40 años, además de ser Asociado de la Academia Norteamericana de Pediatría, el Dr. Charles Raymond Attwood libró muchas batallas en contra de la medicina convencional y en contra de los grandes negocios para asegurar la salud de las personas en todas partes, en particular de los niños. Él propugnó un menú vegetariano bajo en grasa para niños, fue una activista fuerte de la salud y la nutrición y un asociado del Dr. Benjamin Spock. Una batalla fundamental ocurrió en 1996: como miembro de la CSPI, el Dr. Attwood condujo la oposición ante la práctica de la gigantesca Compañía Alimenticia para Bebés Gerber de diluir sus comidas para bebé con agua, azúcar y almidón. ¡Él ganó! Gerber detuvo este crimen de 40 años en contra de los niños de América. Ahora sus comidas son 100% de frutas y vegetales. Luego siguieron otras compañías de comidas para bebé. Ver sitio web: *VegSource.com*.

Dr. Charles Attwood mantuvo en alto el estandarte apoyando una dieta baja en grasa, basada en vegetales como lo más sano para los jóvenes. ¡Su alabado libro de 1995, *Low-Fat Prescription for Kids* (disponible en *Amazon.com*) argumenta fuerte y científicamente a favor de esta dieta! Su investigación muestra cómo evitar las causas principales de muerte prematura futuras, cuando se es adulto (enfermedad cardiaca, accidentes vasculares, cáncer, diabetes, etc.). Es importante que los niños y adultos sigan su programa.

142

Consejos del Dr. Attwood para comprar alimentos sin grasa

- Pase la mayoría de su tiempo en el departamento de productos del campo.
- Pruebe variedades nuevas de productos del campo. ¡Busque los que tengan colores más intensos y recuerde que lo orgánico es mejor!
- No se olvide de la pasta hecha de arroz o quinoa.
- Compre cereales no refinados, sin azúcar, de arroz alto en fibra o de avena.
- Cuando compre alimentos congelados, empacados, o enlatados, lea las etiquetas.
- No menosprecie los frijoles – ya sea secos, congelados o enlatados, son deliciosos y sanos para usted.
- Compre bocadillos sanos bajos en grasa o sin grasa – hay muchas opciones. Cuidado, pues algunos tienen considerables cantidades de sal, azúcar y calorías.
- Reemplace la leche y lácteos bajos en grasa con leches de soya, nuez y arroz, y con quesos de soya y tofu, etc.

Eliminar la carne es más seguro y saludable

¡Vaya a lo seguro, conviértase en un vegetariano sano! Vean lo que ponen en el alimento vacuno y en algunos casos en las comidas de perro y de gato – los cadáveres que quedaron en el suelo de otros animales del lote de alimentación que no logró llegar al matadero.

Hablando de la escena del matadero, ¿qué clase de reacción química supone usted ocurriría en su cuerpo si alguien pusiera un collar de castigo alrededor de su cuello para mantenerle bajo control, le empujara encima de una banda transportadora, y le hiciera observar horrorizado como todos aquellos que están adelante suyo en la línea son decapitados uno a uno? Bien, su cuerpo estaría tan bombardeado hasta estar repleto de adrenalina de todo ese terror, ¡que usted no sabría qué lo golpeó! ¡Toda esa adrenalina sin usar es extremadamente tóxica! ¡Si usted piensa por un minuto que la mayor parte de la carne que usted consume no está repleta de esta sustancia tóxica, está tristemente equivocado!

Además, considere el hecho de que el ganado, ovejas, pollos, etc., son todos vegetarianos. ¡Cuando usted los come, solo está comiendo vegetales contaminados! ¿Por qué no saltarse todo ese desperdicio y toxinas y comer solamente legumbres sanas, orgánicas?

¿Y qué hay del mito de que usted tiene que comer carne para obtener su proteína? Si eso fuera cierto, ¿de dónde cree que los animales de granja, especialmente los caballos, obtienen su proteína? ¡Son vegetarianos! Obtienen su proteína de los granos y los pastos que comen. Usted no es diferente. Usted puede obtener las proteínas que usted necesita de una gran variedad de granos enteros orgánicos, tofu, frutos secos crudos, semillas, frijoles, frutas y verduras que Dios puso en este planeta para su salud. Estudie el Cuadro del Porcentaje de Proteínas Vegetales en la siguiente página.

143

Tenga cuidado con comer demasiada proteína en la edad madura: *El estudio en el "Cell Metabolism Journal" ha mostrado que el consumo alto de proteínas (como la carne roja) es asociado a un riesgo aumentado de cáncer, diabetes y muerte en adultos de mediana edad. De hecho, una dieta rica en proteínas es casi tan mala como fumar para su salud. Una encuesta reveló que quienes tenían 50 + años y que tenían una dieta rica en proteínas (el 20% de las calorías consumidas provenía de proteínas), tenía 4 veces más probabilidades de morir de cáncer, diabetes, enfermedad del riñón y el doble de probabilidades de morir por cualquier otra causa, en los siguientes 18 años. Estos efectos se reducían o desaparecían entre los participantes cuando la dieta rica en proteínas se basaba en proteína vegetal.*

La investigación ha mostrado que tan solo por comer frutos secos usted puede mejorar sus perfiles de lípidos en sangre (colesterol y niveles de triglicéridos), reducir significativamente su riesgo de enfermedad cardiaca y perder peso.
– Dr. David Williams, "Guide to Healthy Living"

Cuadro del porcentaje de proteína vegetal

LEGUMBRES	%
Brotes de frijol de soya	54
Cuajada de frijol de soya	43
Harina de soya	35
Frijoles de soya	35
Frijoles de lima	32
Lentejas	29
Guisantes secos	28
Frijoles colorados	26
Frijoles blancos comunes	26
Habas	26
Garbanzos	23

VEGETALES	%
Espirulina (algas de Plantas)	60
Espinaca	49
Espinaca de Nueva Zelanda	47
Berros	46
Col rizada	45
Brócoli	45
Colecitas de Bruselas	44
Hojas de nabo	43
Berzas	43
Coliflor	40
Hojas de mostaza	39
Hongos	38
Col china	34
Perejil	34
Lechuga	34
Arvejas verdes	30
Calabacín	28
Judía verdes o ejote	26
Pepinos	24
Hojas de diente de león	24
Pimiento Verde	22
Alcachofas	22
Col	22
Apio	21
Berenjena	21
Tomates	18
Cebollas	16
Remolachas	15
Calabaza	12
Papas	11
Batatas	8
Camotes	6
Aguacate	5

144

GRANOS	%
Germen de trigo	31
Centeno	20
Trigo, duro rojo	17
Arroz silvestre	16
Alforfón	15
Harina de avena	15
Quinoa	14
Millo	12
Cebada	11
Arroz integral	8

FRUTAS	%
Limones	16
Melón tipo honeydew	10
Melón	9
Fresa	8
Naranja	8
Mora negra	8
Cereza	8
Albaricoque	8
Uva	8
Sandía	8
Mandarina	7
Papaya	6
Durazno	6
Pera	5
Banano	5
Toronja	5
Piña	3
Manzana	1

NUECES Y SEMILLAS	%
Semillas de calabaza	21
Semillas de girasol	17
Cacahuate	16
Nueces, negro	13
Semillas de ajonjolí	13
Almendras	12
Marañónes	12
Semillas de chía	9
Semillas de linaza	3

Datos del Valor Nutritivo de las Comidas Americanas en Unidades Comunes, Manual No. 456 de Agricultura USDA. Reimpreso con permiso del escritor, de *Diet for a New America – John Robbins* (Walpole, Nueva Hampshire: Stillpoint Publishing)

Carne: grasa mala, ácido úrico tóxico y colesterol

¡La carne es una fuente principal de colesterol y ácido úrico tóxico, ambos dañinos para su salud! **Si usted insiste en comer carne, deberá ser una fuente alimentada orgánicamente y no consumir más de 1 a 2 veces semanalmente.** El pescado fresco puede ser el menos tóxico de las proteínas de la carne. Pero tenga cuidado, pues el pescado de aguas contaminadas puede estar cargado de mercurio, plomo, cadmio, DDT, radiación y otras toxinas. Si tiene dudas de la seguridad de las aguas de donde proviene el pescado, ¡no se arriesgue!

¡Evite los mariscos – camarón, langosta, camarón de río! Son alimentadores del fondo que se comen la basura y la escoria que se está pudriendo, los derrames de petróleo, etc. haciéndoles por tanto una elección alimenticia poco saludable.

¡No coma carne de cerdo o productos con carne de cerdo! Los cerdos son los únicos animales además del hombre que desarrollan arteriosclerosis. Este animal está tan cargado de colesterol que en el clima frío de invierno, los cerdos desprotegidos pueden ponerse muy rígidos, congelarse y morir. Además, los cerdos a menudo están infectados con un parásito peligroso que causa la enfermedad triquinosis.

¡Sentimos que los *productos cárnicos y lácteos* son mucho más peligrosos que lo sanos que puedan ser! Las carnes son altas en grasa visible, colesterol y en toxinas animales. Por eso es que les enfatizamos a las personas que comen carne (si es que tienen que comerla) que no deben hacerlo más de 1-2 por semana y que siempre recorten la grasa sobrante antes de cocinarla. Colocar la carne en una rejilla durante el cocido, horneado o asado a la parrilla ayuda a drenar la mayor parte de la grasa y evita que se remoje en sus propios jugos y grasa malsana.

No coma alimentos fritos grasientos. ¡La sartén de freír es la cuna de la indigestión, enfermedad cardiaca y muerte! ¡Esos chisporroteantes trozos de grasa crepitante al freírse son los enemigos de su corazón y de su cuerpo entero! Si usted siente que debe comer carnes, en lugar de salsas de carne altas en grasas, sazone con ajo, cebollas, Bragg Sprinkle (24 hierbas y especias), hongos y Aminos Líquidos de Bragg.

La carne de aves – pollo y pavo – la que es orgánicamente alimentada y libre de hormonas y drogas, tiene las más seguras proteínas de origen animal. ¡La mayoría de las aves de corral son comercialmente alimentadas en masa y sobrecargadas con antibióticos y hormonas! Descarte todos los menudillos y pellejos o piel de las aves porque tienen alto contenido graso.

Huevos. Si usted come huevos, limítese a 2-4 por semana. Recuerde, las yemas contienen grasa alta en colesterol. Los huevos frescos, fértiles de pollos de pastoreo, criados en libertad y alimentados orgánicamente, son los mejores.

4. FRUTAS Y VEGETALES: *alimentos milagrosos*

Tres quintas partes de su dieta deberían consistir en verduras orgánicas, crudas y cocidas ligeramente, y frutas frescas. Estas comidas naturales milagrosas no solo contribuyen con fitonutrientes (vea el cuadro en la página 150), isoflavonas, vitaminas y minerales orgánicos para la dieta, sino que también agregan la fibra dietética y la humedad requeridas para la eliminación sana y el fácil funcionamiento del cuerpo. También ayudan a mantener la reserva alcalina del cuerpo y añadirle variedad, color, sabor y textura a la dieta.

> **¡Las verduras están virtualmente libres de grasas y no contienen colesterol!**

La forma ideal para obtener la cantidad completa de vitaminas y minerales de las verduras orgánicas es que estén en su estado crudo, en frescas ensaladas de vegetales o como aderezos con las comidas. Al cocinar las verduras algunas vitaminas y minerales pueden perderse.

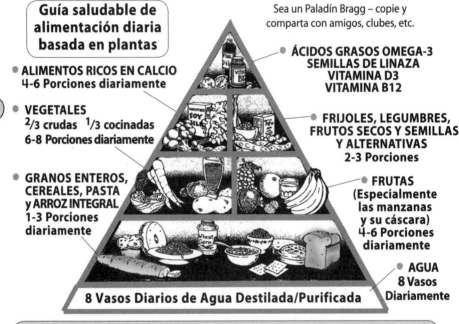

Guía saludable de alimentación diaria basada en plantas

Sea un Paladín Bragg – copie y comparta con amigos, clubes, etc.

ÁCIDOS GRASOS OMEGA-3 SEMILLAS DE LINAZA VITAMINA D3 VITAMINA B12

ALIMENTOS RICOS EN CALCIO
4-6 Porciones diariamente

146

VEGETALES
2/3 crudas   1/3 cocinadas
6-8 Porciones diariamente

FRIJOLES, LEGUMBRES, FRUTOS SECOS Y SEMILLAS Y ALTERNATIVAS
2-3 Porciones

GRANOS ENTEROS, CEREALES, PASTA y ARROZ INTEGRAL
1-3 Porciones diariamente

FRUTAS
(Especialmente las manzanas y su cáscara)
4-6 Porciones diariamente

AGUA
8 Vasos Diariamente

8 Vasos Diarios de Agua Destilada/Purificada

Empiece a comer alimentos saludables para una súper energía

Esta ilustración de la **Pirámide De la Guía Saludable Alimentación Diaria** basada en vegetales representa la forma ideal de comer para lograr una nutrición óptima, salud y bienestar general. Notará que esta Pirámide De la Guía Alimenticia se basa en elementos vegetales orgánicos sanos, con énfasis en agua purificada, frutas, verduras, granos enteros, alimentos protéicos vegetales, comidas con calcio no lácteas, y semillas y frutos secos crudos. Comer una dieta con base en estos lineamientos alimenticios le ayudará a obtener los nutrientes necesarios para una salud óptima. No solo es la mejor dieta para el bienestar general, prevención de enfermedades y longevidad, sino que también proporciona el balance correcto para construir un corazón sano.

Agua destilada purificada: La base de la pirámide es agua purificada. ¡Recomendamos el *agua destilada pura* potable pues es la mejor agua para el cuerpo! Beba diariamente al menos ocho vasos de 8 oz de agua destilada y todavía más si su estilo de vida (deportes, trabajo, etc.) lo requiere.

Granos enteros: Los granos enteros son el siguiente nivel de la pirámide. ¡Evite todo producto proveniente de granos procesados, refinados OGM y coma solo pan y productos derivados de cereales no refinados, orgánicos y de grano entero! ¡Los granos como la quinoa, harina integral, arroz integral, cebada, avena, mijo, trigo kamut, así como los panes y cereales 100% enteros son los mejores! Una porción de granos enteros equivale a 1 rebanada de pan de grano entero, 1 onza de cereal integral listo para comer, 1 taza de granos enteros cocidos tales como arroz integral, harina de avena u otros granos, 1 taza de pasta o fideos de harina 100% integral (u otros granos enteros), y 1 onza de otros productos integrales. Recomendamos de 1-3 porciones diarias de granos enteros orgánicos no OGM.

Verduras: Verduras: ¡Recomendamos que coma la mayor parte de sus verduras orgánicas en forma cruda (sin cocinar, en ensaladas, jugos, licuados, etc.), tanto como le sea posible! ¡Al cocinar las verduras, no las sobre-cocine! Es mejor hacerlas al vapor o sofreírlas ligeramente. El arcoíris más colorido de verduras es el mejor para su salud pues contiene más nutrientes valiosos y fitonutrientes saludables (ver página 149-151). Coma una amplia variedad de verduras orgánicas diariamente. Una porción de vegetales es igual a 1 taza de verduras cocinadas o 1 taza de verduras crudas sin cocinar, 1 taza de ensalada, o $3/4$ tazas de jugo de vegetales/legumbres. Nosotros recomendamos comer de 6-8 o más porciones de vegetales diariamente.

Frutas: Al igual que con las verduras, ¡mientras más coloridas las frutas mejor son para usted! ¡Coma frutas orgánicas lo más posible! Una porción de fruta es igual a 1 manzana mediana, banano, naranja, pera u otra fruta, $1/2$ taza de frutas, $1/2$ taza de jugo de fruta o $1/4$ taza de fruta seca. Recomendamos comer 4-6 porciones o más de frutas orgánicas diariamente.

Los granos que son sanos para el corazón son el arroz integral orgánico, panes, cereales, y pastas orgánicos de grano entero. También las palomitas de maíz; el maíz orgánico es un grano entero. Mi favorito es el que es reventado con aire y agregarle luego Aminos Líquidos Bragg, Aceite de Oliva y Levadura Nutritiva (receta en la página 160). Está también el alforfón, la cebada, el mijo, y la sabrosa quinoa; son proteínas completas y hacen un cereal ideal para el desayuno.

Comidas ricas en calcio: Son las comidas ricas en calcio que son derivadas de plantas. Las fuentes vegetales de calcio son más saludables que los productos lácteos porque no contienen grasas saturadas ni colesterol. Las comidas ricas en calcio para la salud son: leche de soya, tofu, brócoli y hortalizas de hojas verdes. Ejemplos de porciones para alimentos ricos en calcio provenientes de plantas incluyen: 1 taza leche de soya, $1/2$ taza tofu, $1/3$ taza almendras, 1 taza vegetales verde oscuro cocinados 2 tazas de crudos altos en calcio (col rizada, berzas, brócoli, repollo chino u otros vegetales verdes chinos), 1 taza de frijoles ricos en calcio (frijol de soya, frijol blanco, frijol Grande del Norte), $1/2$ taza de algas marinas, 1 cucharada de melaza de la miel de purga, 5 o más higos. Recomendamos 4-6 porciones de fuentes no lácteas de alimentos ricos en calcio diariamente.

Los frijoles, las legumbres, los frutos secos y las semillas: En este grupo están los alimentos protéicos sanos. Los alimentos protéicos vegetales son mejores comparados con los protéicos animales. Las proteínas de las plantas no contienen las grasas saturadas y el colesterol obstructores de arterias encontrados en los alimentos de origen animal. También contienen factores protectores para prevenir la enfermedad cardiaca, cáncer y diabetes. Las proteínas vegetales son de alta calidad y le brindan al cuerpo los aminoácidos esenciales que requiere. Una porción de alimentos protéicos vegetales incluye: 1 taza legumbres cocidas (frijoles, lentejas, guisantes secos), $1/2$ taza de tofu firme o tempeh, 1 porción de alternativo vegetal para carne (por ejemplo, torta de hamburguesa vegetal o torta de soya), 3 cucharadas de mantequilla de semillas o nuez, 1 taza leche de soja. Recomendamos que coma de 2 a 3 o más porciones de proteínas vegetales diariamente con las comidas.

Grasas, ácidos grasos esenciales, Omega-3 y otros nutrientes sanos: Las porciones de grasas sanas incluyen: 1 cucharadita de aceite de linaza, 1 cucharada de aceite de oliva extra virgen orgánico Bragg, 3 cucharaditas de nueces crudas. Otros elementos esenciales sanos incluyen semilla de lino molida y suplementos de compuestos B nutritivos que proporcionen vitamina B12, incluyendo Levadura Nutritiva Bragg (delicioso condimento). Bríndele a su cuerpo los suplementos nutritivos que su cuerpo también requiere para una salud óptima.

148

La química del alimento consumido por una persona se convierte en su propia química corporal. ¡Quizá el resultado más valioso de cualquier educación es la habilidad para servir de ejemplo y obligarse a hacer lo que se debe hacer, cuando debe hacerse, como debe hacerse, ya sea que le guste o no! – Patricia Bragg, N.D., Ph.D., Paladina Pionera de la Salud

El aceite de coco tiene alrededor del 90% de grasa saturada, pero contiene una grasa llamada ácido láurico que su cuerpo procesa más rápido y más eficazmente que la grasa saturada que se encuentra en un trozo de carne T-bone (busque aceite de coco orgánico virgen). Evite cualquier cosa que diga "parcialmente hidrogenado."– DoctorOzMag.com

¿Qué son los fitonutrientes milagrosos de la naturaleza?

Estos compuestos maravillosos y orgánicos se encuentran en las plantas (phyto quiere decir 'planta' en griego) y son vitales para la salud. Más y más estudios científicos están mostrando que los fitonutrientes ayudan a resguardarnos de muchos problemas de salud serios, incluyendo la enfermedad cardiaca y los accidentes vasculares. Las frutas orgánicas, verduras, granos, legumbres, frutos secos y algunos tés son ricos en estos fitonutrientes milagrosos.

Los médicos y los científicos han escrito sobre la naturaleza crítica de estos alimentos por miles de años, pero los beneficios específicos de los fitonutrientes todavía se siguen descubriendo. Son creados cuando las plantas absorben la energía de la tierra, agua, aire y sol. Esta energía ayuda a las plantas a sobrevivir los retos ecológicos como las enfermedades, heridas, sequía, calor excesivo, rayos de sol ultravioletas y venenos. ¡Esta energía increíble forma una parte importante del sistema inmunológico de la planta! Parece brindarles a los humanos los mismos beneficios cuando consumimos las plantas. Ayuda a aumentar nuestros sistemas inmune y de regeneración. Nos da fuerza, resistencia, y a la larga nos ayuda a sentirnos mejor y vivir más tiempo.

149

Beneficios médicos de los fitonutrientes

¡El cuerpo debe tener estos fitonutrientes y enzimas para descomponer la comida, matar los virus y las bacterias, y disolver tumores! Una dieta de al menos un 50% de alimentos crudos sin procesar es vital para asegurarse de que estemos obteniendo suficientes enzimas y fitonutrientes para optimizar los procesos del cuerpo.

Las plantas contienen más de 10,000 fitonutrientes, una razón por la cual se recomienda comer de 10-14 porciones de frutas y vegetales verdes diariamente. Las plantas y las verduras contienen fitonutrientes diferentes, y tener una variedad de estos en la dieta es importante.

En promedio, los alimentos vegetales tienen 64 veces más antioxidantes que los alimentos de origen animal, lo cual es crítico de entender porque, cuando se trata de antioxidantes, mientras más comamos, más son nuestros beneficios de salud. Tener una dieta alta en antioxidantes (ver página 31) es importante por diversas razones, incluyendo el hecho de que parecen reducir la inflamación en el cuerpo (ver páginas 54-56). Ver gráfica en la siguiente página para beneficios de salud provenientes de diferentes fuentes vegetales.

Los Fitoquímicos de la Naturaleza Ayudan a Prevenir el Cáncer:

Asegúrese de obtener su dosis diaria de estos súper alimentos que se dan naturalmente y que combaten el cáncer –los fitoquímicos son abundantes en manzanas, tomates, cebollas, ajo, frijoles, legumbres, soya, repollo, coliflor, brócoli, cítricos, etc. Los campeones con el recuento más alto de fitoquímicos son las manzanas y los tomates.

Clase	Fuentes Nutritivas	Acción
FITOESTRÓGENOS ISOFLAVONES	Los productos de soya, semilla de lino, semillas y frutos secos, batatas, brotes de alfalfa, y trébol rojo, paloduz (no la golosina regaliz)	Pueden bloquear algunos cánceres, y ayudan a aminorar los síntomas menopáusicos y a mejorar la memoria
FITOESTEROLES	Aceites vegetales, maíz, soya, sésamo, cártamo, trigo, calabaza,	Bloquea el rol hormonal en los cánceres, inhibe la captación de colesterol proveniente de la dieta
LIGNANOS	Linaza, centeno, lentejas, soya hongos, cebada	Ayuda a prevenir el cáncer, enfermedad cardíaca y accidente vascular
SAPONINAS	Batatas, remolachas, frijoles, repollo, frutos secos, frijoles de soya	Pueden prevenir que se multipliquen las células cancerosas
TERPENOS	Zanahorias, batatas, zapallo, manzanas, camotes, melones	Antioxidantes – protegen al ADN del daño causado por radicales libres
	Tomates y sus salsas, productos basados en tomates	Ayudan a bloquear los rayos UVA y UVB y pueden ayudar a proteger contra cánceres, próstata, etc.
	Espinaca, col rizada, hojas verdes de remolacha y nabo, repollo	Protege los ojos de la degeneración macular
	Chiles rojos	evitan que los agentes cancerígenos se adhieran al ADN
QUERCETINA (Y FLAVONOIDES)	Manzanas (especialmente las cáscaras), cebollas rojas y el té verde	combatientes fuertes contra el cáncer, protege el corazón y las arterias. Reduce los los síntomas de dolor, de alergia y de asma.
	Cítricos (flavonoides)	Promueven las enzimas protectoras
FENOLES	Manzanas, hinojo, perejil, zanahorias, alfalfa, repollo	Previenen la coagulación de la sangre pueden tener propiedades anti-cancerígenas
	Canela	Promueve el azúcar sanguíneo saludable y el metabolismo de la glucosa
	Cítricos, brócoli, repollo, pepinos, pimientos verdes, tomates	Antioxidantes – los flavonoides, bloquean los puntos receptores de la membrana para ciertas hormonas
	Manzanas, semillas de uva	Fuertes antioxidantes; combaten gérmenes y bacterias, fortalecen el sistema inmunológico, venas y vasos capilares
	Uvas, especialmente las cáscaras	Antioxidante, antimutágeno; promueve la desintoxicación. Actúa como inhibidor de agentes cancerígenos
	Zapallo amarillo y verde	Antihepatotóxico, antitumoral
COMPUESTOS DE SULFURO	Cebollas y ajo, (frescos son siempre más convenientes) las cebollas rojas (nuestras favoritas) también contienen Quercetina	Promueven las enzimas del hígado , inhiben la síntesis del colesterol, disminuyen los triglicéridos, reducen la presión sanguínea, mejoran la respuesta inmunitaria, combaten las infecciones, gérmenes y parásitos

150

Fuentes principales de los fitonutrientes

Los siguientes son altos en fitonutrientes: zanahorias y verduras amarillas (calabazas y camotes), duraznos, albaricoques, brócoli, vegetales de mucha hoja (col rizada, espinaca, hojas de nabo), tomates, pomelo rosado, sandía, guayaba, moras, nueces, fresas, arándanos rojos, zarzamoras, arándanos azules, jugo de uvas y ciruelas pasas, col morada, piña, naranjas, ciruelas, frijoles pintos, espinaca, kiwi y pimientos rojos.

Mientras más alimentos naturales comamos, más fitonutrientes y más enzimas consumimos, y más sana nuestra dieta. ¡Estos alimentos naturales están llenos de la energía que necesitamos para vivir más tiempo vidas más sanas! Para promover su sistema inmunológico y la regeneración celular del cuerpo, coma más fitonutrientes, practique ejercicios de respiración profunda diariamente, haga ejercicio físico, y asegúrese de que su dieta contiene por lo menos un 50% de alimentos orgánicos crudos, naturales, sin procesar. Ese es el Estilo de Vida Saludable Bragg (para más información ver sitio web: *NaturalNews.com*).

DIEZ MANDAMIENTOS DE LA SALUD

Respetarás y protegerás tu cuerpo como la más alta manifestación de tu vida.

Te abstendrás de toda comida no natural y desvitalizada, y de bebidas estimulantes.

Nutrirás tu cuerpo con solo alimentos vivos, naturales, no procesados, para que . . .

Alargues tus años en salud para el servicio de amar, de ser caritativo y de compartir.

Regenerarás tu cuerpo con el balance correcto de actividad y descanso.

Purificarás tus células, tejido y sangre con comidas saludables, y con agua pura, aire limpio y luz del sol.

Te abstendrás de toda comida cuando estés indispuesto o mal de mente o cuerpo.

Mantendrás todos tus pensamientos, palabras y emociones puras, calmadas, amorosas y edificantes.

Incrementarás tu conocimiento de las Leyes de la Madre Naturaleza, las seguirás, y disfrutarás de los frutos de la labor de tu vida.

Te elevarás a ti mismo, a tus amigos y familia por obediencia fiel las Leyes Naturales y Saludables de Vida de la Madre Naturaleza y de Dios.

Plan de estilo de vida saludable BRAGG

- *Lea, planee, diseñe y lleve a cabo el estilo de vida para una salud suprema y longevidad.*
- *Subraye, resalte o doble las esquinas de las páginas a medida que encuentre pasajes importantes.*
- *El organizar su estilo de vida le ayuda a identificar qué es realmente importante en su vida.*
- *Manténgase fiel a sus metas de salud en forma diaria para una vida más saludable, longeva y feliz.*
- *Donde el espacio lo ha permitido, hemos incluido "palabras de sabiduría" de grandes mentes para motivarlo e inspirarlo. Por favor, háganos saber cuáles son sus citas favoritas.*
- *Escríbanos sobre sus éxitos luego de seguir el Estilo de Vida Saludable Bragg.*

¡El Estilo de Vida Saludable Bragg le ayuda a hacerse a usted mismo y al mundo más sanos!

Durante los últimos 40 años, los hornos de microondas han reemplazado prácticamente a los métodos tradicionales de cocinar, especialmente con *tantas personas tan ocupadas* hoy día. ¿Pero qué tanto sabe usted en realidad acerca de ellos? ¿No son nada más que máquinas ahorradoras de tiempo para cocinar? ¡Un Estudio Suizo encontró que el alimento que es cocinado en microondas ya no es el alimento que era antes! ¡La radiación del horno de microondas deforma y destruye la estructura molecular del alimento – creando compuestos radio-líticos! Cuando el alimento cocinado por microondas es ingerido, ocurren cambios anormales en la sangre y sistemas inmunológicos. Estos incluyen una disminución en la hemoglobina y en los recuentos de leucocitos y un incremento en los niveles de colesterol. Un artículo en la Publicación de Pediatría da aviso que cocinar por microondas la leche humana le daña las propiedades que combaten la infección que usualmente le da al bebé una madre. Un trabajo llevado a cabo en la Universidad de Warwick en Gran Bretaña advierte que la radiación del horno de microondas es dañina para la actividad electromagnética vital de las vibraciones humanas de vida. Visite el sitio Web: *ghchealth.com.* Hace más de 20 años atrás, Rusia estableció sabios límites de microondas, más rigurosos que los de América e Inglaterra. ¡Tenga cuidado y no cocine con microondas!! Visite el sitio Web: *relfe.com/microwave.html.*

152

Elimine los productos refinados de harina blanca y productos de azúcar blanco completamente. No coma cereales pastosos, muertos, refinados ni cereales azucarados secos, etc.; son malsanos a pesar de ser enriquecidos con vitaminas producidas químicamente y minerales. (Las tiendas de salud venden granos enteros orgánicos naturales, cereales, granola, panes, rollos, pastas, incluso repostería.)

Evite estos alimentos: Alimentos fritos, con sal, refinados, conservados y llenos de químicos; café, tés negros y verdes (con cafeína), refrescos de cola, bebidas azucaradas y bebidas alcohólicas; verduras recocidas y recargadas de sal, y las sopas saladas, con crema y espesadas con harina blanca. Por favor lea la página 154 para una lista completa de alimentos a evitar para hacer compras sabias para su salud.

Usted puede convertirse en un sistema de aguas negras al comer alimentos malsanos y muy procesados. ¡Recuerde, los alimentos vivos producen personas sanas y vivas!

Usted ya conoce los alimentos a evitar: Alimentos refinados, malsanos de alto contenido de grasa, sal y azúcar; productos de carne y lácteos; alimentos azucarados y bebidas y agua llenas de químicos.

Usted ya conoce los alimentos que puede comer: Frutas frescas (las orgánicas son siempre las mejores para comprar o cosechar usted mismo); frescos jugos; ensaladas crudas; verduras frescas – a vapor, crudas, horneadas o salteadas; proteínas vegetales, frijoles, legumbres, tofu, frutos secos crudos, semillas, etc. Si usted en realidad desea comer proteínas de origen animal y de pescado, limítelas a dos veces por semana. Ocasionalmente, no coma nada sino solo frutas frescas, brotes y verduras crudas 1 o 2 días por semana. ¡Recuerde, los vegetarianos son los más saludables entre los norteamericanos! ¡La investigación mundial prueba esto! ver sitio web: *OrnishSpectrum.com*

¡Use su imaginación para planificar comidas agradables, vivas y alimenticias que sean poderosas para obtener una súper salud! ¡Mantenga simples sus comidas! Evite comer demasiadas mezclas alimenticias. ¡No coma en exceso! ¡Sea moderado en todo para una mejor salud! Coma solo cuando usted esté realmente hambriento, no porque sea la hora de la comida. Gánese su alimento con actividad, ejercicio vigoroso y respiración profunda. ¡Verá cuánto más disfruta realmente el alimento cuando se lo merece y se lo gana!

Stevia – el endulzante de hierbas natural

La stevia es una hierba nativa de América del Sur (*stevia.com*). Es ampliamente cultivada por sus hojas dulces. En su forma sin procesar, es 30 veces más dulce que el azúcar. Es una alternativa baja en carbohidratos y baja en azúcar. La stevia muestra ser prometedora para tratar condiciones tales como la obesidad y la presión alta. No afecta el azúcar en sangre y hasta promueve la tolerancia a la glucosa. La stevia es un edulcorante seguro, delicioso y saludable para diabéticos. Ver bajo Bebidas VSM Bragg, una con Stevia en la página 296. Los niños pueden usar Stevia sin preocupaciones, pues no causa caries.

¡EE.UU. encabeza el mundo en enfermedades cardiacas, accidentes cerebro-vasculares, cáncer y diabetes! ¿Por qué? ¡Es nuestra dieta de alimentos rápidos, alta en azúcares, grasas, leche y alimentos procesados

Si tan solo la mitad de los miles de millones de dólares gastados en la investigación del cáncer se gastaran educando al público en relación a la forma de evitar enfermedades – millones de vidas serían salvadas del cáncer. – Joel Fuhrman, MD, "Fasting & Eating for Health"– amazon.com

Las comidas rápidas, las carnes procesadas, los perros calientes, chorizos, azúcar y alimentos rápidos pueden aumentar la inflamación en su cuerpo, lo cual a su vez podría conducir a enfermedades crónicas.
– Dr. Bob Martin, author of – "Secret Nerve Cures" • www.DoctorBob.com

Millones de norteamericanos están suicidándose lentamente con su malsano estilo de vida: dietas con carne, altas en azúcar y grasas, fumado, beber, usar drogas – todo esto daña sus órganos y arterias.
– Patricia Bragg, N.D., Ph.D., Paladina Pionera de la Salud

Evite Estos Alimentos Refinados y Procesados Dañinos

Una vez que usted se dé cuenta del daño provocado a su cuerpo por alimentos deficientes, no saludables, refinados, y llenos de químicos, querrá eliminar estos alimentos "asesinos". ¡También evite los alimentos cocinados por microondas! Siga El Estilo de Vida Saludable Bragg para que le brinde la nutrición básica y sana necesaria para mantener su salud.

- Azúcar refinada, edulcorantes artificiales (aspartame tóxico) o sus productos como como mermeladas, jaleas, conservas, yogures, helado, sorbetes, gelatinas, pasteles, golosinas, galletas, todas las gomas de mascar, todas las bebidas de cola y de dieta, tartas, repostería, y todos los jugos de fruta azucarados y las frutas enlatadas en sirope de azúcar. (**Las tiendas de salud tienen reemplazos saludables deliciosos, como la stevia, la miel cruda, y el jarabe 100% de arce; busque y compre lo mejor.**)

- Productos de harina blanca como pan blanco, pan blanco de trigo, harinas enriquecidas, pan de centeno que tenga harina blanca como ingrediente, bolitas de masa (dumplings), bizcochos, bollitos, salsas de carne, pasta, panqueques, gofres (waffles), galletas de soda, pizza, ravioli, pasteles, repostería, queques, galletas, pudín preparado y comercial, repostería lista para hornear. Muchas están hechas con la peligrosa leche en polvo (oxicolesterol) y huevos en polvo. (**Las Tiendas de Salud tienen una amplia variedad de productos orgánicos 100% integrales, panes deliciosos, galletas, pasta, postres, etc.**)

- Alimentos salados, como tostaditas de maíz, papitas tostadas, pretzels, galletas y nueces.

- Arroces blancos refinados y cebada perlada. • Comidas rápidas fritas. • Ghee hindú.

- Cereales refinados, azucarados (también con aspartame), secos y procesados – hojuelas tostadas de maíz, etc.

154

- Alimentos que contengan aceite de Olestra, palma o semilla de algodón. Estos aceites no son aptos para el consumo humano y deben ser evitados a como dé lugar.

- Los cacahuates y la mantequilla de maní que contengan aceites hidrogenados endurecidos y cualquier maní con moho y todo tipo de moho que ocasione alergias.

- Margarina – combina ácidos grasos trans mortales para el corazón y grasas saturadas.

- Las grasas saturadas y los aceites hidrogenados – enemigos que obstruyen las arterias.

- Café, café descafeinado, té cafeinado y toda bebida alcohólica. También todo jugo de agua cafeinado y azucarado, todo refresco de cola y gaseoso.

- Cerdo fresco y sus productos. • Carnes fritas, con grasa. • Alimentos OMG irradiados.

- Carnes ahumadas, como jamón, tocino, salchichas de cerdo y pescado ahumado.

- Carnes frías, salchichas, salami, mortadela, carne prensada en salmuera, pastrami y carnes empacadas que contengan el peligroso nitrato de sodio o nitrito de sodio.

- Frutas secas que contengan dióxido de sulfuro – un conservante tóxico.

- No consuma pollo o pavo que haya sido inyectado con hormonas o alimentado con alimento avícola comercial que contenga alguna droga o toxina.

- Sopas enlatadas – lea las etiquetas para ver si contienen azúcar, sal, almidón, harina y conservantes.

- Alimentos que contengan benzoato de sodio, sal, azúcar, crémor tártaro y cualquier aditivo, droga, conservante; alimentos irradiados y diseñados genéticamente.

- Vegetales con un día de cocinados, papas, y ensaladas premezcladas marchitas y sin vida.

- Todo vinagre comercial: ¡Los vinagres pasteurizados, filtrados, destilados, blancos, de malta y sintéticos son vinagres muertos! (*Utilizamos solo nuestro Vinagre de Manzana Bragg Orgánico y Crudo, no filtrado, con la "madre", como se usó en tiempos antiguos.*)

Prueba del pulso del Dr. Coca, alergias y bitácora diaria

Casi todas las comidas conocidas pueden causar alguna reacción alérgica en algún momento dado. Por lo tanto, las comidas usadas en las dietas de eliminación pueden causar reacciones alérgicas en algunos individuos. Algunas están en la lista de Alergias a Comidas Más Comunes (mira abajo). Puesto que la reacción a estas comidas es generalmente baja, son ampliamente usadas para llevar a cabo dietas de prueba. Al llevar una bitácora de comidas y darle seguimiento a su pulso luego de las comidas, usted conocerá cuáles son sus alimentos problema. Las comidas alergénicas pueden causar que su pulso suba. (Tome su pulso base, durante 1 minuto, antes de las comidas, luego 30 minutos después de las comidas y también antes de ir a la cama. Si aumenta de 8 a 10 latidos por minuto – revise qué comió para detectar las alergias.) Visitar el sitio Web: *FoodAllergy.org*

Si su cuerpo tiene una reacción luego de comer algún alimento en particular, especialmente si sucede cada vez que come ese alimento, puede tener una alergia. Algunas reacciones alérgicas son: respiración ruidosa, estornudos, nariz constipada, goteo nasal o mucosidad, ojeras oscuras, ojos lagrimeantes, o bolsas hinchadas de líquido bajo los ojos, dolores de cabeza, sentirse mareado o desvanecimientos, latido cardiaco rápido, dolores de estómago o de pecho, diarrea, sed extrema, rompiendo en una erupción, hinchazón de las extremidades o hinchazón de estómago, etc. (Lea por favor el libro del Dr. Arthur Coca, *The Pulse Test* (La Prueba del Pulso) – *www.amazon.com*)

Si usted sabe a qué es alérgico, tiene suerte; si no lo sabe, debería averiguarlo lo antes posible y eliminar toda comida irritante de su dieta. Para re-evaluar su vida diaria y tener una guía de salud para su futuro, empiece una bitácora diaria de las comidas ingeridas, su tasa de pulso antes y después de las comidas y sus reacciones, humor, niveles de energía, peso, eliminación, y patrones de sueño (en un cuaderno de 8 x 11½ – ampliar y copiar formulario en la página siguiente). Descubrirá cuáles son las comidas y situaciones que le están ocasionando problemas. Al graficar su dieta, se sorprenderá con los resultados al comer ciertos alimentos. Papá llevó una bitácora diaria por más de 70 años.

Si usted es hipersensible a ciertos alimentos, ¡debe omitirlos de su dieta! Hay cientos de alergias y por supuesto es imposible abordarlas todas aquí. Muchos tienen alergias a la leche, trigo, o algunos son alérgicos a todos los granos. Visite el sitio: *FoodAllergy.org*. Su bitácora diaria le ayudará a descubrir y señalar los alimentos y situaciones que le están causando problemas. ¡Empiece su bitácora hoy!

Alergias alimentarias más comunes

- **LECHE:** mantequilla, queso, requesón, helados, leche, yogur, etc.
- **CEREALES Y GRANOS:** trigo, maíz, alforfón, avena, centeno
- **HUEVOS:** pasteles, flanes, aderezos, mayonesa, fideos
- **PESCADO:** mariscos, cangrejos, langosta, camarones, huevas de pescado
- **CARNES:** tocino, res, pollo, cerdo, chorizo, ternera, productos ahumados
- **FRUTAS:** frutas cítricas, melones, fresas
- **NUECES:** cacahuates, pecanas, nueces de nogal, nueces preservadas y secadas químicamente
- **MISCELÁNEOS:** chocolate, cocoa, café, tés negros y verdes, aceites de palma y semilla de algodón, glutamato monosódico (ajinomoto) y sal y reacciones alérgicas a menudo causadas por los pesticidas tóxicos atomizados sobre vegetales de hojas verde para ensaladas, verduras y frutas, etc.

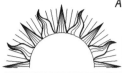

BITÁCORA DE SALUD DIARIA

Hoy es:_____/_____/_____

He dicho mi resolución matutina y estoy listo para practicar el Estilo de Vida Saludable Bragg hoy y todos los días.

Ayer me fui a la cama a las: me levanté a las: Peso:

Hoy practiqué el Plan de Desayuno No Pesado o el de No Desayuno: ☐ sí ☐ no

• Para el desayuno tomé como bebida: Hora:

  Para el desayuno comí:
                                                                Hora:

  Suplementos:

• Para el almuerzo comí: Hora:

  Suplementos:

• Para la cena comí: Hora:

  Suplementos:

• _____Vasos con agua que tomé durante el día

  Lista de bocadillos – Tipo y Cuándo:

_____

• Tomé parte en estas actividades físicas (caminar, gimnasio, etc.) hoy:

_____

Califique cada uno en una escala del 1 al 10 (la salud óptima deseada es un 10).
• Califico mi día para las siguientes categorías:
  Sueño de la noche previa: Estrés Ansiedad:
  Nivel de energía: Eliminación:
  Actividad Física, Ejercicios: Salud:
  Paz: Logros:
  Felicidad: Auto-estima:

_____

• Comentarios Generales, Reacciones y Lista de Cosas Por Hacer:

Capítulo 16

No coma demás – ¡es dañino para la salud! Coma para vivir – no viva para comer

Segundo a segundo, minuto a minuto, hora tras hora, día tras día, nuestro corazón fiel y leal trabaja para mantenernos vivos. Tanto en nuestras horas que estamos despiertos como durante el sueño, nuestro corazón se toma un descanso de solo un sexto de segundo entre palpitaciones. ¡El trabajo más pesado del corazón es justo después de que un individuo ha comido! Mientras más grande la comida, más trabajo tiene que hacer su corazón milagroso para bombear las vastas cantidades de sangre al tracto digestivo en operación.

> *¡Comer demasiado pone más presión sobre su corazón que cualquier otra cosa! ¡Muchas personas se recargan demasiado en una cena de diez platillos, y pronto luego de ello sufren un ataque al corazón! ¡Comer demasiado es un hábito peligroso, letal que puede conducir a consecuencias muy serias! ¡Debería tener por hábito levantarse siempre de la mesa sintiendo que podría haber comido un poco más!*

157

Los nuevos estudios hechos por la U. S. Centro de Control de Enfermedades y Prevención, encontró que el 66% de los adultos de Estados Unidos está excedido de peso u obeso y la tasa aumenta anualmente; ¡es una epidemia mundial! Obesidad, se define cuando está pasado en un 30% sobre su peso corporal ideal. ¡Esto conduce a altos niveles de triglicéridos que causan diabetes y enfermedad cardiovascular!

Recuerde, el ejercicio es un factor determinante principal para bajar su peso y ayudar a mantener el corazón sano y en buen estado físico. Hecho: Sólo un 20% de los norteamericanos se ejercita una hora semanalmente, pero pasan durante 20 horas frente al TV y a la Internet semanalmente.

Las tasas de obesidad infantil permanecen altas. En general, la obesidad entre los jóvenes de nuestras naciones, de edades entre los 2-19 años, permanece en 17%. Más de un tercio de los adultos en Estados Unidos (o 78,6 millones) son obesos. ¡Los adultos y niños con exceso de peso están en alto riesgo de contraer cuando adultos enfermedades cardiacas, accidentes vasculares y diabetes tipo 2! ¡Enséñeles a sus niños hábitos de comer sanos siendo usted un ejemplo sano, delgado, en buena condición física para ellos!

¡La naturaleza se opone a todo lo que esté en exceso!
– Hipócrates, Padre de la Medicina, 400 a.C.

Está probado – quienes comen poco viven más

¡La investigación de mi padre y las entrevistas con personas que se mantenían vigorosas pasadas los 100 años revelaron que comían con moderación, nunca comían demás, y masticaban completamente! Sus dietas eran bien balanceadas con alimentos naturales simples. Pruebas científicas hechas sobre la una alimentación controlada de los animales han probado también que quienes comen en forma liviana viven más tiempo y con mejor salud.

¡Siempre agradezca la comida de primero (hay millones muriendo de hambre), luego mastique su alimento lenta y completamente (su estómago no tiene dientes!). ¡Nunca coma con prisa! ¡El alimento que se engulle causa problemas, hace trabajar más al estómago y al corazón! Comer rápidamente produce presión de gas sobre el corazón y puede causar un infarto. ¡Si usted no tiene tiempo para comer correctamente, sáltese esa comida! Ayunar (páginas 173-180) muestra que saltarse una comida es un buen hábito a desarrollar cuando se le necesita.

El desayuno debería ser una comida ocasional

158

En las mañanas tomamos nuestro Licuado (Smoothie) de Energía (página 160) y en raras mañanas comemos cereal orgánico de grano entero, cereal de avena o maíz, fruta o rodajas de banana sobre el cereal, con un poco de miel, etc. y leche de arroz, almendra o soja. Haga su propio licuado combinando 1 cucharadita de polvo de soya con $^1/2$ vaso de agua y $^1/2$ cucharadita de vainilla o jarabe puro de arce en un frasco y agite. ¡Es delicioso y sano!

Una fuente nutritiva rica en vitamina E es la sémola gruesa de maíz, hecha con harina de maíz amarilla orgánica molida en piedra (no la variedad OGM, refinada, muerta, tóxica y desgerminada que venden los supermercados). En la siguiente página está la receta favorita de harina de maíz de la familia Bragg, ¡y un cuadro (página 235) para asegurarse de que usted obtenga su vitamina E de estos alimentos sanos que podrá disfrutar!

Mantenga un Peso Normal Controlando Su Ingesta de Comida

- Cambie los platos de cenar por los de ensalada, que usualmente son 2 pulgadas más pequeños. Usted podría comer hasta un 30% menos de alimento. Los tamaños de las porciones han aumentado últimamente, y una barriga protuberante es el resultado de esto.
- Ayude con su pérdida de peso – ordene la comida o porción para niños al cenar fuera.
- Pida aderezo para ensalada por aparte, no encima de la ensalada. Sumerja la cuchara en el aderezo antes de cada bocado de ensalada. Sabe rico y comerá menos. *(Me gusta más comer con cuchara. – PB)*
- Pida un aperitivo en lugar de un plato fuerte. Pida que se le entregue junto con la cena de los demás.
- Compre comestibles cuando esté lleno. ¡Planee un bocadillo sano antes de irse y apéguese a su lista para evitar tentaciones alimenticias adicionales! ¡Ahorrará dinero también!
- Aumente la fibra dietética – es buena para su corazón y ayuda a promover una buena evacuación. Pruebe estos alimentos con alto contenido de fibra: Manzanas, frambuesas, peras, frijoles negros y brócoli.
- Queme calorías en las rutinas de diario. Bájese del bus una parada antes. Dé una vuelta más alrededor del centro comercial. En el trabajo, use el cuarto de baño del piso de arriba al suyo. Ordene su casa diariamente.
- ¡Sea activo! Camine, ejercítese, estírese, y baile mientras cocina la cena.

Deliciosa papilla orgánica de harina de maíz de Patricia

1 taza de harina de maíz amarillo orgánico (molida gruesa es mejor)
2 1/2 tazas agua destilada   2 cucharadas de pasas o ciruelas pasas (opcional)

Humedezca la harina de maíz con la $^1/_2$ taza de agua destilada purificada. Hierva el remanente (2 tazas) de agua, luego lentamente añada la harina de maíz humedecida y las pasas. Cuando se haya espesado uniformemente, baje el calor al mínimo y cocine de 10-15 minutos. Sirva caliente, y póngale encima miel, melaza de miel de purga o jarabe de arce 100%, si lo desea (los diabéticos deben usar Stevia). Póngale encima bananos en rodajas o fruta fresca orgánica y pruebe un poco de leche de soya, almendra o de arroz.

NOTA: Si usted está sirviendo una o dos personas, podría sobrar un poco. Póngalo en una cacerola plana, déjelo enfriar y guarde en el refrigerador. Para el desayuno – inclusive para una comida principal – parta en rebanadas y moje en mezcla de huevo, y luego páselas por germen de trigo. Caliente ligeramente un poco de Aceite de Oliva Orgánico de Bragg y dore; sirva simple y caliente, poniéndole encima miel, melaza de la miel de purga o jarabe de arce.

Revoltillo Sabroso de Tofu de Soya

2 tazas de tofu firme, desmenuzado   *2 cebollinos, picar en trocitos*
2 cucharaditas de Aceite de Oliva Orgánico Bragg *2 tomates, cortados en daditos (opcional)*
1/8 cucharadita de comino molido   *1/2 cucharadita de Aminos Líquidos Bragg*
1/4 cucharadita de ajo fresco o en polvo   *Bragg Sprinkle (24 hierbas y condimentos)*

En una sartén, saltee ligeramente los cebollinos en aceite de oliva por 3 minutos, luego agregue los ingredientes restantes (tomates o cualquier verdura fresca rallada que desee) siga moviéndolo y cocine por 5-10 minutos más. Sabroso para el desayuno o almuerzo. Sirve de 2 a 4 porciones .

Tostadas Francesas de Grano Entero y Tofu de Soya

1/2 libra de tofu (suave)   *1/3 cucharadita de canela en polvo*   *Rebanadas de pan*
1 cucharadita de nuez moscada   *1 cucharada de miel*   *de grano entero*

Mezcle el tofu con suficiente agua (destilada) para hacer una mezcla ligeramente líquida. Sumerja las rebanadas de pan de grano entero en la mezcla de rebozo, luego saltee ligeramente hasta dorar en aceite de soya, oliva o mantequilla. Voltee y cocine el otro lado. Sirva caliente con miel o jarabe de arce puro. Sirve 2 porciones. Para variar, a la familia Bragg le gusta desayunar ocasionalmente avena orgánica cortada con acero, cocinada con pasas, ciruelas pasas o bien albaricoques secados al sol cortados en rodajas, y ponerle encima bananos en rodajas y jarabe de arce (maple) 100% puro. ¡Sabrosísimo!

159

Añádale una onza de amor a todo lo que haga.

Estos jugos recién exprimidos de vegetales y frutas orgánicas son importantes para el Estilo de Vida Saludable de Bragg. No es bueno tomar bebidas con sus comidas principales pues diluyen los jugos gástricos. Pero es grandioso durante el día tomarse un vaso de jugo de naranja, pomelo, o vegetales recién exprimido, o una bebida de Vinagre VSM de Bragg, té de hierbas o pruebe con una taza de caldo caliente de Aminos Líquidos de Bragg (½ a 1 cucharadita de Aminos Líquidos Bragg en una taza de agua caliente destilada) – todas estas son bebidas energizantes ideales.

Cóctel de Vinagre de Sidra de Manzana – Mezcle de 1 a 2 cucharaditas de VSM Orgánico de Bragg y miel cruda (opcional), néctar de agave, o jarabe de arce puro al gusto en 8 onzas de agua destilada o purificada. Tome un vaso al levantarse, una hora antes del almuerzo y antes de la cena *(si es diabético, para endulzar use 2 gotas de stevia)*. Las bebidas de VSM orgánico están ahora disponibles en 6 sabores de frutas, vea página 296.

Deliciosa Bebida de Sidra Caliente o Fría – agregue de 2 a 3 astillas de canela y 4 clavos de olor al agua y hierva. Deje reposar 20 minutos o más. Antes de servir, agregue el Vinagre Bragg y endulce a gusto *(Re-utilice las astillas de canela y clavos de olor)*.

Cóctel Favorito de Jugos Bragg – Esta bebida consiste de todos los vegetales crudos (por favor recuerde que los orgánicos son los mejores) que preparamos en nuestro exprimidor de jugos de vegetales: zanahorias, apio, remolachas, repollo, tomates, berros y perejil, etc. El gran purificador, el ajo, lo disfrutamos pero es opcional.

Smoothie (Licuado Granizado) Saludable de Energía Favorito de Bragg – Luego del estiramiento y ejercicios matutinos, a menudo disfrutamos de esta bebida en vez de fruta. Es delicioso y poderosamente nutritivo como una comida en cualquier momento: almuerzo, cena o bien para llevar en recipientes térmicos al trabajo, escuela, deportes, gimnasio, escalar, y al parque, o bien congelar como paletas heladas.

Smoothie Saludable de Energía Bragg

Prepare lo siguiente en una licuadora, agregue un cubo de jugo congelado si se desea más frío; Su selección de: jugo de naranja o toronja (pomelo) recién exprimido; jugo de zanahorias y vegetales de hojas verdes; jugo de piña sin endulzar; o 1½ a 2 tazas de agua pura o destilada con:

2 cucharaditas de espirulina o polvo verde
⅓ cucharadita de Levadura Nutricional Bragg
2 dátiles o ciruelas, sin semilla (opcional)
1 paquete de Vitamina C "Emergen-C"
1-2 cucharaditas mantequilla orgánica
  de nueces o almendras

1 ó 2 bananas, maduras
  o fruta fresca en temporada
½ cucharadita de gránulos de lecitina
1 cucharadita de polvo de proteína soya
1 cucharadita miel cruda (opcional)
½ cucharadita afrecho de arroz o avena

½ cucharadita aceite de semillas linaza o semillas molidas

Opcional: 4 duraznos (secados al sol, sin sulfuros) remojados en un frasco toda la noche en agua purificada/destilada o bien jugo de piña sin endulzar. Remojamos suficiente para que nos duren varios días. Mantenga refrigerado. En el verano, puede agregar fruta fresca orgánica: melocotones, papaya, arándanos azules, fresas, todas las bayas, albaricoques, etc. en vez de bananas. En el invierno, agregue manzanas, kiwis, naranjas, caquis o peras, y si no se consiguen frescas, pruebe con frutas orgánicas congeladas libres de azúcar. Sirve de 1 a 2.

Rosetas de Maíz Saludables y Deliciosas de Patricia

Use rosetas de maíz orgánicas recién reventadas (use una máquina de aire caliente). Pruebe el Aceite de Oliva Orgánico de Bragg o aceite de semillas de linaza o mantequilla libre de sal derretida sobre las rosetas y agregue varias rociadas de Aminos Líquidos Bragg y Vinagre de Sidra de Manzana Bragg – Sí, ¡es delicioso! Ahora espolvoree con el Sazonador de Levadura Nutricional de Bragg y el Bragg Sprinkle (24 hierbas y especias). Para mayor variedad, pruebe una pizca de pimienta cayena, polvo de mostaza o ajo fresco triturado a la mezcla de aceite. ¡Sirva en vez de pan!

Sopa, Hamburguesas o Guiso de Cazuela de Lentejas y Arroz Integral de Bragg – *Receta Favorita de Jack LaLanne*

1 paquete 16 onzas de lentejas, sin cocinar
1 tazas de arroz integral orgánico sin cocinar
5 tazas agua destilada/purificada
4-6 zanahorias, en rodajas de ½"
3 tallos apio, picados (opcional)

4 ajos, picados (opcional)
2 cebolla, picada (opcional)
2 cucharadita Aminos Líquidos Bragg
1 cucharadita Bragg Sprinkle (24 hierbas y especias)
2 cucharaditas Aceite de Oliva Virgen Orgánico Bragg

1 taza tomates frescos o enlatados (sin sal)

Lave y escurra las lentejas y el arroz. Ponga los granos en una olla grande de acero inoxidable. Agregue agua, lleve a ebullición, reduzca el calor a medio. Los últimos 20 minutos, agregue los vegetales y condimentos a los granos. Si se desea, en los últimos 5 minutos, agregue tomates frescos o enlatados (sin sal). Para una guarnición deliciosa agregue una rociada de Aminos Bragg, perejil picado y Condimento de Levadura Nutricional de Bragg. Machacar o mezcle para hacer hamburguesas. Para la sopa, agregue más agua. Sirve 4 a 6 porciones.

Ensalada Saludable de Vegetales Crudos y Orgánicos Bragg

2 tallos de apio, picados
1 chile dulce con semillas, picado
½ pepino, en tajadas
2 zanahorias, ralladas
1 remolacha cruda, rallada
1 taza repollo verde, picado

½ taza de repollo morado, picado
½ taza brotes de alfalfa o girasol
2 cebolletas y hojas de cebolla, picados
1 nabo, rallado
1 aguacate (maduro)
3 tomates de mediano tamaño

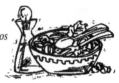

Para mayor variedad, agregue calabacín crudo orgánico, guisantes mollares, hongos, brócoli, coliflor, (pruebe las aceitunas negras y pasta). Pique, corte en rodajas o ralle los vegetales de fino a medio para variedad en tamaño. Mezcle los vegetales y sirva en una cama de lechuga, espinaca, berros o repollo picado. Parta el aguacate y tomate en cubitos, sirva en una cazuelita como aderezo adicional. Sirva una selección de limón o naranja recién exprimidos, o aderezo separadamente. Enfríe los platos de ensalada antes de servir. **Siempre es mejor comer la ensalada primero antes de los platillos calientes.** Sirve para 3 a 5 porciones.

161

Aderezo para Ensalada Saludable de Bragg

½ taza de Vinagre de Sidra de Manzana Orgánico Bragg   ½ cucharadita de Aminos Líquidos Bragg
1-2 cucharaditas de miel cruda orgánica   1-2 ajos, picados finos
⅓ de taza de Aceite de Oliva Orgánico Bragg, o bien mezcle con aceite de cártamo, sésamo o linaza
1 cucharada de hierbas frescas, picadas finas, o una pizca de Bragg Sprinkle (24 hierbas y especias)

Mezcle los ingredientes en una licuadora o jarro. Refrigere en recipiente cubierto.

PARA UN DELICIOSO VINAGRE DE HIERBAS: En un recipiente de cuarto de galón, agregue ⅓ de taza bien apretada de albahaca fresca triturada, estragón, eneldo, orégano, o cualquier hierba fresca deseada, ya sea combinada o sola. (Si usa hierbas secas, use 1-2 cucharaditas de las hierbas). Ahora cubra con el Vinagre de Sidra de Manzana Orgánico Bragg y guarde dos semanas en un lugar tibio, luego cuele y refrigere el vinagre.

Vinagreta de Miel-Semilla de Apio

¼ de cucharadita de mostaza seca
¼ de cucharadita Aminos Líquidos Bragg
½ cebolla pequeña, picada fina
1-2 cucharadas de miel dulce o al gusto

1 taza de Vinagre de Sidra de Manzana Orgánico Bragg
½ taza de Aceite de Oliva Extra Virgen Orgánico Bragg
¼ de cucharadita pimentón rojo molido (paprika)
⅓ de cucharadita de semilla de apio (o al gusto)

Mezcle los ingredientes en una licuadora o recipiente. Refrigere en un recipiente cubierto.

Resumen de alimentos y productos

Hoy día, los alimentos de Estados Unidos son altamente procesados o refinados, despojándolos de nutrientes esenciales, vitaminas, minerales y enzimas. Muchos también contienen productos químicos dañinos, tóxicos y peligrosos. Los resultados de la investigación y la experiencia de sobresalientes nutricionistas, médicos y dentistas han conducido al descubrimiento de que ¡los alimentos desvitalizados son una de las causas principales de salud pobre, enfermedad, cáncer y muerte prematura! El enorme incremento en los últimos 70 años en enfermedades degenerativas como la enfermedad cardiaca, artritis y la descomposición dental substancian esta creencia. ¡La investigación científica ha mostrado que la mayor parte de estas aflicciones puede ser prevenida y que las demás enfermedades, una vez establecidas, pueden inclusive ser detenidas o inclusive revertidas a través de métodos nutritivos directos!

Disfrute una súper salud con alimentos naturales

1. **ALIMENTOS CRUDOS:** ¡Las frutas frescas y las verduras crudas orgánicamente cultivadas serán siempre más convenientes! Disfrute de ensaladas jardineras nutritivas variadas con verduras crudas, brotes, semillas y frutos secos crudos.

2. **VERDURAS y PROTEÍNAS:**

   a. Legumbres, lentejas, arroz integral, frijoles de soya, y cualquier frijol.

   b. Frutos secos y semillas, crudos y sin sal.

   c. Preferimos proteínas vegetarianas más sanas. ¡Si usted siente que debe comer proteína de origen animal, asegúrese de que esté libre de hormonas, y que sea alimentada orgánicamente, y no más de 1 o 2 veces a la semana!

   d. Productos lácteos – huevos de pastoreo (no más de 3-4 semanales), queso duro sin procesar y queso feta de cabra. Escogemos no usar productos lácteos. Pruebe las más saludables leches no lácteas de soya, arroz, y almendra-nuez y quesos de soya, delicioso yogur de soya y helados de arroz!

3. **FRUTAS y VERDURAS:** Las orgánicamente cultivadas son siempre más convenientes, y si son cultivadas sin aerosoles venenosos ni abonos químicos tóxicos, mejor. ¡Inste a los supermercados para que surtan producto orgánico! Cocine al vapor, hornee, saltee y cocine en sartén wok los vegetales por tan poco tiempo como sea posible para que retengan mejor el contenido nutritivo y sabor, y use vegetales verdes crudos en las ensaladas, emparedados, etc. También disfrute de los jugos frescos.

4. **CEREALES 100% GRANO ENTERO, PANES y HARINAS:** Contienen importantes vitaminas del complejo B, vitamina E, minerales, fibra y ácidos grasos insaturados importantes.

5. **ACEITES VEGETALES PRENSADOS EN FRÍO O EN EXTRUSOR:** El Aceite de Oliva Extra Virgen Orgánico Bragg (es el mejor); también el de soya, girasol, lino y sésamo son fuentes excelentes de ácidos grasos insaturados esenciales y saludables. Todavía usamos aceites con moderación.

Usted necesita tomar no solo nota sobre qué omitir de su dieta, sino también -igualmente importante- lo que debe incluir en ella. Usted se dará cuenta de que puede alimentar su cuerpo sin sacrificar el disfrute de los tiempos de comida una vez que comprenda los principios básicos de salud de una nutrición correcta. Este conocimiento le mostrará los elementos que su cuerpo necesita para construir, desarrollar y vivir saludablemente, como estaba supuesto a hacerlo en forma natural. Los alimentos sanos, las verduras, frutas, granos, frutos secos, frijoles, etc. están repletos de nutrientes vitales y son abundantes en todo el mundo.

El primer paso, por supuesto, ¡es *acostumbrarse a comer por salud!* ¡Este hábito no es difícil de formar! Aunque el sentido instintivo de la selección alimenticia haya sido inundado por toda la publicidad de la comida rápida popular, alimentos de mala calidad, etc., ¡usted tiene que ser fuerte mentalmente! Como cualquier otra habilidad o destreza, un estilo de vida saludable debe practicarse constantemente o sus poderes se deteriorarán. Sólo ejercitando este instinto y deseo natural de salud podemos revivir, fortalecer y proteger nuestra preciada salud.

Mala nutrición –
causa #1 de enfermedad

"Las enfermedades relacionadas con la dieta dan razón del 68% de todas las muertes." – Dr. C. Everett Koop

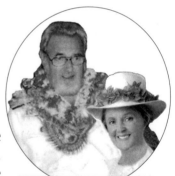

Dr. Koop & Patricia
Convención de Salud de Hawai

El antiguo Inspector General de Salud de Norte América y amigo nuestro, lo dijo en su famoso reporte memorable de 1988 sobre Nutrición y Salud en Norte América. Las personas no mueren de condiciones infecciosas como tales, sino de la malnutrición que les permite a los gérmenes afianzarse en los cuerpos enfermizos. Además, la mala nutrición es usualmente la causante de condiciones no infecciosas, mortales o degenerativas. ¡Cuando el cuerpo tiene su cuota completa de nutrición en forma de vitaminas y minerales, incluyendo potasio, es casi imposible que los gérmenes se afiancen en un saludable y poderoso torrente sanguíneo, ni en saludables tejidos!

El antiguo Inspector General de Salud de Estados Unidos, Dr. C. Everett Koop, dice –
"Paul Bragg hizo más para la Salud de Norte América que cualquier otra persona que yo conozca."

Nutrición adecuada para rejuvenecimiento y condición física

Las enfermedades degenerativas resultan del deterioro dentro del cuerpo, no de ataques externos, aunque esto último puede ocurrir en segundo término luego de unas defensas debilitadas. Puesto que las enfermedades degenerativas surgen desde dentro de nuestros cuerpos por la falta de algún elemento vital o sustancia, nuestro camino más seguro es reforzar nuestras defensas con esos nutrientes que robustecerán nuestros poderes de resistencia. *Su cuerpo es como una fortaleza.* Aunque las personas pueden parecerse por fuera, *el interior determina* sus fuerzas y sus debilidades. Las fuerzas bien organizadas dentro de una fortaleza pueden repeler a un enemigo, mientras que las fuerzas organizadas pobremente sucumbirán. ¡Robustezcamos nuestra fuerza interior para ser refractarios a todo enemigo mortal de nuestro cuerpo!

No tape sus arterias con estimulantes poco saludables y malas comidas

A medida que los venenos se acumulan en su cuerpo, se vuelve imposible tener arterias suaves, flexibles a través de las cuales pueda fluir libremente la sangre enriquecida con oxígeno. Las toxinas y los productos químicos de los alimentos malsanos, grasas saturadas y tés con cafeína, café y colas, dejan un residuo venenoso en las arterias. No solo estas grasas y venenos atascan sus arterias, sino que también el café, los tés, la cola, y las bebidas alcohólicas son estimulantes malsanos para el corazón de igual forma que lo sería fumar tabaco. El corazón tiene un ritmo natural que puede mantenerse indefinidamente bajo la mayor parte de las condiciones normales. ¡Cuando usted usa estos brutales estimulantes, en realidad azota y golpea su corazón hasta llevarlo a una actividad antinatural en la que se desgasta, recarga y la cual es muy malsana!

Tristes Datos: *Muchas personas viven la vida cometiendo suicidio parcial – desbaratando su salud, corazón, juventud, belleza, talentos, energías y cualidades creativas. Ciertamente, aprender a ser bueno consigo mismo es a menudo más difícil que aprender a ser bueno hacia los demás.* – Paul C. Bragg, ND, PhD.

Tener sobrepeso puede afectar sus emociones: *El estudio encontró que tener sobrepeso se asocia con cambios específicos en una parte del cerebro que es crucial para la formación de la memoria y las emociones.* – ScienceDaily.com

¡El Estilo de Vida Saludable Bragg ayuda a mantenerle en buena condición física y su mente aguda!

Dondequiera que una dieta llena de alimentos altamente procesados se convierta en la norma, habrá obesidad. Si usted basa su dieta primordialmente en alimentos empacados, refinados y procesados, estará virtualmente garantizando la ganancia de peso, pues están cargados de azúcar blanco, fructosa y granos refinados, todo lo que le sobrecargará innecesariamente de libras y hará más difícil librarse del exceso de peso. – DrMercola.com

Tenga cuidado de las comidas "asesinas"

¡Si la bebida puede matar – también puede hacerlo el alimento! ¡No este cavando su tumba con su cuchillo y tenedor! Para tener un corazón que esté en forma, su química sanguínea debe estar sana y equilibrada. Los 5 a 6 cuartos de galón de sangre en su cuerpo deben tener todos los *60 nutrientes que construyen y mantienen un poderoso corazón en buena condición física.*

Años atrás, las personas no necesitaban saber qué omitir de su dieta. Eso era porque los únicos alimentos que tenían disponibles para comer eran los producidos por la Madre Naturaleza. ¡Estos alimentos no fueron despojados de sus elementos naturales como los alimentos de hoy día, los cuales son procesados y preservados y embalsamados por la codiciosa industria alimentaria para mantenerlos frescos!

Nadie tiene por que sufrir acidez estomacal

¡Si el camino al corazón de una persona es a través de su estómago, luego la acidez gástrica (*la acidez estomacal*) es el fin del romance! La acidez gástrica es una condición muy incomprendida sobre la cual se ha escrito mucho desde tiempos romanos. *Primero*, tiene poco que ver con el corazón. *En segundo lugar*, tiene poco que ver con alimentos picantes o acídicos. Es causada cuando el contenido del estómago se devuelve hacia arriba a la garganta inferior (esófago). Estos ácidos poderosos del estómago, que son más fuertes y más acídicos que inclusive los más picantes alimentos, queman el forro sensitivo de las paredes el esófago.

165

El Vinagre de sidra de manzana reduce la acidez estomacal

Es de vital importancia que usted no se una a los millones de norteamericanos que regularmente toman una diversidad de antiácidos, pastillas efervescentes, etc. Estas medicaciones disponibles sin receta médica neutralizan los ácidos del estómago, lo cual desbalancea aún más un proceso digestivo ya de por sí fuera de balance. Usted debe reducir la cantidad de grasa en su dieta porque los alimentos grasosos ocasionan que los ácidos del estómago se devuelvan hacia el esófago. Además, no diluya sus preciados jugos digestivos tomando agua, jugos y tés de hierbas con sus comidas. Tenga por hábito disfrutar de las bebidas entre (no durante) las comidas.

Lo que una persona come y bebe se convierte en su propia química corporal. – Paul C. Bragg

En 400 a.C., Hipócrates, el Padre de Medicina, trató a sus pacientes con el asombroso Vinagre de Manzana crudo porque reconoció sus poderosas cualidades milagrosas de purificación y sanación. Es un antibiótico que se da naturalmente y un antiséptico que combate los gérmenes, virus, bacterias y toxinas del cuerpo y luego ayuda a curar.

En lo que se refiere a la buena digestión, debe practicar la buena postura – siéntese derecho, levantando su pecho y tirando los hombros ligeramente hacia atrás. Esto conservará su esófago, estómago e intestinos correctamente alineados y no hará que sus órganos vitales se estrujen. ¡Sobre todo recuerde que su estómago no tiene dientes! ¡Debe masticar cada bocado lenta y completamente para obtener una pulpa que se deslice fácilmente! Esto ayuda a garantizar una digestión sin dolor, sana y una mayor absorción de los nutrientes y energía de su alimento. – *DrMercola.com*

> *Dr. Cousins dice: El Vinagre de Manzana Orgánico de Bragg, con la 'Madre' es el alimento #1 que recomiendo para ayudar a mantener el balance ácido-alcalino del cuerpo y para detener el reflujo gastoesofágico crónico (Gerds).*

El Dr. Gabriel Cousins, escritor de *Conscious Eating*, trata la acidez gástrica de su paciente y el reflujo gastoesofágico crónico (Gerds) con simples sorbos de ⅓ de cucharadita de Vinagre de Manzana Orgánico de Bragg antes de las comidas. Y, disfrute por favor de la famosa y saludable Bebida de Vinagre de Bragg 3 veces diarias (página 296 – cada botella da 2 porciones).

La verdad fatal sobre la sal

Por siglos, la expresión *'la sal de la tierra'* ha sido usada como una frase que describe algo como bueno y esencial. Pero no puede estar más equivocada. ¡Ese producto *inofensivo*, que le pone encima a su alimento todos los días, le puede enterrar antes de tiempo!

Considere estos datos sorprendentes sobre la sal:

1. *¡La sal no es un alimento!* No hay más justificación para su uso culinario que la que hay para el cloruro de potasio, cloruro de calcio, cloruro de bario o para algún otro producto químico dañino que se utilice como condimento alimenticio (sitio web: *NewScientist.com*).

2. *La sal no puede ser digerida, asimilada ni utilizada por el cuerpo.* ¡La sal no tiene valor alimenticio! ¡No tiene vitaminas! ¡Ningún mineral orgánico! ¡Ningún nutriente de ninguna clase! En lugar de eso, es positivamente dañina y le puede provocar problemas en los riñones, vejiga, corazón, arterias, venas, vasos sanguíneos y hasta presión arterial alta. La sal puede anegar los tejidos, causando la retención de agua en el cuerpo.

3. *La sal puede actuar como un veneno del corazón.* Además aumenta la irritabilidad del sistema nervioso y el cuerpo.

4. *La sal le roba el calcio al cuerpo* y ataca el revestimiento de moco a todo lo largo del tracto gastrointestinal.

El mito de la "piedra de sal"

¿Es una dieta baja en sal una dieta nutritivamente deficiente? ¿No es que necesitamos mucha sal en nuestras dietas para mantenernos en la mejor condición física? Esta es una noción popular, ¿pero es cierta? Las personas le dirán que los animales viajan millas para visitar los llamados *salegares*. Mi padre investigó los salegares donde los animales salvajes del bosque se congregaban de millas alrededor a lamer el suelo. ¡La única propiedad química que tienen en común todos estos sitios conocidos comúnmente como *salegares era la ausencia completa de cloruro de sodio (sal común)!* ¡No había absolutamente nada de sodio, ni orgánico ni inorgánico, en los salegares! *Pero estos suelos tenían una abundancia de nutrientes y minerales orgánicos que los sabios animales anhelaban naturalmente.*

La sal afecta su presión sanguínea y peso

¿Qué causa presión alta? La ciencia médica reconoce muchas causas: la dieta, obesidad, estrés, sustancias tóxicas como los aditivos alimentarios, aerosoles insecticidas, cigarrillos y vapores de gasolina, etc. ¡y los efectos secundarios de las drogas y toxinas industriales son todos sospechosos! ¿Qué puede hacer usted para protegerse de estos agentes dañinos? ¡Haría bien en excluir la mayor cantidad de estos factores dañinos de su medio ambiente y vida tan pronto como le sea posible!

Sin embargo, hay una causa de presión alta que puede ser fácilmente evadida. *¡El cloruro de sodio (sal común de mesa) es la causa principal de la presión alta!* Hasta ahora, nosotros hemos estado hablando de causar presión alta en la persona *normal*. Pero, ¿y los efectos de la sal en los millones que sufren de la dolencia más prevaleciente y evitable de nuestro país – el exceso de peso? Esta es un área principal para la investigación porque se sabe que la obesidad viene frecuentemente acompañada de presión alta. ¡Los investigadores médicos proclaman un vínculo entre la presión alta y la ingesta de sal en la obesidad!

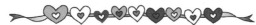

Asociación Americana del Corazón dice que la ingesta diaria de sodio debería ser menor a 2,400 miligramos al día, lo cual equivale a 1¼ cucharaditas de cloruro de sodio (sal de mesa – sodio inorgánico). Recomendamos NO usar la sal de mesa. ¡La eliminación del salero es un paso positivo hacia vivir el Estilo de Vida Saludable Bragg! Obtenga su sodio orgánico natural de alimentos sanos naturales.

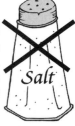

Salt

La sal no es esencial para la vida

Se argumenta frecuentemente que la sal es esencial para la vida. Sin embargo, no hay base científica para esta creencia. La verdad es que hay poblaciones primitivas enteras hoy día que no usan absolutamente nada de sal y nunca la han usado (la mayoría no tiene enfermedad cardiaca, artritis, cáncer, etc.). Si la sal fuera esencial para la vida, estas personas habrían desaparecido hace mucho tiempo. La prueba de que la sal no se necesita es que ellos no solo están vivos, ¡sino que además tienen mejor salud que la mayoría de los norteamericanos!

Rompa el mortal hábito de la sal – Empiece ahora mismo!

En nuestras expediciones por el mundo hemos encontrado a muchas tribus primitivas en las regiones tropicales que no usan sal. Y a ellos no les molesta el calor, mientras que las personas blancas que comen sal invariablemente se quejan de calor sofocante. Esto parece mostrar que algún motivo comercial yace detrás de la campaña *'coma más sal en clima caliente'*.

Las personas indudablemente no le añadirían sal inorgánica a sus alimentos si nunca hubieran sido enseñadas a hacerlo en primer lugar. El gusto por la sal es adquirido. El deseo por la sal cesa un corto tiempo después de que es eliminada de la dieta. Es solamente durante las primeras pocas semanas después de que se suspende el uso de la sal de mesa que realmente hace falta. Después del período inicial de abstinencia, hay poca dificultad. ¡De hecho, muchos de nuestros estudiantes de salud que han roto el mortal hábito de la sal nos escriben para contarnos que ahora no pueden soportar los alimentos con sal! ¡Cuando alguien les sirve alimentos con sal, les da una sed anormal! ¡Su cuerpo quiere limpiar la sal con agua!

El norteamericano típico ingiere 3 veces más sodio que el máximo nivel recomendado de ingesta de 2,400 mgs. Esto puede conducir a falla renal, infartos y accidentes vasculares.

Es un hecho poco conocido que cerca del 80% del sodio que comemos no viene de la sal que añadimos en la mesa o durante la cocción, sino de la sal en muchos de los alimentos empacados y procesados, así como también en comidas de restaurante y comidas para llevar (comidas rápidas). – Tufts University Nutrition Letter • www.HealthLetter.Tufts.edu

Según los estudios, la mayoría de los norteamericanos consumen cantidades "alarmantes" de sal lo cual aumenta el riesgo de presión alta, una causa principal de enfermedad cardiaca y accidentes cerebro-vasculares. Apéguese a las frutas y verduras orgánicas frescas y siga el Estilo de Vida Saludable Bragg.

¡Quítese ese malsano hábito de la sal! Los estudios muestran que el hábito de la sal aumenta el riesgo de infarto, accidente cerebro-vascular, hipertensión, enfermedad renal y cáncer gástrico. – Institute of Medicine – www.iom.edu

Lo que la sal de mesa le hace a su estómago

Una objeción importante para sal de mesa es el hecho de que *la sal interfiere con la digestión normal de los alimentos*. La Pepsina, una enzima en el ácido clorhídrico del estómago, es esencial para la digestión de las proteínas. ¡Pero solo un 50% de la pepsina normal es secretada cuando se usa sal! Obviamente, la digestión de los alimentos proteicos estará incompleta o es demasiado lenta bajo semejantes condiciones. ¡Los resultados son la putrefacción excesiva de la proteína, gases, hinchazón y molestias estomacales, que afectan a millones!

Las algas marinas llamadas Kelp son un excelente sustituto de la sal – Es un sodio sabroso, sano, orgánico

¡Muchos notables especialistas del corazón apoyan enfáticamente una dieta sin sal! Hay excelentes condimentos sustitutos disponibles para satisfacer el deseo adquirido por la sal. En el hogar Bragg usamos Bragg Kelp y Sprinkle, hierbas, ajo, condimentos vegetales y Aminos Líquidos Bragg. A nuestro criterio, el kelp marino es un sustituto ideal de la sal. Le brinda a todos los alimentos – ensaladas, verduras, etc.- un gusto especiado como lo hace Aminos Líquidos Bragg. El Condimento Bragg Kelp – gránulos de kelp marino (rico en folato, calcio y magnesio para construir nuevas células de la sangre) y Sprinkle Bragg (24 hierbas y condimentos) están disponibles en las tiendas de salud y de comestibles. El ajo fresco y en polvo, el jugo de limón y el Vinagre Orgánico de Manzana Bragg, son también sazonadores excelentes que les añaden sabores deliciosos a los alimentos.

169

¡Aprenda de los grandes Chefs franceses mundialmente conocidos! ¡El sabor maravilloso de los platillos franceses es logrado por el hábil uso del ajo, cebollas, hongos, y hierbas deliciosas– no con sal! ¡La cocina francesa ha sido llamada sustanciosa – pero es *sustanciosa* por su sabor natural y delicioso! ¡Los mejores Chefs franceses usan muy poca grasa y la mayoría no usa sal del todo!

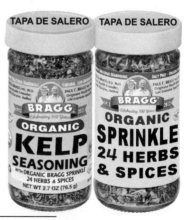

La gana de comer alimentos salados es un gusto adquirido. Sus papilas gustativas pueden ser reeducadas para apreciar los sabores verdaderos y naturales de los alimentos.
– Neal Barnard, MD, "Food for Life"

Los alimentos naturales tienen sodio orgánico

El sodio orgánico es uno de los 16 minerales requeridos para *un perfecto balance mineral* en el cuerpo humano. El sodio absorbible es el mineral orgánico más abundante que pueden encontrar en todas las frutas frescas y verduras, especialmente en las *remolachas, apio y vainicas*. Puede estar seguro de que, al comer una dieta balanceada de alimentos naturales basados en plantas, usted recibirá suficiente sodio orgánico. *¡Baje ese salero y no lo levante de nuevo*, si quiere un corazón sano, poderoso y duradero!

Sus papilas gustativas educadas le guiarán

Después de que usted renuncie a la sal apreciará el sabor natural de los alimentos. Papá fue criado en el sur donde la sal era usada abundantemente para sazonar casi todos los alimentos. Sus 260 papilas gustativas fueron condicionadas al fuerte sabor de la sal. A la edad de 16 años, fue víctima de la tuberculosis. ¡Luego de tres sanatorios norteamericanos y sin ver mejoría alguna, su madre lo llevó a un *Sanatorio Natural de Tuberculosis* en los Alpes Suizos, donde estaban en contra de la sal en la dieta, algo nuevo para papá! Su salud regresó milagrosamente. (Su cuerpo enfermo fue limpiado y curado – se usó el camino de la naturaleza para una recuperación milagrosa.)

Al principio, las papilas gustativas de papá se rebelaron. Pero no se le permitía sal alguna – así que él re-educó sus papilas gustativas para disfrutar una dieta sin sal. ¡Cualquier mal hábito es difícil de vencer al principio y el hábito de la sal seguramente tuvo a papá en sus garras, así como tiene a millones de norteamericanos! ¡Pero una vez que sus papilas gustativas aprendieron la diferencia, él comenzó a saborear y disfrutar de los sabores reales, naturales, y sanos de los alimentos por primera vez en su vida!

Algunas personas que cuidan de su salud usan *sal marina* en vez de *sal de mesa (de tierra)*. ¡Hay poca diferencia entre estas dos! ¡Ambas son *inorgánicas* y *están cargadas de cloruro de sodio!* Sus 260 papilas gustativas le guiarán después de que usted haya renunciado a la sal, pues se volverán muy afiladas y sensitivas y rechazarán todo alimento salado. Usted comenzará a disfrutar de paladear todos los deliciosos sabores de los alimentos naturales.

Yo ahora vivo de legumbres, verduras y frutas. Nada de lácteos, ningún tipo de carne, nada de pollo, nada de pavo y muy poco pescado, solo de vez en cuando. Esto cambió mi metabolismo y perdí 24 libras. Yo investigué y encontré que el 82% de las personas que hacen una dieta saludable basada en plantas comienzan a sanarse a sí mismas, como lo hice yo.
– Bill Clinton, Presidente de los Estados Unidos de América, 1993-2001

Deje que el alimento sea su medicina, y la medicina sea su alimento. – Hipócrates, 400 a.C.

Aceite de oliva– El sabroso regalo para su corazón desde el Mediterráneo

Las aceitunas han sido usadas por siglos. No solo se comen y se usan en alimentos y para cocinar, sino que el aceite de oliva se usa para ungüentos, lociones corporales y en muchas otras formas. En el año 400 antes de Cristo, Hipócrates, el médico griego (padre de medicina) escribió sobre las grandes propiedades curativas del aceite de oliva, el cual llamó el gran terapéutico. Él además contó sobre las poderosas propiedades limpiadoras y cicatrizantes del vinagre de manzana (páginas 160 y 296). *www.OliveOilSource.com*

Las palabras de Hipócrates todavía conservan su validez hoy día. En 1994, el Lyon Diet Heart Study quiso averiguar por qué la gente de los países del Mediterráneo sufría mucho menos de enfermedad cardiaca que los norteamericanos y los del norte de Europa. La respuesta se encontró en la dieta característica de la región. Los españoles, italianos, franceses y griegos comparten una dieta que es mucho más baja en grasas saturadas que la dieta de las otras regiones con altas tasas de enfermedad cardiaca. La grasa de la dieta de los residentes mediterráneos es primordialmente aceite de oliva.

El Lyon Diet Heart Study (Para más información sobre este estudio, visite el sitio web: *www.AmericanHeart.org*) y otra investigación europea encontraron que el aceite de oliva ofrece grandes recompensas cardiovasculares. Luego de 2 años, las personas que mermaron su ingesta de grasa y comieron la mayor parte de las demás grasas en forma de aceite de oliva tuvieron una disminución del 76% en nuevas afecciones cardíacas. La máxima reducción fue en dolores de angina y en ataques no fatales de corazón.

El aceite de oliva influencia beneficiosamente la salud cardiovascular reduciendo los niveles de colesterol. Ayuda a proteger y fortalecer el sistema digestivo brindándole al cuerpo *polifenoles* (compuestos poderosos antioxidantes). ¡No deje que este delicioso y saludable regalo de la Madre Naturaleza le pase de largo! Haga que el Aceite de Oliva Orgánico Bragg sea una parte de su dieta. El Dr. Julian Whitaker dice que es lo mejor para el corazón.

Los nutricionistas han estado estudiando la dieta del Mediterráneo durante los últimos 20 años y han encontrado que los residentes tienen una incidencia muy baja de enfermedad cardiaca. Con el descubrimiento reciente del "buen" colesterol (HDL), los científicos han comenzado a entender por qué tienen las personas del Mediterráneo un sano balance de colesterol, con su consumo alto de aceite de oliva. Esto es porque el aceite de oliva ayuda a estimular la producción del "buen" HDL del cuerpo, lo cual ayuda al cuerpo a limitar la acumulación de las sustancias que bloquean las arterias, lo que causa enfermedad cardiaca.
– Martha Rose Shulman, Autora "Mediterranean Light" (amazon.com)

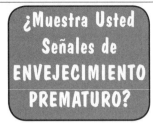

¿Muestra Usted Señales de ENVEJECIMIENTO PREMATURO?

¿Todo lo que hace supone un gran esfuerzo?
•
¿Ha empezado a perder su tono de piel? ¿Su tono muscular? ¿Su energía? ¿Su cabello?
•
¿Le irritan las pequeñas cosas? ¿Está olvidadizo? ¿Confundido?
•
¿Está lenta su eliminación?
•
¿Tiene alergias? ¿Dolores de articulaciones?
•
¿Le duelen los pies?
•
¿Tiene dolores generales?
•
¿Le falta el aire cuando corre o sube las escaleras?
•
¿Qué tan flexibles están su espalda y cuerpo?
•
¿Qué tan bien se adapta al calor y al frío?
•
Hágase estas importantes preguntas:
¿Estoy feliz y saludable?
¿Pareciera que ya no tengo el control y no soy el mismo?
Si la respuesta a estas preguntas es "Sí",

EMPIECE HOY ¡A Vivir El Estilo de Vida Saludable Bragg!

3 Juan 2

Pérdida de dientes

CABELLO • RALO

Glándulas Salivales Encogidas

PÉRDIDA DE LA VISIÓN

Pérdida de la Audición

PRESIÓN SANGUÍNEA ALTA

Rigidez de las Articulaciones

172

Quien entiende y sigue a la Madre Naturaleza camina con Dios.

Capítulo 17

Doctor Ayuno

Ayuno – el perfecto modo de hacer descansar a su corazón

Si está sumamente interesado en tener un corazón fuerte, debe saltarse 1 o 2 comidas a la semana o aún mejor, debe ayunar un día de cada 7. ¡Qué descanso tan maravilloso recibe el laborioso corazón cuando usted pasa un día o 2 de total abstinencia de todo alimento! Simplemente beba 8-10 vasos de agua destilada diariamente (añádale vinagre a 3 de ellos, página 160). Si necesita algo caliente, tome té de hierbas – menta, alfalfa, semilla de anís, etc. o una bebida tibia de Vinagre Bragg. Le puede añadir $1/2$ cucharadita de miel al té de hierbas si lo desea. Durante el ayuno de agua no tome ningún jugo ni alimento.

Una historia de un ayuno exitoso

Tenemos miles de cartas en nuestros archivos de estudiantes de salud del mundo entero quienes han tenido recuperaciones notables con el ayuno. Uno de estos nuevos estudiantes tuvo un infarto serio a los 55 años de edad. Estuvo tendida en la cama por 8 semanas. Cuando finalmente se levantó era una triste visión – pálida, demacrada y muy débil. Ella estaba totalmente desalentada pues se le había dicho que no le quedaba mucho tiempo de vida.

173

Luego adquirió nuestro libro Bragg *El Milagro de Ayunar* y comenzó a ayunar 1 día de cada semana. Habiendo mejorado luego de algunos meses, ayunó de 3 a 4 días cada mes. Luego hizo un ayuno de 7 días. Se llevó a cabo una gran purificación y sanación en su cuerpo por su ayuno y por vivir el Estilo de Vida Saludable Bragg. NOTA: El Libro Bragg *El Milagro de Ayunar* es un programa completo instructivo sobre la Ciencia de Ayunar. Ver las páginas 289-291 de este libro para una lista completa de libros Bragg de Auto-Salud.

¡Ayunar es el máximo remedio – el médico interno!
– Paracelsus, un médico del siglo 15, estableció el papel de la química en la medicina.

El conjunto de un ayuno semanal de 24 horas, el cepillado de lengua diario y el raspado con cuchara durante la higiene oral, es una práctica de salud sabia, puesto que su cuerpo está continuamente limpiándose desde el ano hasta su lengua. – Patricia Bragg, ND, PhD.

¡Elimine todos sus miedos sobre el ayuno!

El hombre promedio tiene una noción preconcebida de que si que se salta algunas comidas o ayuna por unos días, le ocurrirán a su cuerpo cosas peligrosas. ¡Nada está más lejos de la verdad! ¡Mi padre y yo hemos ayunado hasta 30 días seguidos – y nos sentimos más fuertes el día 30 que cuando empezamos el ayuno! ¡Cuidado! No les recomendamos a nuestros estudiantes que hagan largos ayunos a menos de que los necesiten y estén supervisados por un profesional de la salud. Pidan información sobre buenos contactos en las tiendas de salud, gimnasios, etc. o revise el sitio *SpaFinder.com.*

Nada le dará al cuerpo más energía y más vitalidad que ayunar. Ayunar fortalece el sistema digestivo del cuerpo y además el corazón. ¡Olvide sus miedos! Ayunar limpia el cuerpo interno. **¡Pruebe un ayuno breve para demostrarse a usted mismo los milagros que el ayuno puede lograr en su vida!**

Cómo limpiar la bomba del corazón y su tubería

¡Si nuestras *tuberías* y nuestra gran *bomba* están atascadas y corroídas con basura y venenos tóxicos, no podemos tener una buena condición física! Por consiguiente, es necesario que de vez en cuando se les dé a *las tuberías y bomba* del cuerpo una purificación exhaustiva. Esto debe hacerse ayunando una vez a la semana, pues este único día tendrá efectos beneficiosos. Aflojará las toxinas de los tejidos, estimulará la circulación y se deshará de materia extraña que se ha incrustado en el corazón y vasos sanguíneos.

Este es nuestro programa personal de ayuno para usted: Ayunamos los lunes. Durante este tiempo, bebemos de 8 a 10 vasos de agua destilada, 3 de ellos con Vinagre Bragg (página 160). Esto le da a nuestro sistema digestivo y de eliminación un reposo absoluto. Luego comemos el martes. ¡Este receso del alimento le quita una gran carga al laborioso corazón y al sistema digestivo y ayuda a mantener el cuerpo más limpio y más sano!

Usted debe seguir este programa depurador mínimo 1 día a la semana. ¡Luego con el tiempo tendrá la suficiente fortaleza de ánimo para ayunar 3 días seguidos – estará asombrado de los resultados! Si tuviera algunas reacciones durante este programa depurador – como dolores de cabeza, gases o sensación de debilidad – solo recuerde que esto es lo que nosotros llamamos una crisis de *sanación.* Estos síntomas se desvanecerán a medida que las toxinas salgan a través de su sistema de eliminación.

Cómo purgar los venenos de las "tuberías" de su cuerpo

Mientras esté en este Programa Depurador, beba al menos medio galón de agua destilada diario – que esté libre de químicos tóxicos (purificado). La noche antes de iniciar este régimen beba de 1 a 2 cuartos de galón de agua destilada y le adiciona 2 zanahorias enteras en trozos, 3 tallos de apio cortado en trocitos (las hojas y todo), 1 puñado de perejil picado y 2 remolachas cortadas finamente. *Deje reposar esta mezcla toda la noche.* Después de que haya estado en remojo 10 horas o más, cuele el agua destilada y descarte las verduras (excelentes como abono para plantas). Use esta agua, en la cual se hayan remojado las verduras, como parte de su agua de tomar durante el primer día de su purificación.

(**AL LEVANTARSE**) tómese un Cóctel de Vinagre Bragg (página 160) una hora más tarde cómase una manzana y algunos dátiles o higos secados al sol, 1 vaso de jugo de ciruela pasa (añada 1 cucharadita de salvado de avena y psyllium mezclados).

(**A LAS 10 DE LA MAÑANA**) cómase alguna fruta fresca (naranjas, toronja, bananos, manzanas, peras, uvas, etc.) y tómese una taza de té de hierbas, de bebida de verdes o de caldo hecho de Aminos Líquidos Bragg (1 cucharadita por cada taza de agua). Si usted toma suplementos, hágalo ahora.

(**A LAS 12 MEDIODÍA**) disfrute de una ensalada verde hecha de col picada con zanahorias y remolachas ralladas, cebollino, apio, pimiento dulce, perejil, espinaca cruda, berros, tomate, todos picados, y 2 dientes de ajo finamente picados. Coma esta ensalada con las recetas de aderezo para ensalada que se encuentran en la página 161 o compre el Aderezo de Jengibre y Sésamo Bragg o el Aderezo de Vinagreta Saludable Bragg disponible en las tiendas de salud. Puede además comer un vegetal levemente cocido (bajo en azúcar natural) como judías verdes, zapallo o cualquier hortaliza verde de hojas, col rizada, etc.

(**LA LAS 3 DE LA TARDE**) coma fruta fresca, como manzanas, uvas, peras, bananos o algunas frutas secas como los dátiles, higos, ciruelas pasas, etc. y una taza de agua destilada caliente con 1 cucharadita de Aminos Bragg.

(**A LAS 6 P.M.**) ensalada verde/legumbres como la del almuerzo y un tazón de hojas verdes ligeramente hechas al vapor (col rizada, mostaza u hojas de nabo o remolacha, espinaca, etc.) cocinadas con cebollas en trocitos, 2 dientes de ajo y antes de servir agregue 1 cucharada de Aceite de Oliva Orgánico y rocíe con Levadura Nutritiva Bragg. Luego de la comida puede tomar sus suplementos de la noche.

Limpieza con semilla de linaza: *Remoje 1 cucharada de semillas de lino o linaza en un vaso de agua destilada, luego agregue bebida de Vinagre Bragg (página 160) o una taza de té de hierbas; revuelva, beba 1 hora después de la cena, es el mejor momento o substituya una cápsula vegetal de cáscara de psyllium con la Bebida de Vinagre Bragg.*

Ayuno de licuados/jugos - introducción al ayuno de agua

El ayuno ha sido redescubierto a través del ayuno con jugos – como un modo simple, fácil de limpiar y restaurar la salud y vitalidad. Ayunar (fast) (abstenerse de comidas) viene de la palabra en Inglés Antiguo fasten o mantener firme. Es un medio de comprometerse con la tarea de encontrar la energía interna a través de la limpieza del cuerpo, mente y alma. A través de la historia, los filósofos y sabios más grandes, incluyendo a Sócrates, Platón, Buda y Gandhi y nuestro Creador Jesús – ¡han disfrutado del ayuno y han predicado sus beneficios!

Han venido apareciendo bares de jugos por todos lados y el ayuno con jugos se ha convertido en moda entre la gente de teatro en Hollywood, Nueva York y Londres. El número de estrellas que cree en el poder y eficacia del ayuno con jugos y agua está creciendo. Una lista parcial incluye a: Steven Spielberg, Barbra Streisand, Kim Basinger, Daryl Hannah, Alec Baldwin, Bette Midler, Christie Brinkley, Dolly Parton y Donna Karan. Ellos dicen que el ayuno ayuda a balancear sus vidas física, mental y emocionalmente. Aunque un ayuno de pura agua es el mejor, ¡un ayuno líquido de introducción usando jugos puede ofrecerle a la gente una oportunidad ideal para darle a sus sistemas intestinales un alivio para que descansen y se limpien de las comidas rápidas altas en grasa, azúcar, sal y proteínas que comen a diario demasiados norteamericanos!

Se pueden comprar jugos de frutas y vegetales orgánicos, crudos, vivos en forma fresca en las Tiendas de Alimentos de Salud. Usted también puede preparar estos jugos saludables usando un buen exprimidor de jugos. Para un ayuno con jugos, es mejor diluir el jugo con $1/3$ de agua destilada. La lista en la siguiente página le brinda muchas ideas para combinaciones. En las combinaciones de vegetales y tomate, pruebe añadir un poco de Aminos Líquidos Bragg o Sprinkle de Bragg, o, en días que no son de ayuno, hasta un poco de polvo verde (alfalfa, cebada, chlorella, espirulina, etc.) para crear una bebida de salud poderosa, deliciosa y nutritiva. Cuando use hierbas en estas bebidas, use de 1 a 2 hojas frescas o una pizca de Bragg Sprinkle (24 hierbas y especias) o una pizca de Bragg Kelp (algas marinas) ricas en proteína, yodo y hierro – ambas son deliciosas con jugos de vegetales.

Ayunar es un método efectivo y seguro de desintoxicar el cuerpo – una técnica usada por siglos para curarse. Ayune regularmente un día a la semana y ayude al cuerpo a limpiarse y sanarse para mantenerse bien. Cuando sienta desencadenarse un resfriado, enfermedad o depresión o ataque de alergia, ayune!"Los Libros Bragg fueron mi conversión a un estilo de vida saludable.
– James Balch, M.D., Co-Autor, "Prescription for Nutritional Healing"

Deliciosas combinaciones saludables de jugos /licuados:

1. Remolacha, apio, brotes de alfalfa
2. Repollo, apio y manzana
3. Repollo, pepino, apio, tomate, espinaca y albahaca
4. Tomate, zanahoria y apio
5. Zanahoria, apio, berros, manzana, ajo y pasto agrópiro (wheatgrass)
6. Toronja, naranja y limón
7. Remolacha, perejil, apio, zanahoria, hojas de mostaza, repollo ajo
8. Remolacha, apio, algas marinas y zanahoria
9. Pepino, zanahoria y apio
10. Berros, manzana, pepino, ajo
11. Espárragos, zanahoria y apio
12. Zanahoria, apio, perejil y repollo, cebolla, albahaca dulce
13. Zanahoria, leche de coco y jengibre
14. Zanahoria, brócoli, limón, cayena
15. Zanahoria, brotes, alga marina, romero
16. Manzana, zanahoria, rábano, jengibre
17. Manzana, piña y jengibre
18. Manzana, papaya y uvas
19. Papaya, arándanos rojos y manzana
20. Hojas verdes, brócoli y manzana
21. Uva, manzana y arándanos azules
22. Sandía (sola es mejor)

Disfrute la fibra saludable para una súper salud

- MANTENGA FRIJOLES A MANO, probablemente la mejor fuente de fibra. Cocine frijoles secos y congele en porciones. Use frijoles enlatados para comidas más rápidas.

- COMA BAYAS, fuente sorprendente buena de fibra.

- EN LUGAR DE LECHUGA ICEBERG, escoja lechugas verdes orgánicas, romana, lechuga Bibb, lechuga mantequilla, etc., espinaca o col para ensaladas variadas.

- BUSQUE TRIGO 100% ENTERO "NO-OGM" o panes de grano entero. Un color oscuro no es prueba; revise etiquetas, compare fibras, granos, etc.

- CEREALES DE GRANO ENTERO. Granola caliente, y también fría, con fruta en rodajas.

- DECÍDASE POR EL ARROZ INTEGRAL. Es mejor para usted y es tan delicioso.

- COMA LAS CÁSCARAS de patatas y otras verduras y frutas orgánicas.

- GALLETAS DE SALUD con al menos 2 g de fibra por onza.

- SIRVA HUMMUS, hecho de garbanzos en lugar de salsa de crema agria.

- USE HARINA DE TRIGO ENTERO para hornear panes, molletes, repostería, panqueques, gofres y por variedad pruebe otras harinas de grano entero.

- AGREGUE SALVADO DE AVENA, GERMEN DE TRIGO Y AFRECHO DE TRIGO a lo horneado, galletas, etc.; cereales de grano entero, guisos horneados, pan, etc.

- MERIENDE FRUTA SECADA AL SOL, como albaricoques, dátiles, ciruelas pasa, uvas pasa, etc., las cuales son fuentes concentradas de nutrientes y fibra.

- EN LUGAR DE BEBER JUGO, coma la fruta: naranja, toronja, etc.; y de verduras: tomate, zanahoria, apio, brócoli, col, etc.

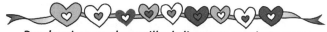

Dondequiera que la semilla de linaza se convierta en un alimento regular, habrá mejor salud. – Mahatma Gandhi

Dondequiera que vaya, no importa el clima, siempre traiga su propio rayo de sol.
– Anthony J. D'Angelo

El ayuno limpia, renueva y rejuvenece

Nuestros cuerpos tienen un sistema natural que se limpia solo y mantiene el cuerpo y nuestro *río de vida* – nuestra sangre, sanos. ¡Es esencial que mantengamos toda nuestra maquinaria corporal sana y en buena condición de trabajo de pies a cabeza!

Ayunar es el mejor método desintoxicante. Es además la forma más efectiva y más segura de aumentar la eliminación de acumulaciones de desperdicios, realzar la milagrosa auto-sanación del cuerpo, y también del proceso de auto-reparación que le mantiene sano.

Si usted se prepara para un ayuno comiendo una dieta purificadora de 1 a 2 días, en gran medida puede facilitar el proceso purificador. Las ensaladas frescas con variedad de elementos, las verduras frescas y las frutas y sus jugos, así como también las bebidas verdes (alfalfa, cebada, clorofila, chlorella, espirulina, pasto agrópiro (wheatgrass), etc.) estimulan la eliminación de desechos. Los alimentos vivos, frescos y la fruta orgánica y los jugos de legumbres pueden literalmente recoger la materia muerta de su cuerpo y llevársela lejos. Siguiendo esta dieta pre-purificadora, usted puede iniciar su ayuno líquido. Varias veces anualmente tomamos un *súper ayuno más largo*. Usualmente preferimos un ayuno de agua destilada de 7 a 10 días. **¡Esto hace maravillas para mantenernos en forma, delgados y sanos!** (página 180) A las estrellas de Hollywood les gusta el ayuno de jugos para desintoxicarse (página 176).

Diariamente, incluso en la mayoría de nuestros días de ayuno, tomamos 3.000 mg de una mezcla de polvo de "Emergen-C" de Vitamina C (concentrado de vitamina C, acerola, Escaramujo y Bioflavonoides) en líquidos. Este es un antioxidante potente y purga los letales radicales libres. Además promueve la producción de colágeno para nuevos tejidos sanos. *La vitamina C es especialmente importante si usted se está desintoxicando de medicinas que requieren receta médica, alcohol o de recargo por estrés*, dijo nuestro amigo, el famoso científico Dr. Linus Pauling.

Un ayuno de agua destilada moderado, bien planeado es nuestro favorito, o bien un ayuno de jugos frescos diluidos (35% de agua destilada) puede ayudar a limpiar su cuerpo del exceso de moco, vieja materia fecal, desperdicios celulares acumulados, desechos no alimenticios; puede ayudar además a eliminar los depósitos de minerales inorgánicos y sedimento de sus tuberías y articulaciones. Ayunar trabaja por medio de la auto-digestión. Durante un ayuno su cuerpo intuitivamente descompondrá y quemará solo las sustancias y los tejidos que están dañados, enfermos o que no se necesiten, como abscesos, tumores, depósitos de grasa acumulada, excedente de agua y desperdicios congestivos. (Ver beneficios página 180.)

El ayuno es el milagro de su cuerpo

Incluso con un ayuno de salud breve (1-3 días) su cuerpo acelerará la eliminación de su hígado, riñones, pulmones, torrente sanguíneo y piel. ¡A veces podrá experimentar cambios radicales (una crisis purificadora y sanadora) a medida que los desperdicios acumulados son expulsados! Con sus primeros ayunos podrá tener dolores de cabeza, fatiga, olor corporal, mal aliento, lengua saburral, aftas e incluso diarrea temporales a medida que su cuerpo está limpiando la casa. ¡Tenga paciencia con su cuerpo!

Después de un ayuno, su cuerpo comenzará a responder y a re-balancearse saludablemente. Cuando uno sigue el Estilo de Vida Saludable Bragg, el ayuno semanal de 24 horas extrae las toxinas de forma regular, así que no se acumulan. Sus niveles de energía repuntarán – física, psicológica y mentalmente. Su creatividad comenzará a aumentar. ¡Usted se sentirá como una *persona diferente* a medida que esté siendo limpiado, purificado y esté renaciendo – lo cual es exactamente lo que está sucediendo! Ayunar es una limpieza de destoxificación excitante y maravillosa y una bendición de sanación milagrosa para su cuerpo.

Para movimientos intestinales más fluidos

Es natural ponerse en cuclillas para tener un movimiento intestinal. Abre el área anal más directamente. Cuando usted esté en el inodoro, el hecho de poner los pies a una altura de 6 a 8 pulgadas sobre el basurero o banqueta da el mismo efecto que ponerse de cuclillas. Ahora eleve y estire sus manos sobre su cabeza a fin de que el colon transverso pueda vaciarse completamente con facilidad. ¡Es importante beber 8 vasos de agua pura diariamente! ¡Hace milagros! Luego de cenar, tome su pastilla de cáscara de psyllium diaria o haga la limpieza de semillas de lino (página 175).

Ejercicio 'Elimine Las Pérdidas De Orina' :

Para mantener la vejiga y los músculos del esfínter apretados y afinados, orine –deténgase – orine – deténgase, 6 veces, dos veces al día al orinar, especialmente después de la edad de los 40. Este simple ejercicio les brinda un efecto maravilloso a hombres y mujeres!

La Organización Mundial de la Salud reportó recientemente que 24.5 millones en todo el mundo son víctimas de solo 3 condiciones crónicas asociadas a estilos de vida malsanos– ¡casi el 50% de las muertes anuales: enfermedades circulatorias (especialmente infartos y accidentes vasculares), cáncer y enfermedad pulmonar! – US News and World Report

¡La buena eliminación es de vital importancia para su salud y longevidad!

BENEFICIOS DE LA SATISFACCIÓN DEL AYUNO

El ayuno renueva su fe en usted mismo, en su fortaleza y en la de Dios.

El ayuno es más fácil que cualquier dieta. • El ayuno es la manera más rápida de perder peso.

El ayuno es adaptable a una vida muy ocupada. • El ayuno le da al cuerpo un descanso fisiológico.

El ayuno se usa exitosamente en el tratamiento de muchas enfermedades físicas.

El ayuno puede brindarle pérdidas de peso de hasta 10 libras o más en la primera semana.

El ayuno baja y normaliza los niveles de colesterol, homocisteína, y presión sanguínea.

El ayuno mejora los hábitos alimenticios. • El ayuno incrementa el placer de comer alimentos saludables.

El ayuno es una experiencia calmante, a menudo alivia la tensión y el insomnio.

El ayuno induce frecuentemente sensaciones de euforia, es un estimulante natural.

El ayuno es un rejuvenecedor milagroso, que enlentece el proceso de envejecimiento.

El ayuno es un estimulante natural que rejuvenece los niveles de la hormona del crecimiento.

El ayuno es un energetizador, no un debilitante. • El ayuno ayuda al proceso de eliminación.

El ayuno a menudo trae como resultado una relación marital más vigorosa.

El ayuno puede eliminar adicciones de fumado, drogas y alcohol.

El ayuno es un regulador, que educa al cuerpo a consumir el alimento sólo a medida que se necesita.

El ayuno ahorra comercialización pasado tiempo, preparar y comer.

El ayuno libra el cuerpo de toxinas, dándole una ducha interna y limpieza.

El ayuno no priva al cuerpo de nutrientes esenciales.

El ayuno puede ser usado para descubrir el origen de alergias alimentarias.

El ayuno se usa eficazmente en el tratamiento de la esquizofrenia y otras enfermedades mentales.

El ayuno bajo una supervisión adecuada puede ser tolerado fácilmente hasta por 4 semanas.

El ayuno no acumula apetito; las punzadas de hambre desaparecen en 1 ó 2 días.

El ayuno es rutinario para la mayoría del reino animal.

El ayuno ha sido una práctica común desde el inicio de la existencia del hombre.

El ayuno es un ritual en todas las religiones; sólo la Biblia tiene 74 referencias al ayuno.

El ayuno bajo las condiciones adecuadas es totalmente saludable. • El ayuno es una bendición.

"Fasting As A Way Of Life" – Allan Cott, M.D.

El ayuno no es hacer pasar hambre, es la cura de la naturaleza que Dios nos ha dado. – Patricia Bragg

Razones Espirituales de la Biblia de Por Qué Debemos Ayunar

Hechos 13:2-3	Neh. 1:4	Lucas 4:2-5, 14	Deut. 8:3-8	Mateo 9:9-15
Hechos 14:23-25	Esdras 8:21	Lucas 9:1-6, 11	Joel 2:12	Mateo 17:18-21
3 Juan 2	Gál. 5:16-26	Marcos 2:16-20	Mateo 7:7-8	Deut. 11:7-14, 21
1 Cor. 10:31	Gén. 6:3	Mateo 4:1-4	Salmos 119:18	Neh. 9:1, 20-21
1 Cor. 13:4-7	Isaías 58:6, 8	Salmos 69:11	Salmos 35:13	Mateo 6:16-18

Querido Amigo de Salud,

¡Este sutil recordatorio le explica los grandiosos beneficios del Milagro del Ayuno (*Miracle of Fasting*) que usted disfrutará cuando inicie su Programa de Ayuno Bragg semanal de 24 horas para una Súper Salud! Es un tiempo precioso para la limpieza y renovación de cuerpo-mente-alma.

En los días de ayuno, yo tomo de 8 a 10 vasos de agua destilada (nuestra favorita) o bien purificada, (yo agrego 1-2 cucharaditas de Vinagre Orgánico Bragg a 3 de ellos). Si usted está apenas empezando, también puede probar con tés de hierbas o pruebe con jugos frescos diluidos con 1/3 de agua destilada. Todos los días, inclusive en algunos de los días de ayuno, agregue 1 cucharada de polvo de cáscara de psyllium a los líquidos una vez al día. Es un limpiador extra y ayuda a normalizar el peso, colesterol y presión arterial, y ayuda a promover una eliminación saludable. El ayuno es el método de curación más viejo y eficaz conocido por el hombre. El ayuno ofrece milagrosas y grandiosas bendiciones de la Madre Naturaleza y nuestro Creador. Empieza la autolimpieza del mecanismo del interior del cuerpo para que podamos promover nuestra propia autocuración.

Mi padre y yo escribimos el libro El Milagro del Ayuno (*The Miracle of Fasting*) para compartir con usted los milagros de salud que puede llevar a cabo en su vida. Vale tanto la pena todo de hacer, y es una parte importante del Estilo de Vida Saludable Bragg.

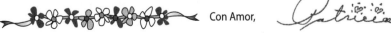 Con Amor,

El trabajo de Paul Bragg sobre el ayuno y el agua es una de las grandiosas contribuciones para el Movimiento de Sabiduría que Cura y para la Salud Natural en el mundo hoy día.

– Gabriel Cousens, M.D., Autor de "Conscious Eating" and "Spiritual Nutrition"

Capítulo 18

Doctor Descanso

Dormir es necesario para tener un corazón fuerte

Los hombres y las mujeres primitivos se levantaban al amanecer y pasan las horas tempranas de sus días en actividad física vigorosa. Más o menos a la mitad del día comen su comida más grande e inmediatamente después se acuestan a descansar o tomar una siesta (lo mismo que los bebés, niños pequeños e incluso animales). En una hora se despiertan refrescados – listos para la segunda mitad del día. Están activos de nuevo hasta la puesta del sol, y al poco rato se van a dormir otra vez. De forma que el hombre primitivo está despierto aproximadamente 12 horas y duerme aproximadamente 12 horas.

El hombre moderno, civilizado se maneja a sí mismo todo el día bajo alta presión. Su día está lleno de estrés, tensiones, preocupaciones e inquietudes. Una siesta diaria es algo desconocido en la rutina de la mayor parte de las personas. Durante todo el día usa muchos estimulantes para mantenerse funcionando – café, té, alcohol, píldoras, cigarrillos, cantidades excesivas de azúcar, caramelo, chocolate, helados, etc. – ¡todo para intentar conservar su pobre cuerpo en modo de – *empuje constante!*

181

Él vive en esta edad frenética, rápida e impulsada y por la noche tiene luces brillantes y acción para mantenerle despierto. Sus diversiones y entretenimientos comienzan por la noche. Los clubes nocturnos encienden luces brillantes y música fuerte. Las salas de cine lo tientan a películas que promueven sexo, crimen y violencia. La TV, Internet, vídeos, radio, fiestas – todo parece engranado para estimularle. En lugar de irse a la cama para un sueño muy necesitado, se impulsa a sí mismo persiguiendo la felicidad y tranquilidad de espíritu.

Cuando le da sueño solo toma una píldora, y para mantenerse despierto, se toma un poco de café cargado; luego para relajarse toma alcohol venenoso. ¡Constantemente está ejerciendo presión sobre su sistema nervioso – todo lo cual tiene un efecto desastroso y letal sobre su sistema circulatorio y su corazón!

Piense que usted es una "batería" – usted emite energía y debe recargarse con sueño, alimento adecuados, y emociones constructivas. – Patricia Bragg, ND, PhD.

Ayúdeme a conocer la magia del descanso, la relajación y el poder restaurador del sueño.

Los nervios de la mayor parte de los norteamericanos están tan desgastados y cansados que a menudo es imposible que tengan buen sueño. Como consecuencia, *consumen pastillas para dormir y tranquilizantes* para calmar sus sistemas nerviosos exhaustos. No es se asombrarse que, además de la *tasa de enfermedad cardiaca en alza en los Estados Unidos*, tenemos más personas con trastornos mentales que nunca antes en la historia. Estas instituciones están tan abarrotadas que representan uno de máximos problemas médicos y financieros de nuestra sociedad hoy día. Para nervios tranquilos, calmados y sanos, lea el libro de Bragg *Construya una Fuerza Nerviosa Poderosa*. Vea las páginas de atrás 289-291 para información sobre el libro.

Dormir es esencial para la vida misma

¡Usted no puede tener un corazón resistente, una mente cabal y un sistema nervioso sano si no obtiene suficiente sueño adecuado, profundo y apacible! *El sueño es esencial para construir y mantener un corazón resistente, vital. ¡El sueño es más necesario que el alimento!* Alguien puede ayunar con solo agua por días – e inclusive semanas si fuera necesario – sin daño serio si están bien nutridos antes de empezar el ayuno y si tienen un suministro satisfactorio de alimentos después de su conclusión. Pero nadie puede ayunar de sueño por pocos días sin efectos secundarios. El hombre no puede aguantar una semana entera sin dormir.

En la antigua historia de Inglaterra, los criminales condenados eran ejecutados privándolos de sueño. Este desvelo forzado, de hecho, ha sido utilizado como una forma de tortura y ejecución por los chinos y es más temida que el castigo corporal. ¡Quienes eran sometidos a esto siempre morían como maníacos delirantes! ¡Hay datos tristes que ilustran la necesidad de dormir!

Tome una siesta diaria

Si usted quiere construir un *corazón y un sistema nervioso resistentes*, tome una siesta al mediodía. **Obtener un descanso de una hora a mitad del día es como tener 2 días en 1;** cuando usted se despierta de su siesta, ha *almacenado* una gran reserva de energía nerviosa. Creemos que las personas de México, Sudamérica y Europa tenían una muy sana idea cuando seguían la política de cerrar los negocios al mediodía y hasta las 2 pm para almorzar y tomar siesta. ¡El descanso es importante para construir un corazón y un cuerpo poderosos!

La radiación electromagnética de los enrutadores de internet (Wi-Fi) es más débil que la de los teléfonos celulares, pero apáguelos cuando no los esté usando. Para estar extra seguro mantenga los teléfonos celulares, computadoras, portátiles y otros electrónicos lejos de donde usted duerme. – DrOzMag.com

182

¿Cuánto sueño necesitamos?

¿Cuántas horas de dormir necesitamos? Todo individuo es diferente. ¡Algunas personas requieren más sueño que otras! Quienes a menudo poseen una mayor vitalidad y constituciones más fuertes requieren menos sueño que los de vitalidad limitada y poderes de recuperación más débiles. Quienes poseen un sistema metabólico fuerte y una gran vitalidad pueden almacenar energía durante el sueño y además pueden recuperarse de los esfuerzos excesivos del día anterior más rápidamente. Una persona fuerte se recupera más rápidamente que otros. Su sistema puede reparar más rápidamente el desgaste natural de su trabajo diario que el de un individuo más débil.

La investigación más reciente de la Universidad de Chicago encontró señales fuertes de envejecimiento *acelerado* en jóvenes sanos después de menos de una semana en la que durmieron solo cuatro horas por noche. ¡No dormir lo suficiente puede envejecer a las personas prematuramente y promover la enfermedad! Al obtener 12 horas de sueño durante varias noches, los estudiantes volvieron a su edad correcta.

La mayor parte de las personas necesita de 7 a 8 horas de sueño todas las noches. Las mujeres y niños requieren de 9 a 10 horas de sueño. Sentimos que 8 horas de sueño por noche son importantes para un corazón fuerte y de 1 a 2 horas de este sueño deben ser obtenidas antes de la medianoche. Una sola hora de sueño antes de la medianoche vale 3 horas de sueño. **¡Disfrutamos de las siestas de la tarde de 30-60 minutos cada vez que nos es posible – el hábito de la siesta es genial!**

Reglas para un sueño reparador, descansado

Es mejor *acostarse con su cabeza hacia el norte,* para que esté en contacto directo con las vibraciones de la Tierra, y en un porche exterior o en un cuarto con buena ventilación cruzada. Si el clima lo permite puede dormir desnudo o con prendas no constrictivas naturales (algodón, seda, lana). Acuéstese con una almohada que acune la cabeza para que su cuello y su columna vertebral estén alineados y que su corazón no tenga que bombear tan fuertemente contra la gravedad. Dormir en una posición encogida o incómoda en un colchón suave (los firmes son más convenientes) o de manera que la circulación sea bloqueada no conduce a un sueño apacible. En la cama, estírese y extienda su cuerpo, luego practique una respiración profunda lenta y duerma pacíficamente.

Los estudios sugieren que tener niveles más altos de ácido docosahexaenoico (DHA) Omega-3 se asocia con un mejor sueño. Los ácidos grasos omega-3 se encuentran en la fibra de linaza y en las semillas de chía y son importantes para pacientes con enfermedad cardiaca. El estudio dio a conocer que los niños que tomaban 600 mg de suplementos de Omega-3 experimentaron casi 1 hora más de sueño cada noche.

Su colchón es su mejor amigo para dormir

Usted debe dormir en un colchón firme o colocar una tabla bajo uno suave. Esto les permite a los músculos que se estiren en relajación natural y que se alivie la presión sobre los órganos vitales.

Revise su colchón

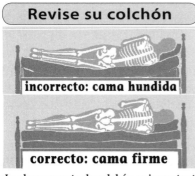

¡La clase correcta de colchón es importante! Usted debe dormir en un colchón firme.

Cuando estábamos en las excursiones para nuestras conferencias mundiales, a menudo teníamos que pasar nuestros colchones al piso para que fueran más firmes. Parece que los hoteles más sobresalientes del mundo invierten su dinero en vestíbulos vistosos y no en colchones firmes. ¡Además, a menudo encontrábamos colchones viejos, combados en muchas de las casas que visitábamos – pero eso sí, autos nuevos en sus garajes! Para nuestra casa del desierto, pedimos nuevas plataformas de madera. Ponemos un colchón firme sobre esta tabla con cuatro piernas en rodines. Pruebe un cobertor de colchón de espuma con memoria encima del colchón – es genial. Podría requerir algunas noches para acostumbrarse a dormir totalmente estirado – pero pronto su cuerpo le agradecerá dándole más energía.

Viajamos a lo largo y ancho del mundo en trenes, aviones, barcos, buses y autos y a menudo usamos tapones de oídos suaves de espuma para apagar los ruidos y sonidos innecesarios. ¡Sentimos que es absolutamente necesario pasar la noche en un lugar tranquilo! Si bien nosotros a menudo caemos dormidos aun cuando hay ruido a nuestro alrededor, la acción vibratoria del ruido puede tener un efecto directo sobre el corazón, circulación y sistema nervioso.

Creemos que los individuos deberían dormir a solas. Que dos personas duerman en una cama no es sano porque siempre se liberarán toxinas por el cuerpo, y estas toxinas pueden ser absorbidas. También está el ruido de una persona que respira demasiado profundamente, ronca (página 186), o es inquieto – todo lo cual interfiere con el sueño de otra persona. Ha sido probado por la investigación científica que una persona obtiene mejor descanso en una noche y almacena más vitalidad cuando duerme a solas. Las parejas de casados se despertarán más refrescados durmiendo el uno al lado del otro – cada uno en su propia cama gemela. Si esto no es aceptable, una cama matrimonial extra-grande es ciertamente preferible a la pequeña cama matrimonial usual.

La "deuda nacional de sueño" de Norte América

Una encuesta de Fundación Nacional del Sueño en 1998, descubrió que un impresionante 67% de los adultos norteamericanos tiene problemas de sueño y más de una tercera parte, (37%) está tan soñoliento durante el día que interfiere con sus actividades diarias. Pocos tienen la fortuna de disfrutar de 5-6 horas de sueño profundo y aun así desenvolverse en el trabajo. Durante los pasados 100 años, hemos reducido el promedio de tiempo del sueño en un 20% y, durante los últimos 25 años, le hemos añadido un mes más a nuestro tiempo anual de viaje diario al trabajo. Así, nuestra *deuda nacional de sueño* aumenta y mientras nuestra sociedad cambia, nuestros cuerpos físicos y necesidades se quedan iguales. ¡Simplemente para lograr ponerse al día, se necesitan frecuentemente 10 horas completas de descanso!

Entonces, las probabilidades de que no se está obteniendo suficiente sueño son altas. Los norteamericanos adultos actualmente promedian 7 horas por noche. Mientras que las necesidades de sueño de todo el mundo varían, los **Estudios de Investigación Científica muestran que requerimos de al menos 8 horas de sueño todas las noches.**

Antes de dormirse . . .

Primero haga una elección consciente de cómo desea pasar los últimos 30 a 45 minutos antes de acostarse. Evite la prisa de preparar cosas para mañana o de ponerse al día con tareas no completadas durante el día. Desacelere su cuerpo con un baño-masaje terapéutico de aroma y tómese una bebida calmante té de toronjil antes de la hora de acostarse; una melatonina (1mg) en cápsula favorece el sueño, y combate los radicales libres.

185

Pruebe la planta melisa para una coche calmada

El Toronjil, cuyo nombre científico es *Melissa officinalis*, es una planta refrescante con cualidades tanto sedantes como antisépticas. Como miembro de la familia Labiatae, que además incluye la menta y la yerbabuena, el toronjil es originario de la mayoría de Europa y ha sido ampliamente cultivado mundialmente. Florece entre junio y octubre, y su fragancia como de limón es inconfundible.

¡Un estudio del College of Holy Cross en Massachusetts descubrió que los estudiantes que dormían menos, obtenían calificaciones más pobres! Los adolescentes necesitan de 8 hasta 10 horas de sueño por noche.

La investigación muestra que la falta de sueño aumenta el riesgo de presión alta y enfermedad cardiaca. La falta de sueño puede cambiar la secreción hormonal del cuerpo. Estos cambios promueven el comer en exceso y alteran la respuesta del cuerpo a la ingesta de azúcar– los cambios que pueden promover el aumento de peso y aumentar el riesgo de desarrollar diabetes. – Newsweek Magazine

Al igual que la apacible manzanilla, los aceites primarios y volátiles del toronjil hacen que la planta sea medicinal. Aunque da la apariencia de ser una simple planta, brinda una gran variedad de curas bastante potentes, desde el dolor del estómago hasta los peores casos de insomnio. Pruebe té de toronjil antes de la hora de acostarse – se han reportado milagrosos resultados y puede ser mezclado con una gran variedad de tés de hierbas. Otros que puede probar para obtener un sueño profundo son: sleepytime, escutelaria, tés de hierbas con valeriana, suplementos de calcio y magnesio, y melatonina (1 mg) antes de la hora de acostarse.

Consejos para un sueño profundo y reparador, saludable

- Evite estimulantes como la cafeína, la cual se encuentra en el café, té, chocolate, gaseosas, y la nicotina, la cual se encuentra en cigarrillos y otros productos del tabaco.
- No beba alcohol para "ayudarle" a dormir.
- Haga ejercicio regularmente, pero termine su rutina de ejercicios antes de las 3 horas previas a la hora de acostarse.
- Establezca una rutina diaria y relajadora para la hora de dormir; Por ejemplo, pruebe un baño de aromaterapia o una ducha relajadora.
- Asocie su cama con un sueño relajador, de recarga– no la destine para hacer trabajo ni ver televisión.
- Si a menudo padece de insomnio, no tome siestas.

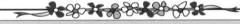

Alivio para el roncador de la casa

Ahora hay alternativas de tratamiento para aliviar los ronquidos. La primera innovación es una tira nasal simple (dispositivo parecido a una curita adhesiva) que ayuda a mantener abiertas los orificios nasales y permite un flujo más fácil de aire durante el sueño. Está disponible en farmacias, en tamaños de pequeño a grande.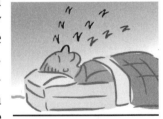

El segundo es RIPSNORE™. Un dispositivo simple, de una sola pieza que se amolda a la forma de su boca. El dispositivo es muy flexible cuando se pone. Detiene el ronquido o drásticamente reduce los ronquidos en un 98% de las personas que 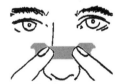 comenzaron a usarlo. El RIPSNORE™ sujeta la mandíbula ligeramente hacia adelante, apartando la base de la lengua de la parte de atrás de la vía aérea y del paladar suave - dejando que la garganta se abra y que el ronquido se silencie. El dispositivo es casi idéntico a los dentales, pero cuesta mucho menos. Para ordenar visite la página web: *RipSnore.com*

Exámenes más seguros, no invasivos y terapia natural

Cirugía del corazón versus terapia natural

Desafortunadamente, nuestros médicos profesionales occidentales recurren primero demasiadas veces a procedimientos invasivos en vez de a alternativas no invasivas más seguras y menos caras, más sanas. Esto es cierto tanto en diagnóstico como tratamiento.

Un *angiograma coronario* es una invasiva y peligrosa prueba de diagnóstico (ocasiona cerca de 20,000 muertes anualmente) que mide el flujo sanguíneo y las obstrucciones en el corazón. Se introduce un catéter en la arteria de la pierna del paciente (a través de la ingle), y se sube a través de la arteria hasta el corazón del paciente. ¡Un estudio del Instituto Nacional de Corazón, Pulmón y Sangre encontró que este doloroso procedimiento invasivo de $10,000 dólares de rayos X como de película de cine tiene una inexactitud del 82%! No obstante, los médicos continúan prescribiendo angiogramas caros. ¡Luego de este estudio, los angiogramas realizados en Estados Unidos han subido de 380,000 hasta pasar del millón anual!

187

Los tratamientos caros para enfermedad cardiaca son progresivamente dominados por procedimientos invasivos. ¡En los 17 años comprendidos entre 1979 y 1997, las operaciones de derivación cardiaca aumentaron en un impactante 432% – de 115,000 operaciones a 607,000 efectuadas anualmente! Si tan solo esa tendencia reflejara una efectividad creciente, positiva de estos métodos invasivos – ¡pero no es el caso! ¡Estos estudios previos y los estudios actuales lo prueban!

Un reciente estudio médico de la Universidad de Harvard reporta que las cardiocirugías invasivas tienen poco efecto en la supervivencia a largo plazo de la mayoría de los pacientes del corazón. ¡Sólo en los casos más severos mostraron tener mérito estadístico significativo estas peligrosas operaciones invasivas! El estudio sugirió que estos tipos de cirugía podrían ser disminuidos en un 25% o más sin poner en peligro la salud de los pacientes de corazón. ¡En vez de seguir el consejo de este importante estudio, los médicos están aumentando las cardiocirugías caras a una tasa alarmante! (*hms.harvard.edu*)

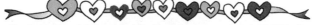

Un estudio de Harvard School Public Health encontró que al 84% de quienes buscaron una segunda opinión después de programar una cirugía de bypass de corazón, ¡se les informó que no la necesitaban!

Cirugía mínimamente invasiva y más segura

Los avances recientes han logrado llevar la técnica de cardiocirugía abierta a una alternativa más segura y viable. La cirugía mínimamente invasiva fue originalmente concebida por un cirujano ruso a inicios de 1960. Los procedimientos se están llevando a cabo ahora a través de una incisión menor $1/3$ del tamaño de una esternotomía completa drástica (los primeros se hacen de 9-12 cm, los últimos promedian 30 cm). Se están llevando a cabo dos tipos de métodos usando esta técnica: derivación coronaria o bypass coronario directo mínimamente invasivo, o MIDCAB, y para el reemplazo y reparación de válvula mínimamente invasivos. MIDCAB es cirugía "a corazón latiendo" puesto que el corazón no tiene que ser detenido ni colocado en bypass cardiopulmonar (la máquina corazón-pulmón que oxigena la sangre y mantiene la presión sanguínea) y los cirujanos pueden operar mientras el corazón continúa palpitando, lo que es más seguro para el paciente. Debido a la reducción en el tamaño de la incisión, esta técnica más reciente es menos traumática, tiene menor tiempo de recuperación, lo cual ayuda a reducir la necesidad de calmantes para el dolor. Para más información visite este sitio Web: *www.HeartSurgeons.com*

188 El camino más seguro para reducir la enfermedad cardiaca

El Dr. Julian Whitaker, uno de los especialistas del corazón más famosos de Norte América, se indignó tanto años atrás con respecto a las tendencias arriesgadas, que dijo, *"Dejé de ser cirujano para convertirme en sanador."* Él fundó el renombrado Whitaker Wellness Institute en Newport Beach, California, y tiene el principal boletín de prensa de salud de la nación, *Health and Healing.* Un estilo de vida saludable como el Estilo de Vida Bragg es su alternativa en vez de angiogramas y cirugías *(DrWhitaker.com)*.

El Dr. Dean Ornish, Profesor Clínico de Medicina, Escuela de Medicina, UCSF, es otro mundialmente famoso médico-vuelto-sanador. Cuando los pacientes cardiacos de Ornish adoptaron un régimen sano y energetizante de ejercicios y comieron alimentos nutritivos, bajos en grasa, ¡sus problemas cardíacos comenzaron a mejorar en el plazo de un mes! ¡Después de un año, la mayoría de sus pacientes prácticamente no tenían dolor alguno del pecho ni ninguna afección cardiaca! ¡Para un 82% de sus pacientes, el estilo de vida saludable pudo revertir su bloqueo arterial! *(www.pmri.org)*

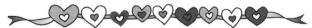

Más vale prevenir que lamentar. Los Centros De Emergencia de Hospitales y Médicos hacen pruebas rápidas para tranquilizarle y ver si usted ha tenido un leve ataque al corazón.

Encuentre al doctor indicado para proteger su corazón

Las alternativas más seguras, no invasivas, pueden generarle una mayor salud. ¡Las operaciones y pruebas invasivas del corazón son extremadamente peligrosas, caras y a menudo innecesarias! Hay un número creciente de médicos que se especializa en proteger a los pacientes del corazón del uso indiscriminado de angiogramas, cirugías de bypass coronario y angioplastias. Como alternativa, colocan dispositivos de sonar, captadores electrónicos, micrófonos, etc. en el exterior del pecho. Estas pruebas sensitivas usualmente pueden juzgar la enfermedad cardiaca mejor que los métodos que usan catéteres peligrosos e invasivos, tubos y agujas.

Cuando se necesite, consulte con los médicos de salud y organizaciones que están dedicados a hacer de la asistencia médica de su corazón un trabajo más sabio y seguro. Aquí hay algunas fuentes:

- ♥ **Life Extension**, Ft. Lauderdale, FL • For Health Advisors Call: 1-877-707-5665 • *www.LifeExtension.com*
- ♥ **Dr. Dean Ornish**, PMRI Institute • Ornish Spectrum Program 1-877-888-3091 • *pmri.org* or *OrnishSpectrum.com*
- ♥ **The Whitaker Wellness Institute**, Newport Beach, CA 1-866-944-8253 • *www.WhitakerWellness.com*
- ♥ **ACAM** (American College for Advancement in Medicine) 1-800-532-3688 for Physician Link or *acamnet.org*

Para una lista de médicos holísticos de Estados Unidos, ver sitio web: Naturopathic.org

189

Los exámenes de sangre revelan los riesgos de enfermedad cardiaca

Se dice a menudo que usted probablemente no corre riesgo de enfermedad cardiaca si su nivel de LDL (Lipoproteína de Baja Densidad) está bajo (ver portada delantera interna). Sin embargo, un estudio reciente publicado en el American Heart Journal concluyó que casi la mitad de los pacientes con enfermedad cardiovascular en realidad tenían niveles bajos de LDL (menos de 100mg/dl). ¡Esto es contrario a la creencia estándar! Según el Programa de Educación Nacional sobre el Colesterol, los nuevos factores de riesgo para enfermedad cardiaca incluyen cantidades altas de un LDL que es pequeño y denso. Este tipo de LDL es peligroso, puede ser fácilmente oxidado por radicales libres (ver páginas 27-29) y puede penetrar el delicado revestimiento interior de las paredes de los vasos sanguíneos para formar placa. En contraste, el LDL grande no aumenta su riesgo. Esto puede sonar confuso, pero haciéndose estas pruebas especiales, usted debe poder detectar la enfermedad cardiaca más eficazmente.

• **Lipoperfil RMN (Resonancia Magnética Nuclear):** *El número de partículas de LDL y el tamaño de las partículas de LDL* son el factor más importante para determinar si usted corre riesgo por enfermedad cardiaca, según una nueva investigación (*mercola. com*). *Si usted tiene MUCHAS Partículas de LDL que contienen MENOS colesterol por partícula, su riesgo de enfermedad cardiaca será alto aunque su nivel medido de LDL esté bajo.* (Recuerde que el LDL es su colesterol "malo"). A mayor número de partículas llenas de colesterol en la sangre, más colesterol es depositado en placas.

Además las partículas de LDL varían en tamaño. La diferencia en tamaño es crucial. *Las partículas PEQUEÑAS de LDL son mucho más destructivas que sus contrapartes más grandes.* Las partículas más pequeñas penetran más eficazmente la barrera celular y entran a las paredes arteriales, contribuyendo a la placa ateroesclerótica. Además, continúan más tiempo en la circulación, lo cual las deja aferrarse a los tejidos dentro de las paredes. Una vez en la pared arterial, las partículas pequeñas de LDL son más propensas a la oxidación, lo cual estimula la liberación de proteínas inflamatorias y adhesivas. En todo caso, el LDL pequeño tiene más probabilidades de contribuir a la acumulación de placa dentro de las arterias que el LDL normal. Las partículas pequeñas de LDL triplican la probabilidad de desarrollar placa coronaria y de sufrir un ataque al corazón.

La prueba del Lipoperfil LDL refleja la concentración total de colesterol dentro de las Partículas de LDL.

Ideal: Menos De 1,000, **Moderado:** 1,000-1,299,
Limítrofe Alto: 1,300-1,599, **Alto:** Mayor a 1,600

Información de LifeExtension, www.lef.org

• **Prueba de alta sensibilidad de Proteína C-Reactiva (PCR):** La proteína C reactiva es un factor de riesgo independiente para enfermedad cardiaca, un compuesto inflamatorio conocido que puede ser dañino para las paredes de los vasos sanguíneos, y puede dejarlas listas para que se forme la placa, para inflamación y para posibles infartos (ver página 50).

• **La Prueba de la Homocisteína:** La homocisteína es un subproducto del metabolismo de su cuerpo. Cuando está alta, puede aumentar la inflamación de las paredes de sus vasos sanguíneos (ver página 52).

Lo que usualmente eleva su número de partículas de LDL es una dieta alta en alimentos procesados: azúcares refinados; comida chatarra; falta de ejercicio y sueño. – DrMercola.com

- **Prueba del Fibrinógeno:** El fibrinógeno es un factor de coagulación de la sangre; si está alto, usted corre el riesgo de formar coágulos que podrían llevarle a sufrir un infarto o accidente vascular. El suplemento de Enzimas Sistémicas Braggzyme ayuda a mantener una respuesta inflamatoria más normal y ayuda a mantener niveles seguros de fibrina para un sistema cardiovascular más sano.* Ver páginas 246 & 296.

Estas pruebas especializadas pueden darle una imagen mucho mejor de su riesgo real de enfermedad cardiaca. Pero aunque los resultados de todas estas pruebas estén dentro de los rangos normales, igualmente será sabio elegir seguir el Estilo de Vida Saludable Bragg.

Resonancia Magnética – ventana no invasiva al corazón

Los médicos usan la *Imagen por Resonancia Magnética* (MRI) como una herramienta no invasiva, diagnóstica para mirar el tejido blando dentro de los pacientes sin tener que invadir el cuerpo. Las MRI usan un campo magnético energético pero inofensivo que revela todo con lujo de detalles, la forma y condición de sus órganos internos. Los médicos usan esta prueba para diagnosticar diversas condiciones del corazón y totales del cuerpo.

¿Qué le puede indicar este método no invasivo de la MRI a un médico sobre el corazón de un paciente y su sistema circulatorio? Las *milagrosas* MRI identifican la cicatrización del corazón y algunas otras indicaciones de infarto previo o futuro. Puede revelar la obstrucción arterial y presencia de cualquier masa extraña dentro y alrededor del corazón y cuerpo. Detecta señales de enfermedad cardiaca, identifica desórdenes vasculares (cardiomegalia, etc.) y revisa la salud de los vasos. **Advertencia: Las MRI no pueden ser usadas en personas con marcapasos ni clips arteriales.**

191

Cuídese de los exámenes con imágenes 3-D del corazón

Según un estudio del *New England Journal of Medicine* (*cnn.com*), una costosa imagen CAT que utiliza rayos x múltiples para generar imágenes del corazón en 3-D, no puede reemplazar a la más tradicional angiografía coronaria para encontrar vasos sanguíneos bloqueados en pacientes con dolor de pecho.

ALERTA FDA: ¡Las imágenes CAT están ocasionando sobredosis de radiación por todos lados! Las máquinas no tienen una "luz roja" que indique que están sobre-irradiando. Los hospitales están usando intencionalmente altos niveles de radiación para obtener imágenes más claras. Los síntomas de sobredosis incluyen: dolores de cabeza, pérdida de la memoria y cabello, erupciones cutáneas, convulsiones, síntomas de accidente vascular y confusión. Los pacientes tienen riesgo más alto de daño cerebral y cáncer. ¡Reducir los errores es importante, pero es mejor eliminar las pruebas innecesarias!

"Pienso que (los rayos x con imágenes 3-D) están siendo usados sin datos claros de beneficio alguno para el paciente," dice la Dra. Rita Redberg, Profesora de la Universidad de California, San Francisco School of Medicine. "**¡La utilidad de la imagen CAT es debatible y la prueba tiene riesgos! La tomografía expone a los pacientes a más radiación que un angiograma.** Es posible que estos pacientes necesiten un angiograma de todas formas, así como también otras pruebas que los pudiera exponer a todavía mayor radiación, como esas que utilizan trazadores nucleares. ¡No sabemos cuáles son los riesgos de la radiación; ha sido estimado que presenciaremos decenas de miles de casos de cáncer adicionales por nuestro uso aumentado de las imágenes CAT!" La Dra. Redberg continúa diciendo, "No siempre es cierto que mientras más pruebas, mejor, y esto hace subir nuestros costos del cuidado de la salud sin beneficio claro para los pacientes."

Pruebas más seguras y saludables no invasivas para enfermedad cardiaca:

PRUEBA DE IMÁGENES DOPPLER CON FLUJO DE COLOR Este es un ultrasonido seguro, no invasivo para obtener imágenes internas del cuerpo. Muestra un perfil claro que revisa simultáneamente la totalidad del sistema de vasos sanguíneos. Cuando es necesario, los médicos buscan una posible desaceleración de la sangre y obstrucciones que puedan causar infartos futuros y accidentes vasculares, e incluso la muerte. Ver sitio web: *www.aarogya.com*

ELECTROCARDIOMIOGRAMA Y CARDIOQUIMOGRAFÍA Es un electrocardiograma y un gráfico CKG que registran la actividad eléctrica del corazón. El corazón tiene una corriente eléctrica que lo atraviesa. El corazón se contrae y bombea sangre a todo lo largo de su cuerpo. Esta contracción es puesta en funcionamiento por una corriente eléctrica, aunque débil. Esta corriente comienza en una parte del corazón llamada el nodo sino-atrial o marcapasos, la cual establece el paso al cual debe latir el corazón. Desde el marcapasos, esta corriente sigue un camino bien definido a través del resto del corazón. Este movimiento puede grabarse por electrodos, los cuales son discos plásticos colocados sobre el pecho y extremidades para detectar el flujo de la corriente dentro del corazón. El gráfico registrado es el **electrocardiograma y el CKG, ambas pruebas sin dolor.** Estas pruebas detectan disturbios en el patrón pulsátil de la actividad eléctrica del corazón, llamados arritmias. Además revisan si hay alguna cámara del corazón anormalmente ampliada o si alguna de las paredes se ha engrosado. (Ver sitio Web: *www.AmericanHeart.org*)

ECOCARDIOGRAFÍA Este ultrasonido sin dolor se usa para evaluar condiciones estructurales del corazón así como el espesor de las paredes; la manera en que las paredes del corazón se mueven durante el ejercicio o descanso; diagnosticar problemas de válvulas; inflamación; enfermedad congénita del corazón e insuficiencia cardiaca congestiva. Usa ondas acústicas de alta frecuencia para producir imágenes del corazón. Un transductor pequeño, como un micrófono, pasa encima del pecho, enviando impulsos que rebotan en el corazón. El transductor registra estos ecos, y una computadora los convierte en una presentación de información gráfica en la pantalla.

ENDOPAT Cantidad de calcio en sus arterias coronarias; es una medida de ultrasonido del espesor medial de las arterias carótidas, que evalúa la salud del revestimiento de las arterias. Los médicos usualmente ofrecen exámenes más baratos que a menudo ayudan muy poco para encontrar enfermedades cardiacas ocultas.

PRUEBA DE ESFUERZO CON EJERCICIO Un electrocardiograma de ejercicio llevado a cabo haciendo un ejercicio controlado como una caminadora. El máximo ritmo cardíaco del paciente se calcula con base en su género y edad; luego el paciente es conectado a la máquina del electrocardiograma y hace ejercicios hasta que el corazón se encuentre latiendo sostenidamente y a la frecuencia calculada. Esta prueba muestra cambios en el patrón del electrocardiograma, especialmente para quienes tienen estrechez de arterias coronarias. Si la presión sanguínea cae durante la prueba, esta podría ser otra señal de enfermedad coronaria. La prueba de esfuerzo se usa además en personas que recientemente se han recuperado de un ataque al corazón, como paso inicial en evaluar la provisión de sangre del corazón. Por favor exprese cualquier sensación experimentada durante la prueba (a veces es demasiado temprano). **Esta prueba puede detectar la enfermedad coronaria en un 75% de los casos.**

ESCANEO NUCLEAR Esta técnica segura usa materiales radiactivos llamados isótopos, para examinar el corazón. Los isótopos son sustancias inofensivas, y son menos radiactivos que la mayoría de los rayos x. En la tomografía nuclear, el paciente recibe una dosis pequeña, ya sea oralmente o inyectada. Estos isótopos fluyen a través del sistema sanguíneo emitiendo radiación, la cual es fotografiada por una cámara especial que genera imágenes del corazón. Estas imágenes muestran qué tan bien funcionan los ventrículos y dónde hay cicatrización, o bien las áreas dañadas o las áreas con flujo de oxígeno reducido, del corazón.

Los médicos ahora pueden detectar la enfermedad cardiaca "silenciosa" cuando se usa la prueba CKG junto con electrocardiogramas (EKG). Un estudio reciente reveló que los EKG solos no detectaron un 39% de los casos de enfermedad cardiaca. Cuando la prueba CKG fue añadida a los EKG's, solo un 8% de los casos pasaron desapercibidos.

(MONITOR HOLTER) es una versión portátil de un electrocardiograma. Registra el ritmo del corazón (pulso) durante sus actividades diarias, usándolo 24 horas o más. Las ondas del corazón son recogidas por electrodos o parches colocados en el pecho. Las ondas son grabadas en una cinta dentro del monitor. Esta grabación es entonces escaneada hacia una computadora para su análisis. Los monitores Holter son usados en pacientes que experimentan dolor en el pecho, mareos, palpitaciones o desmayos, que son a menudo causados por el estrechamiento de las arterias o por anormalidades del latido cardiaco. Además puede mostrar evidencia de isquemia subclínica, como un ataque de angina (página 17) pero sin dolor en el pecho. (Visite el sitio web: *www.HeartSite.com*)

Tecnología de salud del nuevo milenio prueba ser mejore para examinar

(LA TECNOLOGÍA DIGITAL) puede llevar a una prueba de rutina como una radiografía de tórax a nuevas alturas de calidad y tiene muchas ventajas. Resguarda el medio ambiente porque no se usan productos químicos para procesar películas; es más segura para el paciente puesto que usa dosis de rayos X menores y reduce la necesidad de repeticiones y por ende mayor exposición; ¡da una imagen instantánea y puede guardarse en una computadora y ser transmitida instantáneamente al consultorio médico, hospital o donde sea que se requiera! (ver sitio web: *www.MayoClinic.com*)

(ESCÁNER TEP:) **La tomografía por emisión de positrones** se lleva a cabo por un exclusivo escáner de 32 anillos que puede detectar y medir la actividad metabólica a todo lo largo del cuerpo y especialmente en el cerebro. ¡Localiza con precisión la fuente de cáncer, y de enfermedades cardiacas y neurológicas reduciendo así todas las operaciones caras, innecesarias, cirugía exploratoria y permanencia en los hospitales! **¡El escáner de tomografía por emisión de positrones ahorra tiempo, dinero y la mayoría de las vidas importantes, preciosas!** (ver sitio Web: *www.RadiologyInfo.org*)

(LA RADIOCIRUGÍA ESTEREOTÁCTICA CON XKNIFE) (USADO PARA CIRUGÍA) usa una *hoja radiónica invisible,* no un bisturí; esto hace que la cirugía sea no invasiva, pues no hay sangre, y reduce las complicaciones, incomodidad, y aligera la recuperación. Excelente para tumores cerebrales y malformaciones arteriovenosas (MAV). (Ver sitio Web: *www.Radionics.com*)

Lo único que es realmente suyo y que nadie le puede quitar es la actitud. Si usted se hace cargo de ella, todo lo demás en la vida se vuelve mucho más fácil.

Un tonto piensa que no necesita consejos, pero un sabio escucha a los demás.
– Proverbios 12:15

Nuevo procedimiento para evitar la cirugía a corazón abierto

En el Centro Médico Ronald Reagan de UCLA, ¡se llevó a cabo un nuevo método tecnológico para extraer un coágulo de 2 pies de largo, que iba desde las piernas del paciente hasta su corazón, usando un nuevo dispositivo que saca por succión la materia sólida del coágulo sin requerir una transfusión! Este procedimiento mínimamente invasivo es visto como un gran paso adelante y una alternativa para la cirugía a corazón abierto.

Para llevar a cabo el procedimiento, los cirujanos primero insertan una cámara pequeña por la garganta para monitorear el corazón. Después, insertan un tubo a través de una arteria en el cuello y hacia el corazón, con el extremo final presionado contra el coágulo. Ensartan el otro extremo del tubo a través de una vena en la ingle, y enganchan el tubo a una máquina de bypass de corazón, la cual proporciona la succión. Al abrirse, la punta del tubo *AngioVac* captura el coágulo, junto con cualquier otro material sólido. La sangre es entonces filtrada y se reintroduce al cuerpo a través de la vena cerca de la ingle, eliminando la necesidad de una transfusión.

Este método toma aproximadamente 3 horas, y usted puede ser dado de alta del hospital en un plazo de una semana – con 3 días en cuidados intensivos. Puede ser una gran opción para una persona anciana o frágil que puede estar en riesgo alto para cirugía a corazón abierto. *AngioVac* está completamente aprobado por la FDA, pero como todos los dispositivos nuevos, todavía está siendo evaluado. Hable con su proveedor de servicios médicos para ver si le puede funcionar a usted.

La terapia EECP ofrece alivio para el dolor de pecho

La Terapia Externa Mejorada de Contra Pulsación (EECP) es un método efectuado en individuos con dolor en el pecho, flujo sanguíneo pobre, angina, colapso cardíaco o cardiomiopatía para disminuir sus síntomas, mejorar su capacidad funcional y mejorar su calidad de vida. La Terapia EECP es una opción de tratamiento muy segura que generalmente no plantea ningún riesgo ni complicaciones potenciales para el paciente, comparada con los métodos cardíacos invasivos tradicionales.

Muchos de los pacientes a quienes se les practica la cardiocirugía sufren una pérdida significativa y duradera de su capacidad mental. Es mejor seguir el consejo del Dr. Dean Ornish, y de otros médicos sabios respecto respecto al Estilo de Vida Saludable Bragg; ellos apoyan al 100% un estilo de vida saludable.

¡No deje que la enfermedad cardiovascular le afecte! ¡Proteja su corazón!
¡Viva fielmente el saludable Estilo de Vida Bragg – por favor comience ya!

Usted puede ser un candidato para EECP si tiene angina estable crónica, no se está aliviando adecuadamente de su angina al tomar nitratos, y si no califica para candidato a procedimientos invasivos (cirugía de bypass coronario, stent o endoprótesis, etc.). Además si usted tiene síntomas de dolor en el pecho, dificultad para respirar y fatiga crónica al caminar o tener actividad física, ¡usted puede ser un buen candidato para el tratamiento!

Durante el tratamiento, las piernas del paciente son envueltas en manguitos compresivos neumáticos. Los dispositivos presionan y sueltan – se inflan y desinflan – al ritmo de la pulsación del corazón, empujando sangre oxigenada hacia el corazón y arterias coronarias. Se ha probado en estudios clínicos que el tratamiento mecánico promueve el crecimiento de nuevos vasos sanguíneos alrededor de las arterias estrechas y bloqueadas del corazón. Estas nuevas rutas tienen beneficios profundos al restaurar el flujo sanguíneo arterial hacia el corazón. Este restablecimiento del flujo sanguíneo rico en nutrientes revive los tejidos en las partes del corazón y cuerpo que están "aturdidas" debido al flujo de sangre restringido o bloqueado. ¡El corazón se beneficia grandemente y los pacientes verán una mejoría en los síntomas como: dolor en el pecho, dificultad para respirar, fatiga crónica así como también una mejoría significativa en el ejercicio y su energía!

El tratamiento típicamente dura una hora. Los pacientes reciben 35 sesiones en el curso de 7 semanas. "El tratamiento es generalmente bien tolerado y los síntomas de angina mejoraron en un 75-80% de los pacientes," dijo la Asociación Americana del Corazón.

¡Esto salvó la vida de un amigo! – PB

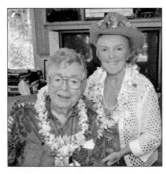

Dr. Earl Bakken con Patricia.
Él es famoso por inventar el primer marcapasos de transistor. Su empresa Medtronic lo desarrolló, además de un resucitador para reparar corazones enfermos; ¡estos dispositivos han salvado y siguen salvando miles de vidas! Dr. Bakken reside en Hawaii y es un gran aficionado de los Aminos Líquidos Bragg.

Nos inclinamos a pensar que los avances de la medicina consisten en un nuevo fármaco, una nueva técnica quirúrgica, un nuevo láser, alguna cosa cara y de alta tecnología. A menudo nos cuesta trabajo creer que las elecciones simples que hacemos día a día en nuestras dietas y estilos de vida pueden hacer semejante y poderosa diferencia en la calidad y cantidad de nuestras vidas, pero muy a menudo lo hacen. Mi programa consiste en cuatro componentes principales: ejercicio, nutrición, manejo del estrés, amor e intimidad – eso promueve no solo vivir más tiempo, sino vivir mejor. - Dean Ornish, M.D.

Capítulo 20

Terapia de Quelación

Método milagroso para destapar las arterias

Queremos compartir con usted un milagro de la ciencia médica, que encontramos ser tan sorprendente que decidimos investigarlo completamente. Encontramos pruebas médicas clínicas crecientes e impresionantes en nuestra investigación personal, que demuestran un método seguro, confiable y terapéutico para contrarrestar los terribles estragos de la arteriosclerosis y la aterosclerosis. **Estas enfermedades degenerativas surgen del endurecimiento y obstrucción de las arterias.**

Este método se llama Terapia de Quelación. Ha sido probado como efectivo al punto de ser llamado milagroso tanto por médicos como pacientes. *¡Es completamente increíble!*, declaró John, el primer paciente de terapia de quelación que entrevistamos. Conocimos a John a través de un amigo mutuo de Chicago, quien estaba de visita en nuestra casa del desierto en California. ¡Él insistió en que fuéramos a la casa de John en el Desierto Palm aledaño para conocer de primera mano *el remedio milagroso* de su amigo, y realmente fue un milagro, con certeza!

197

Un especialista del corazón destacado le había dicho a John, un hombre en sus 40's, años, que tenía una expectativa de vida de apenas 2 años a menos que se sometiera a una cirugía drástica para *un bypass o derivación de 3 vías;* i.e., trasplantando vasos sanguíneos de su pierna en su corazón para puentear o *derivar los bloqueos* en 3 arterias (con bloqueos del 100, 95 y 75%, respectivamente). Aunque él sobreviviera a la cirugía, ¡no habría garantía que no fueran a hacerse obstrucciones similares de nuevo, dejando a John en la desesperación!

A través de unos amigos, tuvo conocimiento del Dr. Ray Evers, quien por muchos años había estado obteniendo recuperaciones notables en casos similares con terapia de quelación. El periodo normal de tratamiento es de 3 hasta 8 semanas y los pacientes pueden ser manejados de forma ambulatoria en cualquiera de los consultorios médicos o clínicas del mundo que realizan la terapia de quelación.

Conocimos a John 3 meses después de que tuviera una serie de 8 semanas de tratamientos de quelación bajo la supervisión del Dr. Evers. ¡Él acaba de someterse a una esmerada revisión médica en el famoso Hospital Loma Linda y las pruebas mostraron que no había ninguna afección cardiaca!

Reversión del "proceso de envejecimiento"

Poco tiempo después, visitamos al Dr. Ray Evers en su Hospital de Meadowbrook en Belle Chasse, Luisiana. Él nos contó que durante un período de 8 años, él había tratado a más de 10,000 pacientes con la terapia de quelación. Dr. Evers dijo que él consideraba que la *Terapia de Quelación podría contener la clave para el tratamiento básico de algunas de las máximas enfermedades mortales del ser humano, todas caracterizadas por la misma anormalidad básica: el estrechamiento y cierre completo de los vasos sanguíneos, lo cual puede afectar la salud de todos los órganos del cuerpo.*

Todo el mundo está familiarizado con la descripción clínica de los ataques coronarios o del corazón, accidentes cerebro-vasculares o coágulos cerebrales y hemorragias, continuó diciendo, pero muchas otras enfermedades como la diabetes, trastornos tiroideos y adrenales, problemas digestivos, enfermedad de Alzheimer, senilidad, enfisema, artritis, esclerosis múltiple, etc., pueden ser causados, en parte, por la interferencia con la entrega correcta de la sangre, oxígeno y nutrición necesarios para las células vitales.

La terapia de quelación ataca este problema básico del sistema cardiovascular, dijo el Dr. Evers. *¡Los resultados a menudo producen alivio significativo de los síntomas, son muy frecuentemente salvavidas y milagrosos para los pacientes que están siendo rejuvenecidos!*

Vimos prueba de sus palabras con nuestros propios ojos. Observamos a las personas de 40's a 80 años ingresando al hospital en sillas de ruedas – víctimas de ataques al corazón y otras enfermedades circulatorias o degenerativas como accidente cerebro-vascular, gangrena diabética, artritis mutilante y senilidad. ¡Varias semanas más tarde observamos a estas mismas personas que salían caminando del hospital con un nuevo brío al andar, radiantes con la sana alegría de vivir!

¿Qué causa este rejuvenecimiento asombroso?

Las arterias de estas personas estaban siendo desobstruidas por la terapia de quelación, lavadas de la basura acumulada que se había endurecido y había engrosado las paredes de sus vasos sanguíneos vitales. ¡Ahora que sus *tuberías* fueron abiertas de par en par, la sangre pudo fluir una vez más a través de sus arterias, venas y vasos capilares para llevar oxígeno vivificador y alimento a todas las células de su cuerpo y llevarse además los desechos tóxicos! El proceso de degeneración . . . comúnmente llamado *proceso de envejecimiento*, ¡estaba siendo naturalmente revertido!

¿Cuál es la causa principal del "envejecimiento"?

Como discutimos previamente en este libro, el llamado *proceso de envejecimiento* no es el resultado del correr del tiempo, sino que es primordialmente el resultado de una inadecuada circulación de la sangre, la cual puede ocurrir y ocurre a cualquier edad calendario. *Los villanos principales son un exceso de minerales inorgánicos, calcio, etc. y químicos tóxicos (de los cuales el agua potable no destilada es la fuente primaria), combinados con un exceso de colesterol de una dieta llena de grasas animales saturadas, grasas hidrogenadas y un mórbido estilo de vida. Todo se suma al proceso de envejecimiento.*

La arteriosclerosis, o endurecimiento de las arterias, puede resultar de depósitos de calcio en las paredes arteriales. Con el inicio del desarrollo de la letal aterosclerosis, las paredes calcificadas se ven más engrosadas por depósitos cerosos de colesterol, los cuales estrechan peligrosamente el paso de la sangre.

Este calcio anormal actúa como un agente cementante y forma placas con otros minerales inorgánicos, colesterol y otras grasas cerosas. Este estrechamiento de las vías reduce tanto la cantidad como la fuerza del flujo sanguíneo. ¡Las células del cuerpo se degeneran a falta de alimentación y lentamente se ahogan en sus propias toxinas, lo cual hace que mueran! 199

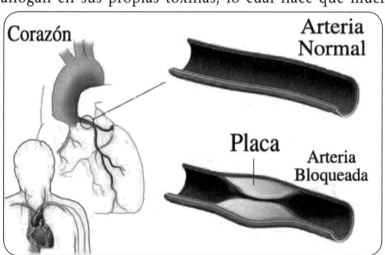

Corazón — Arteria Normal — Placa — Arteria Bloqueada

Diagrama de: *www.NaturalAnswer.com/cardiocare101.htm*

Los estudios muestran que los niveles bajos de CoQ10 provocan condiciones periodontales, enfermedad cardiaca, memoria y función cerebral declinantes. La CoQ10 ayudó a revertir estas condiciones.
– Dr. Stephen T. Sinatra, autor, "CoQ10 Phenomenon", y
"The Sinatra Solution, Metabolic Cardiology" • www.DrSinatra.com

Quelación – tratamiento seguro, efectivo y barato

La terapia de quelación es la adaptación terapéutica de un proceso bioquímico natural. El término *quelación* se deriva de la palabra griega *chele*, que significa garra similar a la del cangrejo. Sin ahondar detalladamente en la química, la quelación en el metabolismo humano es el proceso por el cual una enzima agarra o liga *un mineral orgánico o metal y lo transporta* a la parte del cuerpo donde pueda ser utilizado o eliminado. Ejemplo: el cinc al páncreas para hacer insulina; el hierro a la hemoglobina (glóbulos rojos); el calcio para construir huesos y sus muchos otros usos en el cuerpo; etc. (Recuerde, esto se refiere a los minerales orgánicos – no a los inorgánicos, los cuales no pueden ser usados.)

Este proceso natural de quelación no se descubrió sino hasta la década de 1940s. Su primera aplicación terapéutica se dio durante la Segunda Guerra Mundial después de que se creara un agente de quelación sintético para actuar como antídoto ante el *gas mostaza* y otras formas de intoxicación por arsénico. (Durante los 20 años posteriores, los agentes de quelación (tracción) fueron desarrollados casi exclusivamente para librar al cuerpo de metales pesados tóxicos como el plomo.)

A finales de 1950, descubrieron que los agentes de quelación usados como antídotos para los venenos eran además efectivos para eliminar los depósitos de calcio inorgánico de las articulaciones, órganos y sistema cardiovascular del cuerpo. A través de diversos estudios e investigaciones médicas, Abbott produjo un agente de quelación seguro y eficaz, conocido como ácido etildiaminotetraacético, para eliminar estos depósitos congestionadores de calcio inorgánico y placas de colesterol de las arterias y sacarlos por los riñones.

El AEDT (EDTA) o ácido etildiaminotetraacético, un agente de quelación natural en forma de aminoácido, no afecta el calcio orgánico normal utilizado por el cuerpo, sino que lleva a cabo la quelación solo de los depósitos inorgánicos patológicos del calcio. **La quelación ha probado ser una forma efectiva para revertir el endurecimiento de las arterias.** Desbloquea las arterias quelando estas placas ateroscleróticas, que luego disuelve y desintegra. El colesterol y otros depósitos luego se ablandan y son fácilmente purgados. Todo el residuo *se va por el desagüe,* y las *tuberías* de su sistema cardiovascular se vuelven más fluidas.

Siempre debemos cambiar, renovarnos, rejuvenecernos;
De lo contrario, nos endurecemos. – Goethe

La terapia de quelación incluye una dieta saludable

Carlos P. Lamar, M.D., de Florida, fue pionero de la terapia de quelación en 1960 y desde entonces ha desarrollado los métodos básicos que han sido tan exitosos hasta la fecha. Estos incluyen la dosis correcta de Endrate (ETDA) – suministrado lentamente por vía intravenosa, y cada tratamiento dura de 3 hasta 4 horas.

Como una parte esencial del tratamiento de quelación, el Dr. Lamar y sus colegas prescriben una dieta antiaterogénica en la persona la cual efectúa la quelación de forma natural. Los pacientes comen comidas más frecuentes, más ligeras (con más frutas tropicales: bananas, kiwis, mangos, papayas y piñas, ricos en la enzima bromelaína que actúa como un limpiapipas cardiovascular) y elimina los alimentos lácteos y las grasas saturadas. Se pone énfasis en las frutas frescas, orgánicas y verduras y alimentos naturales.

Además, él les da de 50 a 100 mg de vitamina B6 (piridoxina) la cual controla los niveles sanguíneos de sodio/potasio, ayuda a producir glóbulos rojos y hemoglobina y protege contra infecciones, además de vitaminas y suplementos minerales adicionales para cada paciente según los necesiten.

Diagnósticos seguros con pruebas no invasivas

Todos los pacientes reciben pruebas médicas y revisiones esmeradas antes de iniciar la terapia de quelación, y son cuidadosamente monitoreados durante los tratamientos de quelación; además, reciben una instrucción completa para los procedimientos de seguimiento. **Nos impresionó la tomografía termográfica infrarroja, la cual es un equipo de diagnóstico que proporciona un método seguro, preciso para localizar y determinar el grado de obstrucción arterial.** Anteriormente esto se hacía solo por medio de la peligrosa prueba del angiograma. Esta tomografía es un instrumento sensible al calor que registra la temperatura corporal con correlación directa a la circulación de la sangre. **Este termograma revela el lugar y grado de obstrucción por medio de un espectro de luz con un rango de 10 colores. No recomendamos arriesgarse con un angiograma.** Definitivamente apoyamos las pruebas no invasivas y la tomografía termográfica infrarroja en las páginas 191 a 194.

Es bueno que la tecnología moderna esté disponible si usted la necesita, pero es todavía mejor evitar que sus arterias se obstruyan en primera instancia.

Los Libros Bragg pueden ser su fiel guía de salud, a su lado día y noche.

La terapia de quelación promueve una sanación natural

Puesto que la terapia de quelación ataca el problema cardiovascular básico de degeneración, ayuda también a restaurar los poderes autorregenerativos naturales y sanadores del cuerpo. La circulación natural de la sangre luego se encarga de restaurar el metabolismo normal y las funciones bioquímicas. Todo el cuerpo *cobra vida*. Esto es por lo que la terapia de quelación, desde el puro principio, ha excedido las expectativas más descabelladas de la ciencia médica.

Cuando se reportaron los primeros casos en 1964 por el Dr. Lamar en la publicación médica nacional *Angiology* (Volumen 15, No. 9, septiembre. 1964), el resultado más sorprendente fue la disminución significativa en el requerimiento de insulina de los diabéticos en respuesta a la terapia de quelación. Dos de los casos tempranos eran diabéticos entrados en años *sin esperanza*, con un deterioro mental extremo y complicaciones cardiovasculares agudas. Después del tratamiento, hubo una remisión completa de los síntomas, tanto físicos como mentales – más una disminución marcada en su requerimiento de insulina. Este extra fue atribuido a la circulación incrementada del páncreas, lo cual promovió la producción de insulina.

Desde entonces, se ha visto que la terapia de quelación logra *beneficios extras* tales como la regeneración y el re-endurecimiento de los huesos debilitados por la osteoporosis, la restauración de la movilidad de las rígidas articulaciones osteoartríticas, el alivio de la insuficiencia de la glándula tiroides, la reversión de la calcinosis prostática, la recuperación de funciones normales del riñón, otras glándulas y órganos, y la mejoría en las retinas deterioradas. ¡Hubo mejoría en todas las condiciones patológicas resultantes de una circulación afectada!

El tratamiento de quelación (ETDA) ha demostrado ser efectivo en el tratamiento de la enfermedad cardiaca. Además, ha logrado una marcada mejoría en pacientes que padecen 2 de las más desconcertantes enfermedades del sistema nervioso central – **la Esclerosis Múltiple y la enfermedad de Parkinson.** Quizá los resultados más espectaculares de la terapia de quelación son evidenciados por la restauración de la agudeza mental en casos avanzados de senilidad.

En un estudio transcendental, el Dr. Carlos Lamar dijo en el *Journal of American Geriatric Society* (Volumen XIV, No. 3, 1966), *"La rehabilitación física y el disfrute de vivir experimentados por estos pacientes sería imposible de igualar por medio de ningún otro método terapéutico disponible."*

Una necesidad universal de terapia de quelación

Desde fechas tan antiguas como 1968, el Dr. Lamar ya había predicho, *"Tengo pocas dudas de que eventualmente, nuevos ligandos (agentes de quelación) serán creados que serán efectivos por vía oral (suplementos naturales).* Ese será el gran paso que pondrá la terapia de quelación al alcance de cualquier paciente que sufra de cualquier forma de enfermedad calcificante, placa y acumulación de colesterol."*

"El gran avance en la medicina preventiva consiste en mantener abiertas y limpias las arterias ANTES DE QUE los síntomas o un infarto les haga evidente el trastorno a todos," el Dr. Evers declaró. *"Es aquí donde la terapia de quelación tiene su máximo futuro."*

Hay centenares de clínicas de quelación en América y alrededor del mundo. La mejor fuente en la Web de médicos para terapia de quelación es ACAM (American College for Advancement in Medicine); visite el sitio web: *www.acamnet.org* donde usted puede localizar a los médicos de su área por código postal y también a médicos alrededor del mundo. La dirección de ACAM es: 380 Ice Center Lane, Suite C, Bozeman, Montana 59718. Además tienen un número de teléfono de emergencia para referencia de médicos: 1-800-532-3688.

(203)

En Europa, nos encontramos con el mundialmente famoso Dr. Claus Martin que tiene la visión, sabiduría y educación para dirigir su bella Four Seasons Clinic en los Alpes Bávaros, la cual brinda terapias de quelación, oxígeno, y de célula en vivo desde marzo hasta noviembre. Éstos son tratamientos notables que prolongan la vida y que pueden ayudar a revertir las enfermedades cardiovasculares, tanto las relacionadas con la edad como las degenerativas. Estrellas de Hollywood, estadistas famosos y otras personas notables estuvieron y están cosechando los beneficios de sus tratamientos. Él ha sido un miembro altamente respetado de ACAM por mucho tiempo. Hay más de 200 clínicas de quelación en toda Europa.

Quelación mejora el flujo sanguíneo sin cirugía: *La aterosclerosis, el estrechamiento y rigidez de las arterias debido a la acumulación de calcio patológico y la placa, es la principal causa de la disminución de oxígeno y circulación en nuestras células.* **La terapia de Quelación con EDTA es un método eficiente en base a costos que evita la cirugía;** *realza la salud de las arterias, extrayendo el calcio patológico y mejorando su elasticidad, así como su circulación y salud.*
– www.DrDooley.com/chelation-therapy.php

**Las tiendas de salud ahora tienen suplementos orales de quelación y Niacina (B3), etc.*

Un corazón ligero, feliz vive más tiempo. – William Shakespeare

El corazón que ama siempre está joven. – Proverbio griego

Los beneficios de la terapia de quelación*

La terapia de quelación ayuda a detener los malos efectos del envejecimiento y la enfermedad cardiaca e inicia el proceso de sanación del cuerpo, a menudo revirtiendo el daño. Algunos de los beneficios son:

- *Reduce la Actividad de los Radicales Libres en Sangre:* La investigación muestra que el ácido etildiaminotetraacético puede contener nutrientes antioxidantes – vitaminas A, C y E, selenio, y complejos de aminoácidos. Estos no sólo entrapan los radicales libres sino que además ayudan reforzando la estabilidad de las membranas plasmáticas (ver páginas 24-26).

- *Bloquea la Absorción del Calcio, Ayuda a Reparar Músculos Dañados, Mejora la Producción de Energía de la Célula:* El ácido etildiaminotetraacético extrae los iones metálicos tóxicos como plomo, calcio, mercurio, cadmio, cobre, hierro, y aluminio del torrente circulatorio. Al extraer el calcio adicional del torrente circulatorio, no hay más calcio libre disponible para producir placa. Quiere decir que las células pueden comenzar a repararse ellas mismas. Su producción de energía aumenta. A medida que más y más células se reconstruyen, nuestro cuerpo se vuelve más sano. Pueden mantener a raya los agentes externos. El resultado es que hemos iniciado una actividad de salvamento y regeneración que repara los músculos y corazón previamente dañados. Y la totalidad del cuerpo se beneficia como consecuencia.

204

- *Reduce la Viscosidad de la Sangre o Tendencia a hacer Coágulos:* El ácido etildiaminotetraacético ayuda a reducir la formación de las plaquetas de la sangre. Esto hace que la sangre sea menos pegajosa. La sangre ahora puede fluir a través de las arterias estrechas. Puede fluir inclusive a través de arterias bloqueadas parcialmente, minimizando el efecto de la obstrucción.

- *Normaliza los Niveles de Colesterol y HDL Anormales:* Los investigadores han encontrado que una infusión de ácido etildiaminotetraacético, en combinación con vitaminas y suplementos minerales, ha elevado el buen colesterol (HDL) y ha reducido el colesterol malo (LDL). Si el HDL estuviera bajo, se vería incrementado; sin embargo, si ya estuviera alto, su nivel permanecería igual. De igual manera, el LDL se vería reducido si estuviera alto. El ácido etildiaminotetraacético optimiza la proporción de HDL y LDL.

- *Salud Mental:* Los investigadores han observado que los pacientes que se han sometido al tratamiento de quelación están menos deprimidos. Estuvieron más alertas, vivaces y felices, y tuvieron mejor concentración, memoria y más energía.

*Ver sitio web: HolisticOnline.com/Chelation/chel_benefits.htm

Capítulo 21

El arte saludable de la longevidad

La mejor receta para una larga vida es mantenerse viviendo el Estilo de Vida Saludable Bragg. ¡No hay substituto para esto!

¡Considere que cada día es una vida pequeña en sí – hágala tan perfecta y sana como pueda! ¡Para su siguiente cumpleaños, intente tener un corazón más fuerte y mejorar su salud más de lo que ya la tiene hoy día! ¡Viva soberanamente cada momento para un futuro largo, sano, feliz, satisfecho!

¡Usted siempre debe estar consciente de su vida! En el momento en que usted baja la guardia, el enemigo estará listo para entrar rápidamente y golpear su corazón duramente. ¡Cierto, con suerte, usted puede vivir mucho tiempo sin intentar nada, pero podría vivir más tiempo y mejorar si hace el esfuerzo! El vivir sanamente para lograr la longevidad es un arte. ¡Quienes deliberadamente se disponen a prolongar sus días tienen una sana oportunidad de lograrlo!

El olvidarse de sí mismo puede hacer que el tiempo pase como por arte de magia, pero no ayuda a construir un corazón resistente ni a mantenerle joven. ¡La desatención hacia su persona y el descuido resultante son extremadamente peligrosos! A medida que usted vive más tiempo debe volverse menos objetivo y más subjetivo. ¡Mientras más centrado en usted mismo, mejor conservará sus preciados recursos de salud! ¡La longevidad a menudo les pertenece no a quienes se olvidan de sí mismos en favor de otros, sino a quienes están más conscientes de su salud para con ellos mismos y de su bienestar físico, mental, espiritual y emocional!

205

Esto puede parecer darles a los longevos un carácter positivo, fuerte, y a veces parecer egoístas. ¡De ningún modo! Sin una nutrición sana no podemos aspirar a cumplir nuestros sueños. ¡Tratar de prolongar la vida de uno mismo es extender el plazo propio de utilidad y de servicio! ¡No estamos abogando a favor de que prolongue su vida a costa de otros! **¡Más bien, sugerimos que usted viva una vida larga y sana a fin de que pueda serles de mayor utilidad a su familia y a otros, así como también a usted mismo!**

Es importante que las personas sepan lo que usted representa.
¡Es igualmente importante que conozcan lo que usted no va a tolerar! – Mary Waldrip

---

Un hombre es tan viejo como sus arterias – su río de vida. – Virchow

---

Las rosas son el autógrafo de Dios de belleza, fragancia y amor. – Paul C. Bragg, ND, PhD.
Tome la Excursión en Vídeo del bello Jardín de Rosas Bragg en la web: Bragg.com

El secreto de longevidad – obedezca a la Madre Naturaleza

El secreto de la longevidad es entender que *su edad cronológica no es el enemigo. ¡El envejecimiento prematuro es evitable!* Usted debe erigir una defensa resistente contra el envejecimiento. Hay unos cuantos, por supuesto, quienes nacen con constituciones tan maravillosas que simplemente no pueden matarse a ellos mismos. Usted podría encontrar algunos octogenarios que le digan que le deben su larga vida a fumar, a tomar alcohol y a evitar el ejercicio. Usted les puede decir confiadamente que podrían perfectamente prolongar su expectativa de vida unos 20 años más viviendo un estilo de vida saludable.

La longevidad científica se basa en un conocimiento del cuerpo y de las leyes de la salud. Sobre todo, quiere decir tener confianza en la Madre Naturaleza. Ella aborrece la mala salud, la cual es otro nombre para envenenamiento tóxico y tuberías obstruidas. Ella siempre está esforzándose por purificar y vitalizar. Ella quiere ayudarle si tan solo usted la deja. ¡La profesión médica, los fármacos y los médicos no le harán ningún bien si la Madre Naturaleza no le está respaldando!

La enfermedad cardiaca es su peor amenaza

Recuerde que usted debe defenderse siempre contra la trombosis coronaria (infarto), los accidentes cerebro-vasculares, la hipertensión (presión alta), arteriosclerosis (endurecimiento de las arterias), aterosclerosis (obstrucción de las arterias por el colesterol y otros desperdicios), angina de pecho, várices y otras enfermedades cardiovasculares (corazón y vasos sanguíneos). *¡Las enfermedades del corazón y del sistema circulatorio son el Asesino #1 en los Estados Unidos* pues matan a más del millón de norteamericanos cada año – más que todas las demás causas combinadas! Y nunca se olvide de que debe además ponerse en guardia contra las articulaciones rígidas, tejidos fibrosos, sordera, ceguera y muchos otros enemigos de la salud y la vida.

Todo esto quiere decir que debe existir un poco de desaceleración de la actividad. ¡Creemos que el consejo *envejezca con garbo* está equivocado! ¡Eventualmente, el fin será decretado por la Madre Naturaleza y Dios – pero hasta entonces es mucho mejor vivir la vida tan juvenilmente como sea posible! ¡Usted *es tan viejo como se siente – por lo tanto, siéntase joven!* ¡Cuando usted acata las Leyes de la Madre Naturaleza, se siente más joven! Al tener confianza en sus leyes y obedecerlas, comprender su milagrosa máquina física y cómo cuidarla, usted puede vivir una vida más larga, más joven, sana, feliz.

Causa #1 de muerte – enfermedad coronaria

Los depósitos en las arterias retardan la circulación de la sangre. La velocidad y la eficiencia del torrente sanguíneo tienen un gran efecto sobre la prolongación de la vida. Es el torrente sanguíneo el que provee al cuerpo entero del oxígeno y nutrición requeridos antes de extraer las sustancias dañinas para su eliminación. La desaceleración de la circulación de la sangre, la pérdida de la elasticidad de los vasos sanguíneos y los disturbios de la maquinaria que regula la distribución de sangre están entre las causas más importantes del acortamiento de la vida, el vigor y la salud.

A nuestro criterio, no hay principio fisiológico que limite la salud o expectativa de vida humana. Creemos que esa salud radiante y esa juventud están al alcance, pero deben ganarse. ¡Ésta es su vida! ¡Es su deber sagrado con usted mismo, con la Madre Naturaleza y Dios aprender ahora cómo conservar su cuerpo sano y acondicionado para una larga vida!

La causa #1 de viudas y viudos en los Estados Unidos es la enfermedad coronaria (corazón). ¿Recuerda nuestro tratado sobre el colesterol, y el hecho de que los niveles altos de colesterol son invitaciones a infartos? Las estadísticas muestran que los niveles de colesterol en los hombres norteamericanos, y ahora también en las mujeres, aumenta rápidamente entre las edades de los 30 a los 65 años. ¡Esté en guardia! El colesterol debe ser revisado por todos dos veces al año.

Las mujeres antes de los 50 solían estar antes mucho mejor protegidas contra la enfermedad degenerativa de las arterias que los hombres. Hoy día las mujeres han logrado una igualdad deplorable, desarrollando infartos y accidentes vasculares con más frecuencia que los hombres. **Las estadísticas muestran que el 53% de las mujeres muere de enfermedad cardiaca, comparadas al 42% de hombres.** ¡La teoría científica de que las hormonas sexuales femeninas juegan un papel importante en proteger contra la amenaza dañina de la aterosclerosis es aparentemente cierta – pero no lo suficiente poderosa como para contrarrestar los efectos letales de un malsano estilo de vida! **(Ver riesgos y síntomas para mujeres en las páginas 57-60).** Tan pronto como se inicia la menopausia en las mujeres, la protección de estas hormonas sexuales cesa, y se vuelven tan susceptibles como los hombres ante los infartos y accidentes cerebro-vasculares. Es importante que ninguna mujer de ninguna edad descuide su salud cardiaca. (Nunca he tomado hormonas – solo suplementos naturales y ocasionalmente uso crema de ñame silvestre. – PB)

Palabras sabias del Dr. Paul Dudley White

El Dr. White, ex-presidente de la Asociación Americana del Corazón, famoso pionero mundial especialista del corazón y amigo nuestro, brindó este oportuno consejo sobre los cuidados del corazón. Queremos llamar su atención especialmente hacia los siguientes puntos enfatizados por el Dr. White en un artículo escrito para la Asociación Americana del Corazón. ¡Él inicia comentando sobre los sorprendentes datos de que *la edad madura comienza a la edad de 20 años, y los años peligrosos son las edades de los 20 a los 40!* Aquí están las palabras del Dr. White.

Dr. White, ¿cuándo comienza la edad madura? *"A la edad de 20 años, y dura hasta los 80. Y los años peligrosos de este intervalo son los primeros 20 años, no los últimos. ¡Estos son los años donde un público sobrealimentado y poco ejercitado está sembrando las semillas de una cosecha coronaria! Imagino las edades del hombre siendo cinco. Desde el nacimiento hasta los 20; luego una mediana edad de tres etapas de 20 a 40, 40 a 60, 60 a 80; y finalmente la edad vieja – 80 a 100. Nuestra expectativa de vida debería mantenerse aumentando indefinidamente a medida que la investigación siga progresando en contra de las enfermedades."* (Gen. 6:3)

¡La expectativa de vida ilimitada es posible!

El Dr. White manifestó, *"El público puede jugar un papel importante en este esfuerzo para prolongar la duración de vida más y más allá. ¡Los programas de acondicionamiento físico y nutrición para hombres y mujeres entre los 20 y 40 años los resguardaría de la degeneración progresiva e instilarían hábitos de buena salud para toda la vida!"*

*"**Un hombre se casa en algún momento de sus 20; su mujer cocina demasiado y demasiado rico – y entre cocina, coche familiar, Internet, videojuegos y TV, el hombre ha aumentado tal vez unas 20-40 libras para cuando tenga 45 años de edad.** Éstos son los años en los cuales ocurren la aterosclerosis (colesterol que obstruye y tapa las arterias) y la oxidación de las arterias. Esto definitivamente puede llegar al cerebro como accidente cerebro-vascular, o al corazón en forma de una trombosis coronaria (gigantesco coágulo). Además, puede afectar los riñones. Esto es por lo que un hombre aparentemente sano cae muerto a la edad de 45 o 50 años. Su muerte no es realmente repentina del todo; **¡Un estilo de vida malsano ha ido incrementándose silenciosamente por años!"***

*Los científicos pueden obtener sustanciales logros en extender no solo la longitud de la vida humana, sino la calidad de vida a medida que envejecemos, las cuales que no serían limitadas a grandes adelantos en el laboratorio. ¡En gran medida, la **longevidad depende de cómo vivimos nuestras vidas!** – abcnews.go.com*

"El automóvil y la TV, podría agregar, deberían ser los sirvientes del público norteamericano, no sus amos. A pesar del estilo de vida generalmente malsano de la nación, dos factores trabajan a favor de la persona norteamericana, continuó diciendo el Dr.
White. Nunca es demasiado tarde – a cualquier edad – para comenzar a controlar la obesidad y reanudar un programa de ejercicio sensato y una dieta sana. *¡Una forma excelente, disponible para todos, es caminar! Debe ser enérgica, y para una persona normalmente sana cinco millas semanales no son suficientes. Tampoco lo es un juego de golf semanal de 18 hoyos."*

Ahí lo tienen – del Dr. Dudley White, conocido como el Decano de la Cardiología Americana. **El ejercicio y la dieta pueden ser componentes regulares y agradables del Estilo de Vida Saludable, como irá descubriendo al seguir este Programa de Acondicionamiento Cardiaco Bragg** que estamos detallando para usted. *(HeartProtect.com)*

El estudio exitoso sobre vida eterna del Dr. Carrel

¡El Dr. Alexis Carrel, biólogo eminente y Premio Nobel, del Rockefeller Institute de la ciudad de Nueva York, puso *a prueba* para el mundo que la *carne viviente puede ser inmortal!* En 1912, este científico ganador del premio Nobel tomó una fibra de un músculo cardiaco de un embrión de pollo y le suministró 2 cosas esenciales para la vida – alimento protéico simple y drenaje correcto para los tejidos. Su simple investigación mantuvo este diminuto trozo de tejido de carne de corazón de un embrión, vivo por 35 años.

¡Este estudio de 35 años probó que ese tejido del corazón pudo haber continuado indefinidamente! En 1912, el Dr. Carrell recibió el Premio Nobel por este trabajo de biología celular. ¡Al final del experimento en 1947, este tejido cardiaco había vivido muchas vidas de pollo– el equivalente a centenares de años de vida humana! Fue llamado el *tejido de la eterna juventud.*

¡Este sorprendente trocito de carne embrionaria cardiaca duplicó su tamaño cada 48 horas! Hubo que recortarle rebanadas y descartarlas diariamente porque su crecimiento continuado habría imposibilitado alimentar y limpiar las células vivientes del corazón. ¡En el Instituto Rockefeller, cualquier científico podía observar la vida eterna ante sus propios ojos! Podemos aprender una lección importante de la reveladora demostración científica del Dr. Carrel con los tejidos del corazón de un pollo. ¡Es decir, que si el cuerpo es correctamente alimentado y sus venenos y desperdicios correctamente eliminados, la vida puede continuar indefinidamente! *(www.NobelPrize.org)*

Controle su "Reloj de Vida" biológico

Usted solo puede obtener una salud robusta por medio de su saludable sangre circulante nutrida por el alimento correcto, líquidos y aire. Estas sustancias deben ser activamente distribuidas a todo lo largo de su cuerpo por el corazón y los vasos sanguíneos.

Es nuestra argumentación que cualquier persona – sin tener en cuenta la edad o la condición corporal – se puede reconstruir y tener un corazón más fuerte con *tuberías* más limpias. Mi padre demostró esto con su propio cuerpo. Su abundante salud, su fuerza, resistencia y vigor fueron la mejor prueba de su éxito. Él reconstruyó su cuerpo partiendo de una devastación corporal sin remedio, convirtiéndolo en una máquina humana cardíaca milagrosa robusta, sana y eficiente con una vigorosa circulación cardiovascular.

¡La edad no es un asunto de cuántos años ha vivido! Se resuelve en qué tan limpias están sus arterias y en la condición de salud de su sangre. **Usted puede controlar su propio reloj biológico de vida . . . y no hay motivo por el cual no pueda luchar y cumplir con la profecía Bíblica:**

Los días del hombre serán 120 años. – Génesis 6:3

210

"La Vejez" no es necesaria

¡No se desanime por su condición física! *Recuerde que el cuerpo se repara solo, es autorregenerativo y se mantiene solo. ¡Donde hay vida, hay esperanza!* Trabajando con la Madre Naturaleza, usted puede comenzar a reconstruir un torrente sanguíneo sano, y esto le ayudará a construir un corazón con buena condición física. Para vivir mucho tiempo debe tener un corazón resistente y vasos sanguíneos limpios que sean flexibles, libres de obstrucción y elásticos. *¡Este Programa de Acondicionamiento Saludable Bragg para el Corazón es su Plano para tener un Nuevo Yo con una Súper Salud vital y fresca!*

¿Por qué envejecer? *La vejez* no es necesaria, al menos no tan necesaria como usted pudiera creer. En lugar de envejecer sumisamente – ¡rebélese! *¡Vuélvase joven* – usted puede desafiar el tiempo! A los 60 años usted puede tener ojos vivaces como los de un ave e irradiar alegría de vivir. A los 70 usted puede ser flexible, joven y repleto de una radiante alegría. ¡A los 80 usted puede llevar puesta su edad como una joya y, quién sabe, hasta podría convertirse en otro Zora Agha! (ver siguiente página)

¡En un estudio de Alumnos de Harvard, caminar 2 millas al día, 7 días a la semana, produce la protección más alta para poder permanecer sano y no sufrir un infarto!

¡Voltee el Reloj hacia atrás! ¡Sea Sano y Joven, siga el Estilo de Vida Saludable Bragg!

Zora Agha – edad 154 – Secreto de juventud

Mi papá se asoció a Bernarr Macfadden, Padre de la Cultura Física (ver abajo), quien gastó miles de dólares para lograr encontrar a los *humanos vivos más viejos del mundo.* Papá fue su investigador principal en este proyecto. ¡Esto lo llevó a muchas partes interesantes y remotas del mundo, entrevistando hombres y mujeres de *103 a 154 años de edad!* Papá encontró este trabajo fascinante, porque en su corazón siempre quiso vivir una larga vida; no simplemente la vida del hombre promedio que termina a los 74-78, sino una vida activa que durara desde los 120 hasta los 150 años. ¡Su investigación probó que puede hacerse! Ahora muchos científicos en todo el mundo están de acuerdo.

En Constantinopla, Turquía, mi padre conoció y habló con un hombre sorprendente llamado Zora Agha, quien tenía 154 años de edad. ¿Qué hacía este notable hombre a la edad de 154? Era el portaequipaje para una estación grande del ferrocarril. ¡Cada día llevaba equipaje pesado durante 12 horas! ¡Su vista, audición y resistencia física eran increíbles! Su mente era aguda y tenía un sentido del humor que le mantenía bromeando y sonriendo durante todo el día.

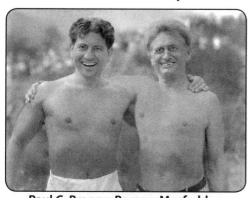

Paul C. Bragg y Bernarr Macfadden

Paul C. Bragg y su Mentor – Bernarr Macfadden

Macfadden fue el Padre del Fisicoculturismo en América y Bragg el Padre del Movimiento de Salud y el Originador de las Tiendas Naturistas. Paul C. Bragg empezó su carrera de vida en Acondicionamiento Físico Natura, a inicios de siglo trabajando con el famoso pionero de la Cultura Física, Bernarr Macfadden. Bragg fue editor de la revista "Physical Culture Magazine" de Macfadden, la primera publicación en llevar los principios básicos de vida saludable a la atención popular en Estados Unidos. Ellos fueron acreditados con "haber hecho que las mujeres pasaran de los pantalones bombachos a pantaloncitos cortos, y los hombres a pantalonetas de baño." Bragg inició los Restaurantes "Penny Kitchen" de Macfadden en Nueva York durante la Era de la Gran Depresión, cuando alimentaron a millones de personas hambrientas por un centavo cada una. Bragg ayudó a desarrollar el primer Spa de Salud en Dansville, Nueva York, donde fue tomada esta foto. Bragg luego abrió el Hotel Deauville de Macfadden, el cual le dio a una subdesarrollada Miami Beach, Florida su gran comienzo nuevo.

A través de un intérprete, mi papá interrogó a Zora Agha acerca de los secretos de su asombrosa, larga y sana vida. *Su dieta entera era simple* y elemental. No incluía alimentos refinados ni procesados. Nunca en su vida comió pan blanco refinado ni azúcar y – siendo musulmán – nunca había probado las bebidas alcohólicas.

Los dátiles son mejoradores de longevidad

Cuando se le preguntó cuál era su alimento favorito, Zora contestó sin titubear, *dátiles* (ver sitio web: *www.DatesAreGreat.com*). La reputación de los dátiles como potenciadores de longevidad ha sido verificada por otras investigaciones sobre personas longevas y sanas. **Nos dimos cuenta de que las personas que comen dátiles tienen más energía vital, más vigor y más resistencia.** En cierta época, en las Montañas Atlas de África del Norte, papá estaba investigando a una tribu de árabes primitivos que le asombraron con su energía y fuerza extraordinarias. Él conoció hombres de 70, 80 y 90 años de edad que eran jinetes expertos y podían pasar días enteros en el sofocante calor africano de 120°–130°F sin preocupación alguna.

212

Pero fue de Zora Agha en la remota Turquía que primero supimos del sorprendente valor de los dátiles como alimento saludable. Papá además se enteró de que Zora se limitaba a 3 o 4 dátiles a la vez. Zora sabía del notable valor energético de los *azúcares naturales de los dátiles,* pero además sabía que el cuerpo tiene una capacidad limitada para manejar estos azúcares, y también sus dientes. ¡En 154 años de vida solo perdió 2 dientes! Papá quedó asombrado cuando le mostró sus dientes y encías. Cada diente en su boca parecía una perla – perfecto, fuerte, blanco y duro. Todos los norteamericanos estarían envidiosos.

La dieta de longevidad de Zora es la dieta bíblica

El vigoroso Zora Agha de 154 años de edad además comía grandes cantidades de ajo, uno de los alimentos olvidados de la humanidad. El ajo ha sido llamado *la penicilina del hombre pobre* y como Nutricionistas conocemos su valor para ayudar a mantener el corazón y las arterias bien acondicionadas. (Más sobre el ajo y el corazón luego.) Zora además contó que él comía solo *pan de centeno rancio que había sido secado al sol.* Él compraba una barra de pan de centeno, la cortaba en rodajas y la dejaba secar al sol. Él nunca comió pan fresco. Nota: Al viajar, secamos nuestro pan de salud al sol poniéndolo en la repisa de la ventana del Hotel. Y es que incluso usted puede tener pan saludable, secado al sol, cuando viaja.

Otros artículos de la dieta humilde de Zora incluían aceitunas negras y muchísimos dátiles orgánicos secados al sol, frutas y verduras, vegetales verdes y solo ocasionalmente carne magra y algunos huevos. Él no usaba mantequilla. El único aceite que usaba para ensaladas y para cocinar era aceite de oliva. Este aceite sano, natural ha sido usado en Europa, Turquía, en toda Asia Menor y en Tierra Santa, por centenares de años. La única bebida de Zora, además de *agua*, era el *té de menta*, que es la bebida tradicional de todos los árabes y musulmanes. ¡Se le ocurrió a mi padre que Zora había descubierto de forma natural los secretos de la longevidad! Éste fue además el secreto de los viejos Patriarcas Bíblicos que vivieron hasta edades fabulosas y cuya dieta se parecía tanto a la de Zora Agha.

La cantidad y calidad de la vida depende de lo que comemos

De este hombre sano y energético de 154 años de edad, aprendimos mucho acerca de mantener el corazón acondicionado por medio de una dieta simple de alimentos naturales y ejercicio vigoroso.

Papá encontró solo un Zora Agha en su vida. Pero sabemos que cuando la masa del género humano civilizado adopte una dieta natural y simple con ejercicio y actividad continua, habrá más personas que alcancen la notable edad de Zora. Toda persona inteligente estará de acuerdo con que la longitud de vida y la calidad dependen mayormente del alimento que comemos. ¡De qué tan cuidadosamente seleccionemos nuestros alimentos, lógicamente dependerá qué tan sanos vayan a estar nuestro corazón, cerebro, nervios, células del cuerpo, tejidos y órganos vitales mañana, el mes próximo, el próximo año y dentro de 10 años! *La química del alimento que una persona consume se convierte en la química de su cuerpo.*

213

La enfermedad cardiovascular no es el resultado inevitable de envejecer. Pueden tomarse medidas preventivas sanas para evitar las enfermedades cardiacas.
– James F. Balch, M.D., Co-Autor "Prescription for Nutritional Healing"

¡Los investigadores han descubierto que mientras más hábitos sanos tenga un individuo, más vive y más sano es! – Elizabeth Vierck, "Health Smart"

Desacelere el paso y disfrute de la vida. ¡No solo es el paisaje el que usted se pierde al ir demasiado rápido, pierde además el sentido de hacia dónde va y por qué! – Eddie Cantor, Hollywood

Ahora aprenda qué y cómo una dieta temperada le puede traer grandes beneficios. En primer lugar, usted disfrutará de una buena salud. – Horace, 65 B.C.

Lo que usted coma y beba o cualquier cosa que usted le haga a su cuerpo – hágalo para la gloria de Dios y de su templo humano.
– 1 Corintios 10:31 and 3 Juan 2 son lemas de las Cruzadas de Bragg

La vejez no es inevitable – los científicos dicen que el hombre debería vivir de 140 a 185 Años

Parece que lo que nosotros llamamos *vejez* es el resultado de una atrasada acción celular en el cuerpo. Las células están siendo renovadas todo el tiempo por la humedad de la circulación linfática, tal como un árbol es renovado todo el tiempo por la circulación de su savia. Pero si la célula está obstruida de cualquier manera por depósitos tóxicos que no pueden ser eliminados completamente– principalmente por la pobre circulación de la sangre – ella no puede emplear al máximo el material de construcción traído por el sistema linfático o la nueva nutrición saludable y el oxígeno llevados por el torrente sanguíneo.

¡Con base en lo que hemos hecho con conejos, hemos llegado a la conclusión de que podemos hacer lo mismo para el hombre; él puede vivir una vida sana y normal hasta la edad de 185! Un material ceroso, el colesterol, se deposita en las arterias y hay una correlación entre la edad y la cantidad del colesterol depositado. En pruebas con 52 conejos, hemos podido revertir los síntomas de la ancianidad! dice un brillante Profesor de Bioquímica del Instituto Politécnico de Brooklyn, el Dr. W. M. Malisoff, quien hizo esta investigación extensa allí.

214

Los biólogos nos dicen que el hombre genera un cuerpo completamente nuevo cada 11 meses. Siendo este el caso, ¿por qué envejece el género humano? Los científicos contestan esto diciendo que el cuerpo se rehúsa a despojarse de todas las células viejas. Como manifestamos antes, los depósitos en las células evitan que se pueda usar completamente el material nuevo. Así que, en lugar de vivir 7 veces el período que le toma al hombre madurar, como lo hace la mayoría de los animales, la vida del hombre se ve acortada de manera poco natural por su malsano estilo de vida. ¡Tristes hechos!

La confirmación de esta declaración proviene del Dr. Serge Veronoff de París, Francia, quien dice que cada uno de nosotros debería vivir para tener 140 años de edad. Un ser humano madura a los 20 años de edad. La Madre Naturaleza construyó la máquina humana para vivir 7 veces esa edad, o 140 años. El hecho de que algunos hombres y mujeres incluso hoy día hayan podido alcanzar o sobrepasar la edad de 120 años y luego hayan muerto de alguna enfermedad, parece probar la validez de la duración de la vida de 140 años sin enfermedad como algo natural.

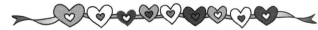

Los días del hombre serán hasta los 120 años. – Génesis 6:3

¡Conrad Hilton le agradece a Bragg por su larga vida!

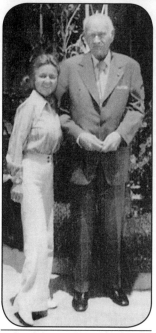

Patricia con Conrad Hilton

Cuando el mundialmente famoso magnate de hoteles Conrad Hilton tenía 80 años de edad y yacía en su lecho de muerte del hospital, le dimos una nueva oportunidad de vida iniciándolo en El Estilo de Vida Saludable Bragg. ¡Él siguió nuestras instrucciones y descubrió un vibrante y enteramente nuevo estilo de vida saludable! ¡Pronto estuvo sano, feliz y en forma, disfrutando de la vida! ¡Incluso se volvió a casar a la joven edad de 88 años! ¡Permaneció activo en el negocio (iba medios días a su oficina de Los Angeles) hasta los 90!! El Sr. Hilton, a los 88, fue citado en una entrevista de *la Revista People* diciendo que, *"¡No estaría vivo hoy día si no fuera por los Braggs y su Estilo de Vida Saludable Bragg!"* Aquí ven una foto del agradecido fundador de hoteles con Patricia, su maestra de estilo de vida saludable.

Vivir con un estilo de vida poco saludable es un suicidio lento

215

Solamente porque usted se está sintiendo *bien no quiere* decir que pueda permitirse el riesgo de continuar sofocando el flujo de su torrente sanguíneo con la dieta típica alta en colesterol de la mayor parte de las personas en nuestra civilización *moderna*. ¡El tocino y los huevos, la carne, las papas, los pasteles y los queques, el pan con mantequilla o margarina, leche y helado, todos los alimentos pesados de los que la mayoría de los hombres y mujeres se antojan fervientemente, son venenos lentos para su corazón y sistema circulatorio! Recuerde que estos venenos funcionan silenciosa e insidiosamente. Su efecto puede no hacerse evidente hasta que repentinamente tenga un infarto. Siempre recuerde las palabras oportunas del famoso Dr. Paul D. White:

La Muerte a partir de un infarto nunca es repentina, ¡había estado fraguándose por años por su estilo de vida y hábitos alimenticios!"

He visto que la enfermedad y el asma desaparecen completamente en respuesta a cambios grandes en la dieta y estilo de vida, como eliminar el azúcar, la leche, carne y cambiar a una dieta más sana y vegetariana. – Dr. Andrew Weil • DrWeilSelfHealing.com

¡Nuestros hábitos, buenos o malos, son algo que deberíamos y podemos controlar!
– Dr. Edward J. Stieglitz, escribió artículos para el "Journal of American Medical Association"

Usted es lo que come, bebe, respira, piensa, dice y hace. – Patricia Bragg, ND, PhD.

Acepte el reto – cambie sus malos hábitos

Encare este reto y comience a cambiar los malos hábitos de vida en hábitos buenos, sanos. Este es un proceso mental tanto como corporal. ¡Su mente debe controlar su cuerpo! ¡Nunca deje al organismo estar al mando! Ese es el deber de su mente poderosa. Debe dominar el cuerpo para que sea absolutamente obediente a su voluntad. ¡La persona está en su mejor punto, en su totalidad, cuando la mente y el cuerpo trabajan como un equipo de salud y condición física! ¡Luego puede disfrutar de mayor Longevidad y Súper Salud!

La vida de su familia está en sus manos

Nos gustaría sugerirles a todos que relean la advertencia del Dr. White y que la tomen en serio. ¡Si quiere mantener viva a su familia, inspírelos a hacer ejercicio todos los días y cuide lo que les da de comer a ellos y a usted mismo! Usted puede estar acortando las vidas de sus familiares con demasiados alimentos altos en calorías y altamente saturados. ¡Sus vidas están en sus manos! Usted prepara y pone en la mesa el alimento que su familia debe comer. ¡Usted aprenderá en este valioso libro cómo hacer para mantener a su familia en perfecta salud! Siga estas instrucciones y pronto usted y su familia descubrirán un sorprendente incremento en vigor y vitalidad, con una sensación de bienestar.

216

¡Recuerde que también los jóvenes pueden morir de enfermedad cardiaca! ¡Enséñele a sus niños cómo comer correctamente! Dele a su familia más ensaladas frescas, más verduras ligeramente cocidas al vapor, más postres de frutas frescas. Elimine los productos lácteos. Disfrute de las leches más saludables de frijol de soya, arroz y nuez. ¡Sirva deliciosos tés de hierbas como menta, manzanilla, toronjil y la Bebida de Vinagre Bragg, etc. y desaparezca el café y el salero de su mesa! Su recompensa será una familia radiantemente feliz, sana. ¡Use *el Recetario Vegetariano de Bragg*, tiene más de 700 recetas y centenares de formas sanas para alimentarse a usted mismo y a su familia!

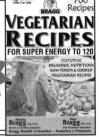

Disfrute de cenas vegetarianas más ligeras y pequeñas

Parece ser una costumbre norteamericana que las personas hagan su comida más grande por la noche. Desde el punto de vista de los infartos, este es el peor momento para hacer una comilona . . . especialmente si es una comida con gran preponderancia de grasa. Ha sido establecido definitivamente por investigadores que la sangre tiene una mayor probabilidad de coagularse de 2 a 8 horas después de una comida con alto contenido de grasa. Por consiguiente parecería lógico evitar las comidas pesadas – en particular por la noche – para minimizar las probabilidades de coagulación intravascular. La ocurrencia de infartos después de hacer una comida pesada ha sido reconocida por los médicos por años. Simplemente piense en cada cuánto lee o tiene conocimiento de alguien que está en su mejor etapa de la vida y que muere de un ataque al corazón durante el sueño por la noche o en la mañana.

Las personas jubiladas, por supuesto, pueden regular sus horas de comida fácilmente. ¡Las personas que trabajan en empresas pueden cenar a una hora más temprana por la noche y ciertamente pueden regular su dieta para promover su salud y prolongar sus vidas!

Una comida vegetariana sana y ligera es ideal para las noches.

217

Puede comenzar con una ensalada combinada cruda con aderezo de limón y aceite de oliva. Siga con 2 verduras cocinadas levemente como vainicas o judías verdes, zapallo italiano, guisantes, maíz, col rizada, quingombó u okra, chop suey vegetal, etc. ¡Varias noches a la semana puede añadir una papa horneada – pero no sature esta papa con grasa! Sazónela Bragg Sprinkle Bragg (24 hierbas y condimentos) o Kelp Bragg y una atomización de Bragg Aminos y Aceite de Oliva Bragg Orgánico en lugar de mantequilla.

Ahora bien, no le estamos diciendo que el precio que tiene que pagar para evitar un ataque al corazón y vivir una vida más larga es prescindir del buen sabor. ¡De ningún modo! Como mencionamos antes, los deliciosos platillos, sopas, ensaladas, papas, vegetales verdes, etc., franceses, son mundialmente conocidas y entre las recetas mundialmente más sanas para el corazón! **Un buen chef francés raras veces usa sal y cocina con muy poca grasa. Los secretos del sabor francés están en el uso de hierbas, ajo, aceite de oliva, cebollas, pimientos verdes y hongos.**

Los hábitos sanos de la mente promueven la salud y longevidad

¡Despiértese y diga – "Hoy voy a ser más feliz, más sano y más sabio en mi vivir diario!
¡Soy el capitán de mi vida y voy a guiarla viviendo un estilo de vida saludable al 100%!"
HECHO: ¡Las personas felices aparentan menor edad, están más saludables y viven más tiempo! – Patricia Bragg, N.D., Ph.D., Paladina de la Salud

Recetas chinas que promueven la salud cardiaca!

Los chinos tienen una dieta baja en colesterol y grasa – en alto contraste con la dieta alta en colesterol y rica en grasas de los Estados Unidos, Canadá y los países más prósperos de Europa. Los patólogos, científicos e investigadores médicos han mostrado pruebas abrumadoras de que cuando el colesterol y las grasas en la sangre son altos, las arterias padecen un mayor grado de aterosclerosis. **La aterosclerosis siempre ha sido una "enfermedad de los ricos".** Solo quienes pueden permitirse alimentos pesados, grasosos han sido víctimas de infartos y accidentes vasculares. ¡Las enfermedades del corazón o las degenerativas de los vasos sanguíneos históricamente han sido asociadas con la realeza y la riqueza! Se encontró colesterol en las arterias de las momias de los Faraones de Egipto, cuya dieta era bastante más pesada que la de sus siervos.

¡Hoy día tenemos millones de personas en nuestros países occidentales industrializados que fácilmente pueden darse el lujo de comer alimentos pesados! Usted escucha y lee acerca de *la sociedad acaudalada y sus beneficios.* Pero esta riqueza está cobrando un precio elevado con la aterosclerosis y el número casi epidémico de ataques al corazón, accidentes cerebro-vasculares y cáncer que están brotando hoy día en todo el mundo.

Millones de personas que viven en China y otros países asiáticos son rara vez afligidas por la enfermedad cardiaca. Su principal elemento alimenticio, y que ha sido por siglos, es uno de los más saludables de todos los vegetales: el frijol de soya. **Los frijoles de soya contienen un alto porcentaje de ácidos grasos insaturados y lecitina, dos buenos preventivos de la enfermedad cardiaca.**

La dieta china básica consiste en arroz y verduras cocidas ligeramente, usando la carne solo como un condimento ocasional. Cuando usted pide pollo o carne roja picada en trocitos en un restaurante chino, usted siempre recibe un plato abundante de verduras como apio, cebollas, pimientos verdes, brotes de bambú, castañas de agua, frijol de soya y brotes de frijol – condimentados solo por una cantidad pequeña de pollo picado fino o carne roja y un tazón de arroz (pida arroz integral). No se sirve pan con mantequilla en ningún restaurante chino auténtico.

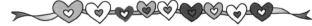

¡Recuerde – la Prevención es siempre preferible a la cura!

Las afirmaciones positivas crean milagros. – Beatrex Quntanna

Nuestras recetas chinas favoritas

Ensalada Combinada Cruda de Jardín

Corte la col en trozos tamaño bocado. Añada zanahorias en rodajas, apio (mientras más verde mejor), nabos, pepinos, tomates, espinaca y perejil en trocitos. Revuelva con el Aderezo de Aceite de Oliva Bragg Orgánico, Aminos Líquidos Bragg , y Vinagre de Manzana Bragg Orgánico o fresco jugo de limón, o pruebe con algunas deliciosas Marinadas Bragg (página 294) y Aderezos Bragg.

Chop Suey de Hongos

Con un cuchillo filoso corte cebollas, pimientos dulces verdes, apio, acelga o col rizada, zanahorias, bok choy, col y cualquier otra verdura que usted desee en rodajas. Mezcle con brotes de soja, castañas de agua, brotes de bambú frescos o enlatados. Pruebe una colección variada de hongos frescos. Ponga estos vegetales mixtos en un sartén o wok caliente con poquito aceite no saturado, como aceite de oliva, maíz, soya o cártamo. Añada ajo picado si gusta. (A nosotros nos gusta. Sentimos que el ajo purifica las tuberías del cuerpo y ayuda a fomentar su sistema inmunológico.) Revuelva añadiendo Sprinkle Bragg (24 hierbas y condimentos), Kelp Bragg, 1 cucharadita de Aminos Bragg o atomícelos sobre el Chop Suey. Rocíe con Levadura Nutritiva Bragg antes de servir; añade un sabor delicioso.

219

¡El secreto de la comida china sana es no re-cocinarla! Saltee esta mezcla de Chop Suey de 8 a 12 minutos a lo sumo, revolviendo constantemente con una cuchara de palo.

Arroz Integral Orgánico Sano

El arroz integral es un alimento básico sano. Use arroz integral orgánico – 1 taza de arroz por 3 tazas de agua destilada. Agregue 1 cucharadita de Aceite de Oliva Bragg Orgánico (extra virgen) y una cucharadita de Aminos Líquidos Bragg. Cocine en olla de baño María o cacerola de fondo grueso con tapa bien calzada, sobre calor medio hasta que esté suave y blando (de 20 hasta 30 minutos). No mueva hasta que esté listo para servir, luego añada otro chorrito o atomización de Bragg Aminos Líquidos, Sprinkle Bragg, Kelp Bragg, Aceite de Oliva Bragg Orgánico y Condimento de Levadura Nutritiva Bragg (ver páginas de atrás 292-294) para obtener sabores deliciosos. Sirve de 3 a 4 porciones.

Postre de Fruta Fresca

Una manzana orgánica fresca, pera, banano o cualquier otra fruta fresca que esté en temporada, colmará esta perfecta comida saludable para su corazón.

Sí se le pueden enseñar nuevos trucos a un perro viejo

Dicen que loro viejo no aprende a hablar. ¡Sentimos que los humanos adultos sabios tienen la inteligencia para protegerse de los ataques al corazón aprendiendo nuevos trucos para comer! ¡Vale la pena saber que usted no va a despertarse una noche jadeando y agarrándose el corazón! ¡Comience ahora mejorando sus hábitos diarios de estilo de vida!

Para evitar los ataques al corazón debe aprender a substituir Aceite de Oliva Bragg Orgánico en lugar de mantequilla, y otras grasas bloqueadoras, saturadas e hidrogenadas. Si usted es un bebedor de leche, aprenda a substituirla por leches de arroz, almendra o de soja y bébalas en lugar de leche de vaca. Aprenda a usar hierbas, algas marina, ajo, cebollas, Aminos Líquidos Bragg, y Sprinkle Bragg (24 hierbas y condimentos) y Condimento Kelp Bragg para añadir sabores y aromas deliciosos en vez de salar sus alimentos. ¡Además, usted sabe que las grasas saturadas de las carnes, y los productos lácteos son sus enemigos! ¡Aprenda a comerlas con moderación o si puede elimínelas! *¡Mantenga sus comidas tan sanas, naturales y simples como le sea posible!*

220

Muchas personas dudan cuando se les informa que deben dejar de usar la sal. Toma un poco de tiempo acostumbrarse para hacer el cambio de sal a hierbas naturalmente deliciosas y nutritivas, algas marinas y Bragg Aminos. Dijimos que el deseo por lo salado es adquirido y no natural. Desaparecerá, tal como desaparecieron los deseos de Papá por la sal. Encontrará que sus 260 papilas gustativas pronto rechazarán los alimentos con sal.

Siéntase joven a pesar de los años

¡La vida se trata de la supervivencia del que tiene mejor condición física y nadie va a poder proteger su corazón excepto usted – sí, nadie! Es su deber y responsabilidad con usted mismo vivir un estilo de vida saludable a fin de que su corazón pueda permanecer resistente y sano a todo lo largo de su expectativa de vida natural.

Debemos vivir d conocimiento y sabiduría – no de cuentos de viejas y mitos. Por esto es que este libro fue escrito: para brindarle hechos científicos acerca de su corazón y hacer un Programa de Acondicionamiento Cardiaco que le ayude a encargarse de su máquina maravillosa, vivificadora.

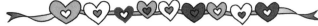

Nueve hombres de cada diez son suicidas por causa de sus hábitos de vida. – Ben Franklin

El mensaje de este libro es simple. Dice qué es un infarto, qué lo causa y lo que puede hacer hoy para prevenirlo. No ofrecemos ninguna cura ni fórmula mágica para las afecciones cardíacas. En este Programa de Acondicionamiento Cardiaco simplemente hemos juntado pruebas bien documentadas de los grandes investigadores científicos y médicos, estadistas y dietistas del mundo. El mundo médico depende de los trasplantes del corazón, cirugías y medicamentos. No nos interesan en lo más mínimo los trasplantes del corazón ni los diagnósticos ni tratamientos de afecciones cardíacas. ¡Estamos principalmente interesados en la prevención de la enfermedad, manteniendo el corazón sano y en forma! ¡Detengamos las afecciones cardíacas antes de que empiecen! ¿Por qué esperar a que el corazón se deteriore antes de que hagamos algo al respecto? ¡Debemos vivir sanos hoy, a fin de no sufrir un ataque al corazón mañana! Lo que sembramos en un período de nuestras vidas, lo cosechamos en otro. Sembremos las semillas de la buena salud a fin de que tengamos automáticamente un corazón poderoso y acondicionado.

¡Usted definitivamente puede capturar y retener el sentimiento gozoso de la juventud sin importar cuántos años calendario tenga! Al vivir el Estilo de Vida Saludable Bragg delineado en este Programa de Acondicionamiento Cardiaco, puede recobrar de nuevo la alegría de la juventud y su energía ilimitada.

No deje que las personas le arrastren a su bajo nivel de pensamiento. *¡Usted es tan joven como sus arterias!* Decida que usted va a vivir una vida saludable para ayudarle a mantener sus arterias y corazón años más jóvenes. ¡Mantenga su *manera de pensar* joven y usted se sentirá joven de nuevo! ¡La edad no tiene nada que ver con su cumpleaños – es un asunto de qué tan bien vive, siente y disfruta cada día de su vida!

221

Puede hacerse "más joven" – depende de usted

Usted está en un momento decisivo de la vida. ¿Tomará usted la ruta de la mínima resistencia que a menudo conduce a un fin prematuro, o decidirá ascender a las alturas claras de una vida saludable, joven, radiante? ¡Si usted va a luchar por una longevidad sana, comience hoy mismo! ¡Comience ahora mismo– no lo deje para después! **Considere este Sistema de Acondicionamiento Cardiaco como si fuera también un Programa de Inspiración. ¡Está dirigido a inducirle a usted a que evalúe su vida, obtenga nuevo control sobre ella, y se eleve a usted mismo sobre un plano más alto para que pueda disfrutar de Salud, Felicidad y Longevidad!**

*Es magnífico vivir por mucho tiempo si uno
se mantiene activo, sano, alerta y joven.*
– Harry Emerson Fosdick, pastor norteamericano (1878 – 1969)

¿Por qué no *volverse más joven?* ¡Si usted lo desea, tendrá el poder, y por la Gran Diosa de la Salud – Hygeia – tendrá éxito! Nuestro Programa de Acondicionamiento Cardiaco le muestra cómo crear un corazón poderoso, un torrente sanguíneo balanceado y sano y un sistema circulatorio fuerte. ¡No lo podemos hacer por usted – Usted debe hacerlo!

¡No ofrecemos *cosas específicas ni cura alguna,* pues solo la Madre Naturaleza y Dios tienen la virtud de sanar un corazón enfermo! ¡Cuando usted le da a su torrente sanguíneo los materiales de construcción correctos, puede construir un cuerpo más sano y con mejor condición, potenciándolo a que le ayuda a sanarse!

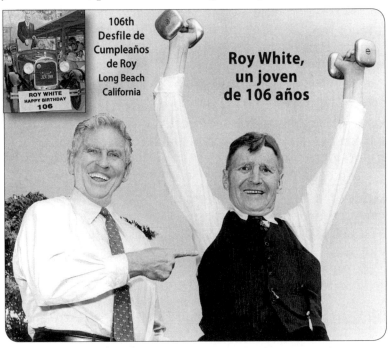

106th Desfile de Cumpleaños de Roy Long Beach California

Roy White, un joven de 106 años

ROY WHITE HAPPY BIRTHDAY 106

Paul C. Bragg con su Joven Amigo

¡Aquí está Roy White un joven de 106 años en su cumpleaños – sí, leyó correctamente! Roy D. White vive en Long Beach, CA. Él tenía un cerebro agudo, un gran sentido del humor y un sentimiento de juventud que le hormigueaba a todo lo largo de su cuerpo flexible y activo. Roy puede alzar ambas manos a gran altura sobre su cabeza, conservar sus rodillas rígidas y doblarse para tocar sus pies – algo que personas, la mitad de su edad, no pueden hacer. Y él nunca falla a caminar sus 5 millas al día. Siendo viudo, Roy se encarga de cuidar de su propio apartamento y prepara sus propias comidas. ¡A la edad de 106, tiene la apariencia de ser un joven activo de 75 años y además con la agilidad corporal de un hombre muchos años más joven!

Recuerde que a todo lo largo del Programa de Acondicionamiento Cardiaco Bragg hemos enfatizado lo importante que es mantenernos físicamente activos. ¡Nuestras aseveraciones son respaldadas por este joven de 106 años de edad! ¡No deje que su circulación se ponga más lenta!

> Descansar en exceso es herrumbrarse y herrumbrarse puede conducir a la destrucción.

¡Roy cree que sus vivaces paseos diarios le ayudan física, mental, emotiva y espiritualmente! Él piensa que puede desaparecer las tensiones y preocupaciones caminando. Roy dice, *Siempre he estado libre de tensiones – esa es la base de mi Filosofía de vida. El miedo y el odio son las dos peores cosas en el mundo. Usted puede multiplicar sus problemas pensando que están peor que lo que realmente está . . . no importa que tan malo haya sido alguien conmigo, yo nunca lo he odiado. ¡Que ellos odien, no yo!*

Perdonar y olvidar le mantienen Joven

¡Las tensiones, cólera, avaricia y emotividad excesiva pueden dañar su corazón! ¡Roy es un ejemplo de la gran filosofía de perdonar y olvidar! ¡Él dice que la mayoría de los niños pequeños piensan de ese modo y él quiere tener siempre un buen corazón y un pensamiento joven! ¡Cuando usted tiene un sentido fuerte de bienestar y optimismo, su actitud entera hacia la vida es más fresca y más juvenil! Su filosofía entera puede cambiarse a una más optimista y más joven, reemplazando la actitud pesimista de estancamiento que muchas personas tienen. ¡Cuando usted se siente joven, actúa joven y todos sus actos y pensamiento se vuelven más jóvenes!

Nunca es demasiado tarde para pensar de manera joven

Este Programa de Acondicionamiento Cardiaco entero está diseñado para hacerle olvidar sus cumpleaños y vivir una vida más joven, libre de preocupaciones. Vivir de acuerdo con esta filosofía de vida evita muchos sufrimientos físicos y mentales que son frecuentes en la gente mayor. De este modo usted puede mantener salud, fuerza, vigor y felicidad a medida que los años transcurren. Se ha dicho que *no hay realmente una cura para la vejez – solo quienes mueren jóvenes escapan de ella.* Pero nuestro Programa de Acondicionamiento Cardiaco realmente le puede ayudar a sentirse y verse más joven y disfrutar de vivir más tiempo.

La Tranquilidad y la Alegría son importantes y agradecer las comidas es de lo más esencial para la salud y la felicidad. – Oliver Wendell Holmes

Ya no celebramos los cumpleaños

Eso es absolutamente correcto. ¡Ni un solo cumpleaños más para nosotros! ¡Ya no queremos medir nuestras vidas en años calendario – solo en años sanos y biológicos! Sí, ambos hemos vivido largas vidas maravillosas. Papá inclusive hasta llegar a ser tatarabuelo. Pero esto no nos impide disfrutar de nuestras actividades juveniles. ¡Vamos a continuar jugando tenis con los jóvenes, escalando montañas con los alpinistas, nadando con los nadadores y bailando con nuestros jóvenes amigos de salud – y con los ancianos que todavía son jóvenes de espíritu! ¡Una de las parejas favoritas de baile de papá es una chica de solo 88 años – pero qué clase de bailarina! ¡Ella es tan agraciada como cualquiera de sus bisnietas!

¡No piense que los años le están haciendo viejo – es la manera en que usted vive la que preserva o daña su corazón y sus arterias! ¡Usted debe ganarse sus arterias juveniles! ¡Usted debe trabajar duramente para preservar la vitalidad y el estado físico de su corazón y su cuerpo! Es maravilloso cuando usted construye un cuerpo y corazón con buena condición, porque luego encuentra más tiempo y energía para muchas actividades que las que hacía cuando andaba dando traspiés cansado y solo medio vivo. ¡Cuando usted tiene un corazón que palpita gozosamente, el mundo se parece al paraíso terrenal! Usted se convierte en una persona libre de preocupaciones con una canción en su corazón, un destello en su ojo y brío en su andar. La vida puede ser hermosa – pues cuando usted está sano, ¡usted está feliz! ¡Después de todo, no es esa la máxima meta en la vida – *una felicidad dulce y satisfecha, y paz interior!*

224

Salud, felicidad y longevidad – ¡Todo depende de usted!

Los resultados respaldan nuestras enseñanzas. ¡Usted, y solo usted, puede cuidar adecuadamente de su corazón y su cuerpo a fin de que pueda disfrutar de la plenitud de *su vida* indefinidamente! La mayor parte de las personas alcanza su *plenitud* entre los 25 y 35 años, y luego experimentan un descenso. ¡Las personas que siguen este Programa para el Corazón Bragg pueden lograr la flor de la vida a cualquier edad y pueden mantenerla y disfrutarla por toda su vida! ¡Ahora, planifique y siga este programa!

¡Cada cumpleaños es el comienzo de su propio año nuevo fresco y personal! Su primer cumpleaños fue un comienzo, y cada cumpleaños es una oportunidad para comenzar de nuevo, iniciar otra vez, encontrar y tomar un nuevo asidero en la vida. – Paul C. Bragg, ND, PhD.

La felicidad es no sentirse adolorido del cuerpo ni afligido de la mente. – Thomas Jefferson, 3er Presidente de Estados Unidos, 1801-1809

Hierbas y Suplementos – los sanadores de la naturaleza

Este libro le brinda un programa de estilo de vida saludable para una vida sana y gratificante. Al seguir el Estilo de Vida Saludable Bragg, puede construir un corazón resistente, sano. ¡Esto le llevará camino a una confianza aumentada en salud, creatividad y vitalidad! Por favor recuerde: ¡esfuércese siempre por vivir una vida más sana, feliz, positiva!

Al construir un corazón más sano y más fuerte no olvide los regalos de sanación milagrosos disponibles en el reino de la Madre Naturaleza. Las personas alrededor del mundo han usado hierbas y plantas como medicamentos, tónicos y remedios por miles de años. Muchos de ellos tienen renombre con respecto a aumentar la salud del corazón. Hoy día, la investigación científica apoya el uso tradicional de muchas de estas plantas medicinales. Las hierbas como el ajo, el ginkgo, el espino, el arándano, la cola gotu y el romero han sido tradicionalmente usadas y científicamente investigadas para el tratamiento de condiciones cardiacas y circulatorias. He aquí una breve descripción de algunas de las hierbas más efectivas. Además del Estilo de Vida Saludable Bragg, use estos milagros del mundo vegetal para la salud de su corazón y estado físico. Recuerde consultarle a su experto en salud antes de sustituir hierbas en una condición existente previa. La clave para un corazón sano es la prevención y el Programa de Corazón Saludable Bragg.

Ajo – ayuda a bajar el colesterol

¡El ajo es uno de grandes milagros de la naturaleza! ¡Ninguna otra planta medicinal es más efectiva en el tratamiento y prevención de la aterosclerosis! No es extraño que haya habido un incremento en la investigación con respecto al ajo y la salud cardiovascular. ¡La investigación muestra que comer ajo regularmente disminuye el colesterol sérico y los niveles peligrosos de triglicéridos! Las personas que comen ajo regularmente tienen sangre y arterias más sanas que quienes no lo hacen. Esta es la razón de por qué las personas en Francia, Grecia, Italia, etc. (quienes tradicionalmente comen muchísimo ajo) tienen una incidencia más baja de infartos y enfermedades que las personas que viven en Estados Unidos.

Ajo – el amigo saludable de su cuerpo

¡El papel del ajo en la salud es proteger su corazón – los dientes de ajo contienen muchos anticoagulantes naturales que ayudan a adelgazar la sangre y ayudan a proteger contra la adherencia de las plaquetas – reduciendo así el riesgo de coagulación e incluso de un accidente cerebro-vascular! Y el ajo tiene propiedades potentes que mejoran la inmunidad, puede erradicar muchos tipos de bacterias y hongos, incluyendo la salmonela y la candida; e inhibe úlceras gastrointestinales. (Nosotros disfrutamos del ajo con los alimentos.) Ver sitio web: *www.Garlic-Central.com*

En 1993 un estudio revelador extensivo sobre el ajo, (*llamado la penicilina del hombre pobre*) en los *Anales de Medicina Interna*, encontró que si se comen poquitos de ajo fresco diariamente, esto puede reducir los niveles de colesterol significativamente en personas con niveles altos de colesterol. ¡Otros emocionantes estudios muestran que el ajo ayuda a disminuir los niveles del colesterol LDL malo de la sangre mientras que aumenta los niveles del buen colesterol HDL! Es además un tónico general para la sangre. Por favor haga que el ajo fresco sea parte de su rutina diaria – un diente de ajo al día para prevención, 2-3 dientes de ajo reducir su colesterol. (Ver sitio web: *www.whfoods.com*)

Quite la piel exterior delgada como papel del ajo. Deje descansar 10 minutos después de picar, para dejar que las enzimas beneficiosas se desarrollen. ¡Las diferentes variedades de ajo incluyen: chalotes, ajo elefante, ajo español o rojo, lanzas de ajo – todas tienen grandes beneficios médicos!

Los poderes sanadores de la cebolla

Los romanos y egipcios antiguos apreciaron los poderes extraordinarios de sanación de las cebollas. La investigación apoya estas aseveraciones. Según estudios, consumir una cebolla mediana al día le ayuda a reducir su colesterol 15%. La cebolla es rica en sulfuro – ayuda a reducir los niveles de grasa en sangre y evitar que la placa se adhiera a las paredes de la arteria. El sulfuro es además un elemento poderoso de desintoxicación, que purga toxinas del hígado. Los alimentos naturalmente altos en sulfuro además le ayudan al cuerpo a desintoxicarse de metales pesados como el plomo, arsénico, y cadmio.

La cebolla es la fuente de dieta más rica de quercetina que hay, un poderoso flavonoide antioxidante que ha mostrado tener la capacidad de adelgazar la sangre, reducir el colesterol, detener los coágulos, y combatir el asma, bronquitis crónica, fiebre del heno, diabetes, aterosclerosis e infecciones, e inclusive está asociado a la inhibición de ciertos tipos de cáncer. (Ver sitio web: *HealthyBliss.net*)

Las cebollas vienen en muchas variedades: amarillas, rojas (nuestra favorita), blancas, puerros, cebollinos y escalonias – ¡todas beneficiosas para su salud! Las cebollas dulces como Vidalia, Maui y Walla tienen un contenido de sulfuro más bajo que otras variedades de sabor más acerbo. Para minimizar las lágrimas, enfríe las cebollas media hora antes de pelar y picar. Es mejor comerlas crudas para su total beneficio de salud en ensaladas, dips (salsas), pasta para untar, sopas y emparedados. Al cocinar las cebollas, saltéelas ligeramente pues sobrecocerlas puede destruir importantes enzimas.

Ginkgo – promueve el flujo sanguíneo

Durante los últimos 40 años, el Ginkgo ha sido una de las hierbas medicinales más investigadas por científicos en el mundo. Los científicos saben que los *Extractos de Ginkgo Biloba* (GBE) (en hoja) dilatan las arterias, vasos capilares y venas, y que aumentan flujo sanguíneo. Por eso el GBE reduce la coagulación y el bloqueo de las arterias. Los beneficios cardiovasculares poderosos del GBE se localizan en el cerebro. Pruebas crecientes apoyan la efectividad del GBE en el tratamiento de dolencias asociadas a un flujo sanguíneo demasiado pequeño para el cerebro (como la pérdida de la memoria a corto plazo, senilidad, déficit atencional y depresión). Además, el GBE inhibe la agregación plaquetaria, reduce la coagulación y trabaja con los antioxidantes para proteger nuestras paredes vasculares de daño por radicales libres (ver páginas 27-29).

Se ha mostrado además que el ginkgo biloba ayuda a aliviar los síntomas de otros trastornos. Al mejorar la circulación, la hierba puede aliviar el mareo, las cefaleas migrañosas y el perpetuo zumbido en los oídos que los médicos llaman tinnitus. Algunas personas que toman Ginkgo además experimentan una mejora en su respiración, lo cual reduce el endurecimiento de las arterias causado por la arteriosclerosis. Busque suplementos de Ginkgo Biloba en las tiendas de salud. (Ver: *www.GinkgoBilobaExtract.net*)

Lo que el Ginkgo puede hacer para usted: *Mejora el flujo de sangre, neutraliza los dañinos radicales libres, aumenta su circulación, combate el mareo, migrañas y zumbido en los oídos, mejora su concentración y memoria, y promueve el flujo sanguíneo.* – Dr. James Balch

El envejecimiento causa una pérdida general de elasticidad en los vasos sanguíneos. Este efecto "endurecedor" puede causar presión alta y aumentar la probabilidad de una oclusión en un vaso sanguíneo. El ginkgo provee un efecto "relajante" en los vasos sanguíneos, aumentando así su elasticidad juvenil. – Life Extension Magazine

Espino Blanco – múltiples beneficios cardiovasculares

La baya del espino blanco sirve para el tratamiento de la hipertensión, angina, arritmias cardíacas e insuficiencia cardiaca congestiva. Estudios científicos muestran la habilidad del espino para dilatar los vasos sanguíneos (especialmente las coronarias asociadas con la angina). Estos efectos pueden ser rastreados hasta el pigmento encontrado en las flores, hojas y bayas del espino blanco. Estos fitonutrientes incluyen bioflavonoides que tienen fuertes propiedades antioxidantes y ayudan a nuestro cuerpo a deshacerse de los radicales libres. Además ayudan a nuestro cuerpo a distribuir y usar vitamina C eficazmente y fortalecer además los vasos capilares. Estos vasos capilares más fuertes y los vasos sanguíneos dilatados le permiten a nuestro corazón hacer circular mejor la sangre, llevando así oxígeno a todo el sistema de nuestro cuerpo suministrándole los nutrientes que necesita nuestro corazón. El espino mejora el metabolismo de la célula cardiaca y mejora el flujo de electrólitos a través de las células cardíacas. Esto previene o corrige las anormalidades del ritmo cardiaco y promueve fuertemente un ritmo cardíaco sano. Al conseguir espino, asegúrese de conseguir toda la planta – hojas, flores, y la baya. Las bayas contienen más proantocianidinas mientras que las flores y las hojas contienen más vitexina. La forma más efectiva para consumir espino, si no logra conseguirlo fresco, es desecado y molido.

Ponga espino fresco o seco en smoothies o licuados con hielo, jugos, tés, etc. y disfrútelo diariamente. Tiene grandes efectos potenciadores antioxidantes y cardiovasculares, y son grandiosos para usarse antes o después del ejercicio. Esto mejora la recuperación luego del ejercicio mejorando el flujo de oxígeno y neutralizando los depredadores radicales libres en los tejidos dañados. (Ver sitio web: *www.NaturalNews.com*)

Majuela (Baya del Espino Blanco): *Los estudios de laboratorio muestran que esta hierba tiene propiedades antioxidantes que ayudan a proteger contra la formación de placas, que conducen a la aterosclerosis. La acumulación de la placa en los vasos que suplen el corazón de sangre llena de oxígeno puede causar dolor en el pecho (angina) y ataques al corazón mientras que la placa por acumulación en las arterias que le proveen la sangre al cerebro puede dar como resultado un accidente cerebro-vascular.*
– HerbWisdom.com/herb-hawthorn-berry.html

El espino ayuda a prevenir la oxidación del buen colesterol LDL inducida por radicales libres, un paso que debe ocurrir antes de que el LDL pueda formar placas en arterias. Se vio además que protegían a la vitamina E del daño y sinérgicamente fomentaba el estatus de la vitamina E por 18-20%. – WellnessResources.com

228

Pimienta de Cayena – Estimula la Circulación y Energiza el Corazón

Las personas de todo el mundo usan una colección variada de chiles en su cocina. Los chiles están firmemente arraigados en las tradiciones de remedios caseros. Cuando hablamos de pimienta de Cayena, estamos refiriéndonos a los chiles rojos del género *capsicum annuum* – que incluye pimienta de Cayena, la famosa pimienta de Tabasco, los chiles mejicanos, el chile largo de Luisiana y otros. Todos contienen la pungente *capsicina*, lo que le da al chile su fuerza, y sanos ingredientes activos importantes para su circulación y su corazón.

Antes de la Guerra Civil el chile rojo se había ganado una reputación en los Estados Unidos como un ingrediente de frotación para calentar al ser aplicado a la piel. ¡Desde entonces las personas se han dado cuenta de que promueve la salud y sanación de muchas formas! Ejemplo: la pimienta de Cayena se ha hecho popular como ayuda digestiva y como bálsamo analgésico para esguinces, dolores de espalda, etc. Para la artritis, la osteoartritis, la artralgia y la rigidez, pruebe además un combo de glucosamina, condroitina y MSM. Estos ayudan a curar, regenerar y aliviar. Además pruebe lociones (aplíquelos con ligeros golpecitos – no frote) de pimienta de Cayena y dimetilsulfóxido.

La pimienta de Cayena es una poderosa sanadora del corazón y de la salud, ¡haga uso de este potencial! Los estudios confirman el efecto de la pimienta de Cayena como tónico general de la sangre, asociándolo a una reducción en la coagulación de la sangre. Estos estudios muestran que la capsicina (pimienta de Cayena) tiene efectos beneficiosos sobre el sistema cardiovascular, ayuda a reducir sus niveles de colesterol y a prevenir la enfermedad cardiaca, ver páginas 19 y 256. ¡Para obtener beneficios sanos para el corazón, agregue hojuelas de pimienta Cayena regularmente para condimentar: sopas, papas, verduras, ensaladas, frijoles, arroz, etc. en vez de sal! *Yo tomo una cápsula de pimienta de Cayena de 40,000 HU diariamente con las comidas.* Pruebe este caldo: revolver 1/2 limón, 1 cucharadita de Bragg Aminos, 1 diminuta pizca de hojuelas de pimienta de Cayena en una taza de agua caliente. (Ver sitio web: *www.HealingDaily.com/detoxification-diet/cayenne.htm*)

Un estudio japonés reciente ha ligado la ingesta de pimienta de Cayena (capsicina) con niveles mejorados de oxígeno en la sangre. Esto ayuda a mantener abiertos su corazón y sistema cardiovascular, y su cerebro y memoria más alertas. (Yo tomo una cápsula de 40,000 HU (unidades de picante) de pimienta de Cayena diariamente. – PB)

Las Hierbas y suplementos para un corazón sano: *Polvo y tintura de pimienta de Cayena, tinturas de baya de espino, extractos de Gotu Cola, aceite de onagra, Agripalma, Magnesio, Salvia roja, Canela, Ginkgo Biloba, aceites de pescado o de linaza Omega-3, picolinato de cromo, té de raíz de regaliz, Vitamina E, Selenio y CoQ10.*
– Linda Page, N.D., Ph.D., "Healthy Healing" (www.HealthyHealing.com)

Vitaminas B importantes para un corazón saludable

La evidencia muestra que ciertas vitaminas del complejo B ayudan a reducir el riesgo de enfermedad cardiaca bajando *el dañino aminoácido homocisteína* de la sangre (este no se encuentra en los Aminos Bragg). Demasiada homocisteína daña las células del revestimiento de las paredes de los vasos sanguíneos. Un estudio Harvard muestra que la *vitamina B (B1, niacina B3, ácido pantoténico B5, B6, B12 y ácido fólico)* ayuda a reducir los niveles de homocisteína en sangre. Esto es especialmente importante para quienes están en riesgo de problemas cardiovasculares, porque 1 en cada 3 personas con enfermedad cardiovascular tiene niveles peligrosamente altos de homocisteína. (Ver páginas 52 y 256.) (Ver sitio web: *www.homocysteine.com*)

Los alimentos vegetales son las fuentes principales de vitamina B6 y ácido fólico. Sin embargo, la vitamina B12 no se encuentra en las verduras. Los vegetarianos pueden obtener suficiente B12 del tofu y de otros productos del frijol de soya; o de suplementos vitamínicos. Recomendamos la Levadura Nutricional Bragg – un potenciador del sabor que es rico en vitaminas B (incluso B12). ¡La levadura Nutritiva Bragg es genial para mascotas también! (Ayuda a mantener a raya las pulgas.) Lo rociamos encima ensaladas, sopas, vegetales verdes, papas, tofu, arroz, frijoles, etc. y encima de palomitas de maíz. Vea nuestra deliciosa receta de palomitas de maíz en la página 160.

230

La niacina y el ácido fólico ayudan a proteger la sangre

El ácido fólico juega un papel vital en el funcionamiento uniforme de un cuerpo sano. Reverenciado como alimento para el cerebro, se necesita para el crecimiento de los glóbulos rojos y blancos y para la producción de energía del cuerpo. Las deficiencias de ácido fólico, B6 y B12 pueden llevar a condiciones serias como problemas de depresión, insomnio, del sistema inmunológico y niveles peligrosamente altos de homocisteína.

Además de los suplementos, el ácido fólico se encuentra en los dátiles, en la Levadura Nutritiva Bragg, brócoli, etc. (ver lista en la otra página). El ácido fólico funciona mejor tomado con vitamina C, B6 y B12.

Hay evidencia fuerte proveniente de 200 estudios de que un consumo aumentado de ácido fólico (alimentos o suplementos) ayuda a prevenir la enfermedad cardiovascular.
– Godfrey Oakley, M.D., de Centro de Control y Prevención de Enfermedades

---

Las personas que no obtienen suficiente ácido fólico para metabolizar la dañina homocisteína tienen 3x el riesgo de ataque al corazón que quienes lo obtienen. Mientras más alto el nivel de homocisteína, mayor el riesgo de obstrucción en las arterias carótidas de una persona.

Fuentes saludables de ácido fólico
– The Health Nutrient Bible, Lynn Sonberg

Fuente Nutritiva	mgs
Espinaca, (cruda o al vapor) 1 Taza	262
Espárrago, (crudo o al vapor) 1 Taza	176
Frijoles de lima, (crudos o al vapor) 1 Taza	156
Brócoli, (crudo o al vapor) 1 Taza	108
Germen de trigo, 1/4 de taza	106
Remolachas, (crudas o al vapor) 1 Taza	90
Coliflor, (cruda o al vapor) 1 Taza	64
Naranja (de ombligo), 1 mediana	47
Melón de Castilla, 1/2 melón	46
Col, (cruda o al vapor) 1 Taza	40
Tofu, 1/2 taza, firme	37

Otras fuentes sanas de ácido fólico son: hortalizas de hojas verdes, dátiles, caupíes, semillas de girasol, frijoles colorados, y calabaza de invierno

La investigación ha demostrado que la Niacina (B3) tiene la habilidad para bajar el LDL (colesterol malo), elevar el HDL (colesterol bueno), y bajar los triglicéridos. Ha mostrado que le proporciona al corazón una protección más sana que algunas estatinas. *– www.lef.org*

La vitamina C es para vasos capilares y colesterol

Para su salud capilar, acuda a la vitamina C. Miles de estudios concluyen que la vitamina C hace vasos capilares más sanos pues reducen la coagulación en el torrente sanguíneo. Recuerde, su sangre debe avanzar por sus vasos capilares en fila, de célula en célula. ¡Un coágulo puede detener completamente el flujo de sangre a través de estos vasitos microscópicos! Los investigadores recientemente le atribuyeron otros beneficios cardiovasculares a la vitamina C, incluyendo limpieza total del colesterol y el calcio de las paredes arteriales. Es un arma fuerte contra el endurecimiento y obstrucción de sus arterias. Los estudios muestran que si se toman antes de la hora de acostarse, previene los infartos durante el sueño y en la mañana. Esta nueva información le brinda apoyo a estudios conducidos hace 40 años por el pionero Doctor G. C. Willis, cuyos pacientes mostraron mejoras de la arteriosclerosis en las arterias de sus piernas, etc. cuando se les daba vitamina C de 500 mgs, 3 veces al día. Diariamente obtenemos al menos 3,000 mg de Quercetina y vitamina C mixta (con el bioflavonoide rutina y otros bioflavonoides) en los suplementos y cítricos frescos, hortalizas verdes, tomates y en las muchas frutas y verduras que comemos.

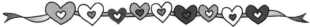

El antioxidante – Vitamina C– bloquea los radicales libres. – nlm.nih.gov/medlineplus.htm

Vitamina D3 – de los rayos del sol – esencial para la salud

La vitamina D3 vital es una hormona natural y, como otras hormonas, es confeccionada en el cuerpo. Le ayuda al cuerpo a usar calcio y fósforo para construir huesos y dientes. La vitamina D3 además le ayuda a su piel a sanar y fomenta su sistema inmunológico. Las estadísticas de una encuesta de California de mujeres norteamericanas encontró que las mujeres con mayor exposición solar y las que tenían una ingesta dietética más alta de vitamina D3, tuvieron un riesgo más bajo de cáncer de mama. La evidencia además apunta hacia un enlace entre la vitamina D3 y el riesgo reducido de cáncer de colon y fracturas de hueso.

Hay evidencia que apoya el poder casi milagroso de sanación de la Vitamina D3, un nutriente que está disponible gratis al disfrutar simplemente de la suave luz del sol en su piel. Las pequeñas cantidades de la suave luz solar sobre sus células superficiales las inducen a confeccionar vitamina D3. Aun pocos minutos, como 10 a 15, 2 a 3 veces por semana, deberían ser suficientes como para cumplir con sus necesidades. El bloqueador solar puede reducir e incluso detener la síntesis de vitamina D3, por lo que nosotros recomendamos la exposición temprano por la mañana o al final de la tarde, sin usar bloqueador solar. Las personas menores a 50 años necesitan 1,000 IUs, los que están entre los 50-70 necesitan 2,000 IUs y quienes son mayores a 70 necesitan de 2,000-5,000 IUs de vitamina D3 diariamente, más en casos especiales. La habilidad de la gente mayor para producir vitamina D3 a partir de la luz del sol decae. Por eso es importante que quienes sean mayores de 70 obtengan vitamina D3 de suplementos y alimentos: germen de trigo, semillas de girasol crudas, aceite de hígado de bacalao, camotes, pan de maíz, huevos, alfalfa, peces de agua salada, sardinas, salmón, atún, hígado y aceites vegetales naturales son buenas fuentes de vitamina D3.

Un análisis de más de 15,000 norteamericanos, con niveles sanguíneos bajos de Vitamina D3, tenían un 30% más de probabilidades de tener presión alta, 40% más tendencia a tener triglicéridos altos, 98% de mayor probabilidad de ser diabéticos y 129% más tendencia a ser obesos. Los investigadores notaron que una baja Vitamina D3 además puede ser la culpable de la Fibromialgia, Esclerosis Múltiple, Artritis Reumatoide y otras enfermedades de las articulaciones.

La vitamina D3 es factor protector principal que le resguarda contra infecciones y sensibilidades químicas. El aceite de hígado de bacalao que alguna vez los padres le daban automáticamente a los niños es una medicina preventiva excelente, con concentraciones altas de vitaminas A y Vitamina D naturales.
– Dr. Michael Schachter, Columbia University • www.mbschachter.com

5 maneras en que la vitamina D3 puede salvar su vida

1. **Reduce riesgo de enfermedad cardiaca:** La vitamina D3 mejora el flujo sanguíneo relajando los vasos sanguíneos y reduciendo la presión sanguínea. *¡(Disfrutemos de la Vitamina D3 proveniente de la luz del sol! - PB.)*
2. **Promueve la pérdida de peso:** Usted necesita Vitamina D3 para ayudarle eficazmente a perder peso. Su insulina funciona mejor y la Vitamina D3 le ayuda a perder grasa abdominal. La diabetes está además relacionada con niveles bajos de Vitamina D3.
3. **Ayuda a reducir el riesgo de muerte temprana, prematura**.
4. **Menos fracturas de hueso**: Sin Vitamina D3, el calcio no puede ser absorbido. Pero si usted obtiene suficiente vitamina D3, ella le ayuda a evitar la osteoporosis, fracturas de hueso y caídas, las cuales son la causa de mortalidad entre los ancianos.
5. **Ayuda a combatir el cáncer:** La vitamina D natural mejora el funcionamiento del sistema inmunológico que le ayuda a combatir el cáncer.

Cinco maneras en que puede obtener vitamina D3

1. **15 minutos de exposición solar a mediodía** en climas más calientes unas pocas veces a la semana. *(Preferimos el sol temprano o tardío.)*
2. **Pescado Graso y Aceite de Hígado de Bacalao:** Si se le ha advertido que debe mantenerse alejado del sol, otra buena fuente de Vitamina D3 es el pescado graso, como salmón, atún, caballa y trucha.
3. **Productos lácteos fortificados** (*Preferimos productos no lácteos de soya. - PB.*)
4. **Multisuplementos vitamínicos**: La mayoría de las multivitaminas tienen una cantidad sustancial de vitaminaD3.
5. **Los Suplementos de Vitamina D3:** se recomiendan de 1000 a 2000 IUs de vitamina D diariamente. *(Para personas mayores, de 2000 a 3000 IUs - PB.) – abcnews.go.com/GMA*

La vitamina D3 se hace cuando la luz UVB del sol es absorbida por la piel, esta es la forma más natural. La mayoría de suplementos vendidos hoy día son Vitamina D3 (fuente animal – lanolina) o Vitamina D2 ideal para vegetarianos/veganos (derivada de hongo /levadura). La vitamina D3 es la forma más potente de Vitamina D y tiene una mejor duración en estantes de venta. Aprenda más leyendo "Vitamin D Solution" – Michael Holick, Ph.D., MD. Profesor de la Universidad de Boston, beneficiario del prestigioso Premio "Linus Pauling" por su investigación extensiva en Vitamina D.

La luz matutina ayuda mejor en la regulación del ritmo circadiano del cuerpo y del balance energético. El ritmo circadiano se compone de los cambios corporales, mentales y conductuales del cuerpo, los cuales siguen un ciclo de aproximadamente 24 -horas.

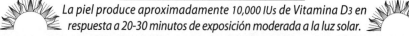

La piel produce aproximadamente 10,000 IUs de Vitamina D3 en respuesta a 20-30 minutos de exposición moderada a la luz solar.

Vitamina E – esencial para la salud del corazón

Según los hermanos Pioneer Shute de Canadá y el científico Dr. Richard Passwater, todos necesitamos vitamina E para la salud general y funcionamiento adecuado del cuerpo. Es una vitamina esencial para la salud cardiovascular. Un nivel bajo de vitamina E en sangre es uno de los indicadores de advertencia más confiables para riesgo de enfermedad cardiaca y futuros problemas cardiovasculares. (Ver sitio web: *NaturalNews.com/vitamin_E.html*)

¿Por qué es esencial la vitamina E? Previene el daño ocasionado por radicales libres formados cuando la grasa es expuesta a oxígeno y calor. La vitamina E protege las arterias neutralizando el colesterol oxidado. Ayuda a evitar que los glóbulos rojos se apeloten, disuelve coágulos y aumenta la oxigenación de la sangre, lo cual mejora el suministro de oxígeno al corazón. ¡La vitamina E dilata los vasos capilares, mejora la fuerza capilar y ayuda a proteger contra la cicatrización cardiovascular después de un ataque al corazón! Además ayuda a aliviar las molestias causadas por circulación pobre, como calambres en las piernas, pies y manos fríos, etc. Recomendamos una ración diaria de 400 a 800 IU de tocoferol naturalmente mezclado. Además de suplementos, hay significativas cantidades de vitamina E en el germen de trigo, aceites vegetales prensados en frío, granos enteros orgánicos, verduras oscuras con mucha hoja, frijoles, semillas y frutos secos crudos – nuestro favorito, las semillas de girasol.

E tocotrienoles: los recién llegados

El estudio encontró que los E tocotrienoles redujeron el daño al músculo cardiaco en un 75%. Estos compuestos muestran una actividad similar a la de la vitamina E, con grandes beneficios agregados de protección que ayudan con los problemas graves del corazón. Ayudan a reducir el colesterol y hay evidencia que los E Tocotrienoles proveen mayor protección antioxidante contra la peroxidación lípida (daño celular) que la vitamina E estándar. Las personas con síndrome metabólico corren dos veces más el riesgo de desarrollar enfermedad cardiovascular y diabetes. Los investigadores descubrieron que lo "tocotrienoles" mejoraron los perfiles lipídicos y ayudaron a reducir las lesiones ateroscleróticas, disminuyeron la glucemia y normalizaron la presión sanguínea. Los nuevos E Tocotrienoles pueden ser comprados en tiendas de salud como un solo suplemento – o como parte de la vitamina E con mezcla de E Tocoferoles. (Ver sitio web: *LifeExtension.com*)

Los alimentos saludables ricos en vitamina E son importantes para tener corazones sanos

Aquí hay una lista de alimentos sanos que contienen las siguientes cantidades notables de la preciada vitamina E. Compre fuentes orgánicas – son las mejores. Referencia del Instituto Nacional de Salud.

Food	Quantity	Vitamin E IU's
Manzanas	1 mediana	1.21
Almendras	1/4 taza	13.37
Bananas	1 mediana	0.40
Cebada	1/2 taza	4.20
Frijoles blancos	1/2 taza	3.60
Pimentón	1 taza de rebanadas	0.94
Arándanos	1 taza	2.18
Brócoli	1 taza	1.12
Mantequilla (libre de sal)	6 cucharadas	2.40
Zanahorias	1 taza	0.45
Apio, verde	1/2 taza	2.60
Aceite de maíz	1 cucharada	2.83
Huevos, fértil	2	2.62
Toronja	1/2	0.52
Col rizada	1/2 taza	8.00
Lechuga	6 hojas	0.50
Aceite de oliva (virgen)	1 cucharada	2.38
Cebollas, crudas	2 medianas	0.26
Naranjas	1 pequeña	0.24
Papaya	1 mediana	5.06
Guisantes, verde	1 taza	4.00
Papas, blanco	1 mediana	0.06
Camote	1 pequeño	4.00
Arroz, integral	1 taza cocinado	2.40
Centeno	1/2 taza	3.00
Aceite De Soja	1 cucharada	2.24
Semillas de girasol, crudo	1 onza	8.94
Tomate	1 mediana	1.01
Aceite De Germen De Trigo	1 cucharada	26.20

¡Un estudio revelador reciente de enfermeras cuya ingesta diaria de vitamina E fue de 800 UI y más, tuvieron una sorprendente reducción en su riesgo de 36% en cuanto a infartos peligrosos y un 23% menos de riesgo en accidentes cerebro-vasculares

La vitamina E protege las células de los efectos dañinos de los radicales libres, que dañan las células y que podrían contribuir al desarrollo de la enfermedad cardiaca y el cáncer. – ods.od.nih.gov

La Vitamina E y el germen de trigo crudo – constructores de la salud

La Madre Naturaleza dotó al germen de trigo crudo con uno de los nutrientes más valiosos – la vitamina E. Y ahora viene en ayuda del hombre civilizado para recobrar la salud robusta que él perdió comiendo alimentos desvitalizados. En el proceso de moler la harina, el refinado extrae el germen de trigo crudo para crear harina blanca (el báculo de la muerte). Los molineros se dan cuenta de que el germen de trigo es frágil y se vuelve rancio rápidamente. Los alimentos refinados caducan a largo plazo. ¡La mayoría de los norteamericanos exigen que las cosas que compran nunca se descompongan! ¡Por esto es que muchos alimentos norteamericanos son refinados y se están usando más de 700 productos químicos y venenos para preservarlos (embalsamamiento)!

El famoso Dr. Cureton de la Universidad de Illinois, quien es reconocido como una de las más grandes autoridades vivientes con respecto a la aptitud física interna y externa, recomienda el germen de trigo crudo, el aceite de germen de trigo y las cápsulas de vitamina E (hojuelas amarillentas pequeñas). ¡Son especialmente útiles para brindarles un gran estímulo a atletas y otras personas que quieren estar en el estado más alto de aptitud física! Los entrenadores atléticos a todo lo largo y ancho del mundo están siguiendo este consejo para obtener el mejor rendimiento de sus atletas. ¡A nuestro criterio el germen de trigo crudo (empacado al vacío), el aceite de germen de trigo y la Vitamina E deberían ser parte del programa nutritivo de todo el mundo – no solamente de los atletas! Las cápsulas de la vitamina E se recomiendan además porque su aceite está más protegido de volverse rancio.

El germen de trigo es un alimento fantástico que está disponible en hojuelas y polvo grueso. En el hogar Bragg, lo rociamos sobre ensaladas jardineras crudas, papas, verduras, sopas, etc. Tiene un gusto agradable, como a nuez. No olvide que debe refrigerar su germen de trigo después de que abierto para mantenerlo fresco.

El germen de trigo contiene 4.53 mg de vitamina E por cada onza, según la base de datos de nutrientes del Departamento de Agricultura de los Estados Unidos. El aceite de germen de trigo proporciona incluso más vitamina E por porción, puesto que en solamente 1 cucharada contiene 20.3 mgs. Una cucharada de aceite de germen de trigo suministra más de la Ración Diaria Recomendada, la cual es de 15 mg de vitamina E. – LiveStrong.com

La vitamina E – Arma dinámica contra arrugas y envejecimiento. – Prevention Magazine

La vitamina E ayuda a prevenir el deterioro de los tejidos del cuerpo. – HealingDaily.com

El germen de trigo ayuda a promover un corazón sano – es buena fuente de ácidos grasos omega-3, los cuales ayudan a reducir el colesterol y la presión sanguínea. – ViobinUSA.com

El Betacaroteno protege contra la enfermedad cardiaca

El betacaroteno juega una parte sumamente importante en promover salud del corazón. Más de 200 estudios han confirmado que los alimentos ricos en flavonoides, carotenoides y otros antioxidantes pueden reducir el riesgo de numerosas condiciones de salud, incluyendo la salud del corazón y un sistema inmunológico más fuerte. El betacaroteno es transformado en el cuerpo en vitamina A, la cual ayuda a proteger contra la enfermedad cardiaca en diferentes formas. Lo más importante es su habilidad para neutralizar los radicales libres tóxicos (ver páginas 27-29).

¿Qué es el betacaroteno? El betacaroteno es probablemente el mejor conocido de los carotenoides, una familia de fitonutrientes (ver páginas 149-151) que representa uno de los grupos más ampliamente generalizados de pigmentos que se dan naturalmente. Es conocido como un compuesto "provitamina A", capaz de convertirse en retinol, una forma activa de la vitamina A. En estos últimos años, el betacaroteno ha recibido una tremenda cantidad de atención como compuesto potencial anti-cancerígeno y anti-envejecimiento. El betacaroteno es un poderoso antioxidante que protege las células del cuerpo del daño causado por los radicales libres.

237

Usted no debe tomar suplementos de dosis altas de betacaroteno solos, sino obtenerlo en combinación con su dieta. Las fuentes nutritivas de betacaroteno incluyen camotes, zanahorias, espinaca, hojas de nabo, calabaza de invierno, hortalizas de hoja verde, cilantro o culantro y tomillo fresco. Para maximizar la disponibilidad de carotenoides en los alimentos listados abajo, algunos deben ser comidos crudos en ensaladas, cocerse al vapor ligeramente, u hornearse.

Fuentes nutritivas y sanas de betacaroteno

Fuente Nutritiva	mcgs
Calabaza – hornee o cueza al vapor (1 taza)	17,003
Camotes– hornee o cueza al vapor (1 taza)	13,308
Zanahorias – fresca, rebanada o rallada (1 taza)	10,605
Hojas de nabo – cocer al vapor y escurrir (1 taza)	6,588
Col rizada – cruda, picada (1 taza)	6,181
Zapallo Butternut– crudo, rallado (1 taza)	5,916
Melón – fresco, en dados (1 taza)	3,151
Espinaca – cruda, picada (1 taza)	1,688
Mango – fresco, picado (1 taza)	734
Albaricoque – fresco (1)	383

Magnesio para su corazón, sangre y arterias

El magnesio provee muchos beneficios para la salud de su corazón. Reduce la presión sanguínea y controla los saltos del corazón. Relaja los músculos de las paredes de las arterias y mejora el flujo sanguíneo. Es vital para su salud y su actividad enzimática. El magnesio ayuda a trasladar el potasio dentro y fuera de las células, manteniendo un balance de membrana adecuado (homeostasis). Actúa como un bloqueador de los canales de calcio para estabilizar la conducción cardíaca, el músculo del corazón y las membranas vasculares. ¡Por favor esté atento a la importancia vital del magnesio! ¡Mantiene en funcionamiento su corazón, sangre y arterias juntos!

Las deficiencias de este mineral básico son a menudo la raíz de muchos problemas cardiovasculares. Una deficiencia puede interferir con los nervios y los impulsos del músculo. Las deficiencias además pueden producir toda clase de problemas en el cuerpo – desde afecciones cardíacas, osteoporosis y descomposición dental hasta calambres musculares, hiperactividad, contracciones nerviosas musculares, malos patrones de sueño y frecuencia excesiva o patrones urinarios no controlados. ¡Los efectos secundarios pueden llevar a presión alta, arritmia cardíaca, paro cardíaco y daño por estrés en las paredes arteriales! A pesar de las fuentes de dieta, muchos adultos y niños que viven en las llamadas culturas civilizadas tienen niveles bajos de estos minerales básicos en sus cuerpos. ¡Esto es debido al secuestro causado por el café, té, cola, bebidas carbonatadas y los estragos de las malas dietas a largo plazo que contienen azúcares refinados, aspartame tóxico y otros dulces! Además de los alimentos rápidos basura hechos de harinas refinadas y alimentos que contienen elementos altos en grasas, azúcares, sal y colesterol.

Aunque el magnesio se da naturalmente en la mayoría de los alimentos crudos, una cantidad diaria sana de 250 mg es difícil de obtener comiendo alimentos procesados. **Ricos en magnesio son: manzanas, albaricoques, aguacates, bananas, hortalizas de hojas verdes, ajo, frijoles, frijoles de soya, productos de soya, frutos secos crudos y semillas, arroz integral, tofu, harina integral y otros granos enteros orgánicos.** ¡Las hierbas como la pimienta Cayena, alfalfa, hinojo, lúpulo, páprika y otros añaden magnesio para una buena salud cardiaca! (Ver sitio web: *all-natural.com/bone.html*)

El magnesio es un nutriente súper estrella que desempeña un papel en aproximadamente 300 funciones corporales. – Life Extension Magazine (www.lef.org)

Calcio: la otra mitad del dúo dinámico

¡El calcio es importante también, por su relación sinérgica con el magnesio! ¡Considere el hecho apabullante de que el 85% de los norteamericanos es deficiente en calcio! La mayor parte de las personas asocia el calcio con dientes y huesos, lo cual es correcto puesto que una deficiencia de este mineral importante llevará al deterioro de estos tejidos duros. El calcio tiene además mucha importancia para los nervios del cuerpo. Muchas personas sufren de calambres en las piernas debido a la deficiencia de calcio. El calcio además juega un papel importante en la función cardíaca. El calcio es un componente natural del material que coagula la sangre. ¡Si no tenemos calcio en la sangre, podríamos pincharnos un dedo con una aguja y morir desangrados! Los niveles bajos de calcio pueden aumentar su vulnerabilidad a la presión alta. Pero tenga cuidado con respecto a la cantidad de calcio que toma. **La cantidad diaria recomendada es de 1,000 mg con 500 mg de magnesio.** ¡Más de 2,000 mg diarios de calcio podrían ocasionar que el riñón excrete magnesio!

Cada pocos minutos, el corazón es bañado por el calcio de la química del cuerpo. Es un componente crucial en la actividad de un corazón sano. Siendo el músculo más poderoso del cuerpo entero, el corazón requiere la cantidad adecuada de calcio para su funcionamiento eficiente. Sea bueno con su corazón y mantenga un buen balance de calcio. **Estudie la gráfica de calcio abajo.**

Contenido de calcio de algunos alimentos comunes

Fuente Nutritiva	mgs	Fuente Nutritiva	mgs
Almendras, 1 onza	.80	Col rizada, (crudo/cocido al vapor)	180
Alcachofas, (crudo/cocido al vapor)	.51	Colirrábano, (crudo/cocido al vapor)	.40
Frijoles, (rojos, pintos)	.89	Hojas de mostaza, 1 taza	138
Frijoles, (grandes del norte, blancos)	128	Harina de avena, 1 taza	120
Frijoles, (judías blancas)	161	Naranja, 1 grande	.96
Melaza de la miel de purga, 1 cucharada	137	Ciruelas pasas, 4 enteras	.45
Bok choy, (crudo/cocido al vapor)	158	Pasas, 4 onza	.45
Brócoli, (crudo/cocido al vapor)	178	Ruibarbo, (cocinado) 1 taza	105
Coles de Bruselas, (crudo/cocido al vapor)	.56	Colinabo, (crudo/cocido al vapor)	.72
Panqueque de alforfón	.99	Semillas de ajonjolí (no descascaradas) 1 oz.	381
Col, (crudo/cocido al vapor)	.50	Espinaca (crudo/cocido al vapor)	244
Coliflor, (crudo/cocido al vapor)	.34	Frijoles de soya	.73
Acelgas, (crudo/cocido al vapor)	152	Leche de soya, fortificada	150
Tortilla de maíz	.60	Tofu, firme	258
Pan de maíz, 1 pieza	.28	Hojas de nabo, 1 taza	198
Higos, (5 medianos)	135	Pan integral, 1 rebanada	.17

*Fuentes: "Back to Eden", Jethro Kloss; "Health Nutrient Bible", Lynne Sonberg; Sitio Web: **vrg.org/nutrition/calcium.htm**, tabla hecha por Brenda Davis, R.D.*

La leche no es una buena fuente de calcio

Casi todo el mundo tiene la idea de que el problema de deficiencia de calcio se soluciona tan solo tomando leche. Esto no es completamente cierto. En primer lugar, la mayor parte de la leche en Estados Unidos está pasteurizada, lo cual le roba, y en gran medida reduce, la disponibilidad del calcio de la leche. (ver sitio web: *notmilk.com*)

Dr. Harold D. Lynch – el famoso escritor, investigador y médico – dijo recientemente, *"el uso casi fanático de la leche como bebida ha añadido más complicaciones que beneficios a la nutrición del niño."* Él además manifiesta, *"¡La leche a menudo puede ser una causa primaria de mala nutrición en niños!"*

Alimentos totalmente naturales ricos en calcio

¡Hay fuentes muy buenas de calcio aparte de la leche! Los científicos piensan que la harina de huesos cruda es una de las mejores fuentes, así como también el calcio de la cáscara de huevo, el calcio de la concha de ostra y el calcio de la médula ósea. Preferimos el calcio que se encuentra en la col rizada, espinaca, maíz, frijoles, vegetales verdes, tofu de soya y semillas de ajonjolí – ver gráfica en la página anterior. De hecho, como hacen notar el Dr. Lynch y el Dr. Neal Barnard, todos los alimentos naturales contienen cantidades apreciables del importante calcio.

Lea 2 libros importantes sobre la leche y por qué es mejor evitar:

- *Mad Cows and Milk Gate* por Virgil Hulse M.D.
- *Milk, the Deadly Poison* por Robert Cohen

Ambos libros se encuentran en *amazon.com*. Además visite estos sitios Web: • *www.notmilk.com* • *www.strongbones.org* • *pcrm.org* (Physicians Committee for Responsible Medicine)

Muchos estudios de osteoporosis consistentemente concluyen que los vegetarianos tienen huesos más fuertes que las personas que comen carne. Muchos estudios muestran que es más sano evitar la carne y los productos lácteos para una salud óptima del corazón.

Para una óptima salud ósea y cardiovascular, los expertos en nutrición han instado en los últimos 40 años a quienes toman calcio que también tomen suplementos con magnesio, vitamina D y K. – Life Extension Magazine, visite: www.lef.org.

Tome 1,000 mg de calcio diariamente junto con 500 mg de magnesio diariamente. A las mujeres posmenopáusicas se les recomienda tomar 1,500 mg de calcio. Escoja una fórmula de calcio que contenga mezclados compuestos como citrato, carbonato, aspartato y gluconato en combinación con un complejo similar de magnesio. – DrSinatra.com

Para la arritmia, el orotato de magnesio obra milagros, junto con el calcio.

El calcio y el magnesio son especialmente importantes para un corazón y huesos sanos.

Lugares en el cuerpo donde la osteoporosis, artritis, dolor y sufrimiento golpean más duro

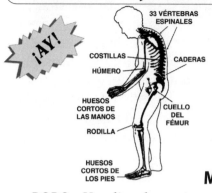

¡AY!

33 VÉRTEBRAS ESPINALES
COSTILLAS
CADERAS
HÚMERO
HUESOS CORTOS DE LAS MANOS
CUELLO DEL FÉMUR
RODILLA
HUESOS CORTOS DE LOS PIES

OSTEOPOROSIS
Afecta más de 52 Millones y Mata a 400,000 Norteamericanos Anualmente

Ahora un estimado de unos 30 millones de norteamericanos de 25 años de edad o más padecen de osteoartritis.

Boro: Oligoelemento Milagroso para Huesos Sanos

¡BORO – Un oligoelemento para huesos más sanos que además le ayuda al cuerpo a absorber más calcio vital, minerales y las hormonas que requiere! Buenas fuentes de boro son la mayoría de los vegetales verdes, frutas frescas y secadas al sol, aguacates, ciruelas pasas, frutos secos crudos y frijoles de soya orgánicos.

El Laboratorio de Nutrición del Departamento de Agricultura de los Estados Unidos en Grand Forks, Dakota del Norte, dice que el boro se encuentra usualmente en el suelo y alimentos, pero muchos norteamericanos tienen una alimentación baja en boro. Condujeron un estudio de 17 semanas que mostró que un suplemento diario de 3 a 6 mg de boro les permitió a los participantes reducir la pérdida de calcio (desmineralización), fósforo y magnesio de sus cuerpos. Esta pérdida es usualmente causada por comer alimentos procesados de mala calidad, beber agua del grifo (destilada es más conveniente), y comer mucha carne, sal, azúcar y grasa y una falta en la dieta de verduras frescas, frutas y granos enteros. (*all-natural.com*)

241

Luego de 8 semanas con boro, la pérdida de calcio de los participantes había sido cortada en un 40%. Además ayudó a duplicar los niveles de hormona importantes que eran vitales para mantener el calcio y los huesos sanos. Los millones de personas en terapia sustitutiva de estrógeno para la osteoporosis pueden querer usar el boro como una elección más sana.* Además considere la progesterona natural (2%) de la crema cruda de batata. Para el dolor y la curación de articulaciones use el combo de Braggzyme y glucosamina /condroitina/MSM (cápsulas o líquido).

Los estudios científicos muestran que las mujeres se benefician de un estilo de vida saludable que incluya la vitamina D3 proveniente de la luz solar y ejercicio (incluso levantamiento de pesas) para mantener huesos más sanos, combinados con agua destilada, y dieta de frutas y carbohidratos altos en fibra y bajos en grasa, y frutas orgánicas frescas, ensaladas, brotes, y hojas. ¡Éste estilo de vida ayuda a proteger contra la enfermedad cardiaca, la presión alta, el cáncer y muchas otras dolencias! Estoy feliz de ver que la ciencia ahora está de acuerdo con mi Papá, quien fue el primero en declarar estas verdades de salud en 1920.

Las aguas duras incorrectas son la causa de muchas enfermedades humanas.
– Dr. Charles Mayo, Mayo Clinic

* *Para más datos sobre hormonas y osteoporosis lea el libro del pionero John Lee, M.D.*
– "What Your Doctor May Not Tell You About Menopause" (amazon.com)

El potasio ayuda a fortalecer el corazón

El corazón es un músculo grande y su bomba maestra. ¡Usa cantidades grandes de potasio para continuar fuerte y sano, hora tras hora, su vida entera! Es el músculo que más trabaja de su cuerpo. ¡El corazón debe tener un suministro constante y continuo de poder y energía para continuar palpitando! El vinagre de manzana contiene potasio natural el cual se combina con los alimentos sanos para el corazón para hacer que el músculo cardiaco sea más fuerte y además ayudar a normalizar la presión sanguínea y el colesterol.

Tome una cucharadita extra de Vinagre de Manzana Crudo Orgánico (VSM) Bragg en 1/2 vaso de agua purificada destilada, dos veces al día entre comidas – es bueno antes de hacer ejercicios. Pero también disfrute sus 3 bebidas de cóctel básicas de VSM diariamente (ver páginas 160, 296).

El potasio es el mineral maestro

El potasio es un mineral básico para el cuerpo porque pone a los venenos tóxicos en solución para que puedan ser purgados del cuerpo. **¡El cuerpo se limpia solo, es auto-corrector, se repara solo y es auto-regenerativo!** ¡Simplemente dele las herramientas con qué trabajar y tendrá un cuerpo sin dolor, incansable, sin edad, indistintamente de la edad que tenga! ¡Olvide los años calendario, pues la edad no es tóxica! ¡Usted envejece prematuramente cuando padece de deficiencias de potasio y malnutrición! Este Impulso Vital bajo y la acumulación de desperdicios (eliminación pobre) le permite a la enfermedad proliferar. (ver *HealthCentral.com*)

242

El Estilo de Vida Saludable Bragg le ayuda a reconstruir su Impulso Vital (más sobre Impulso Vital en nuestro *Libro de la Fuerza Nerviosa*, ver páginas 289-291). Observe la transformación que se lleva a cabo en su cuerpo cuando usted sigue fielmente el régimen VSM. ¡Usted puede, y creará, la clase de persona que quiere ser! ¡Es emocionante planificar, planear y dar seguimiento!

¡Por favor siga este programa, pero no intente hacer todo lo que está en la lista aquí inmediatamente! Recuerde, usted tuvo que vivir mucho tiempo con los hábitos equivocados para causarse cualquiera de los problemas que su cuerpo podría tener ahora. ¡Entonces, va a llevar tiempo para que el cuerpo se limpie, se repare y reconstruya como una *casa de salud más perfecta para usted*! ¡Por favor recuerde, *su cuerpo es su templo mientras en esta tierra – aprécielo mucho y protéjalo!*

Lo básico en salud de los ácidos grasos esenciales

La ingesta adecuada de ácidos grasos esenciales (AGE) trae como resultado numerosos beneficios de salud – prevención de aterosclerosis, incidencia reducida de enfermedades cardiacas y accidentes cerebro-vasculares, y el alivio de síntomas asociados con la colitis ulcerosa, dolor menstrual y artralgia.

Los AGE Omega-3 y Omega-6 (ácidos grasos esenciales) son componentes vitales de las membranas plasmáticas. El ácido graso Omega-3, encontrado en el aceite de pescado es importante para pacientes con enfermedad cardiaca. Éste ácido graso puede afectar el sistema inmunológico, la respuesta inflamatoria, el flujo sanguíneo, la presión sanguínea y la coagulación de la sangre. Los ácidos grasos Omega-3 pueden tener un efecto marcado en la reducción de los niveles de triglicéridos.

Es además importante consumir estos ácidos grasos en la proporción adecuada. Los Omega-6 compiten con los Omega-3 para su uso en el cuerpo, por lo que la ingesta excesiva de Omega-6 puede inhibir al Omega-3. Idealmente, la proporción de Omega-6 /Omega-3 debería estar entre 1:1 y 4:1 Desafortunadamente, los norteamericanos consumen estos ácidos grasos en la razón equivocada y consecuentemente son incapaces de cosechar los beneficios de los Omega-3. Este desequilibrio es debido a los aceites y alimentos procesados, que están ahora muy extendidos en la dieta occidental. Para combatir este problema hay que comer una dieta pobre en grasas con el mínimo de alimentos procesados y con ácidos grasos Omega-3 que se den naturalmente. (ver *pcrm.org*)

243

Los estudios confirman que los ácidos grasos Omega-3 en aceites de pescado y de linaza brindan una tremenda protección contra la enfermedad cardiaca. Ayudan en la estabilización de la actividad eléctrica del corazón reduciendo así el riesgo de arritmias fatales y de muerte súbita cardiaca. La gran mayoría de los frutos secos, granos y semillas frescos, crudos, naturales contienen cantidades sustanciales de ácidos grasos Omega-6. El aceite de pescado y la semilla de lino son las fuentes más abundantes de ácidos grasos Omega-3.

ALIMENTOS MÁS SANOS DEL MUNDO RICOS EN GRASAS OMEGA-3

ALIMENTO	% del Valor Diario	ALIMENTO	% del Valor Diario
Semillas de lino	133%	Coles de Bruselas	11%
Nuez	113%	Zapallo butternut	8%
Frijoles de soya	43%	Brócoli	8%
Tofu	28%	Espinaca	7%

*Introducir **linaza** en su dieta es tan importante como cepillarse los dientes. El aceite de semillas de lino tiene la proporción más alta de Omega-3 de cualquier planta conocida. Las **semillas de linaza y chía** funcionan tan bien como el aceite de pescado en lo que se refiere a bajar niveles de triglicéridos y colesterol LDL, mientras que elevan el buen colesterol HDL. – Dr. David Williams*

Grandes fuentes de ácidos grasos Omega-3

Basado en plantas: Espinaca, brócoli, frijoles, nueces. **Aceites:** Linaza, semillas de chía, aceite de oliva, nueces y frijol de soya. **Mariscos:** Salmón, atún, sardinas, anchoas y trucha.

L-arginina – esencial para la salud del corazón

La L-Arginina es un aminoácido que ha mostrado ser prometedor como preventivo de la aterosclerosis. Es considerado ser la fuente primaria para la producción de moléculas de nitrógeno involucradas en mantener la elasticidad de los vasos sanguíneos. La investigación ha mostrado que L-Arginina puede ser de ayuda para personas con colesterol alto. (Los Aminos Líquidos Bragg contienen este importante aminoácido. Ver página 292 para más información).

CoQ10 combate la enfermedad cardiaca, cáncer, enfermedad de las encías y el envejecimiento

El ubiquinol Coenzyma Q10, un importante y potente antioxidante que resguarda las células de los radicales libres, está además involucrado en la producción de energía de las células. Aunque sea elaborado por todas las células del cuerpo, la producción disminuye con la edad y la enfermedad.

El corazón es uno de los pocos órganos del cuerpo que pueden funcionar continuamente sin descanso; ¡por consiguiente, el músculo del corazón requiere un apoyo energético más alto! ¡Cualquier condición que ocasione la disminución de CoQ10 podría deteriorar la capacidad energética del corazón, dejando los tejidos del corazón más susceptibles a los radicales libres! En estudios a largo plazo, se encontró que el Ubiquinol CoQ10, prolongaba la vida por años, (100 mg en la mañana y 50 mg temprano en la noche). Peter H. Langsjoen, MD, cardiólogo co-autor del estudio encontró que los pacientes redujeron las medicaciones del corazón y de la presión sanguínea en un 40-50% y un 25% de los pacientes pudo dejarlas. (Sitio web: *lef.org*)

Para aumentar la ingesta de Omega-3 pruebe las semillas de lino (página 141) y nueces. $1/4$ de taza de semillas de lino contiene aproximadamente 7 gramos de Omega-3, mientras que $1/4$ de nueces contiene aproximadamente 2.3 gramos. Añádale esta combinación de semillas y nueces a ensaladas, papas horneadas, mezcla de frutos secos, granola, etc. Otras fuentes de Omega-3: aceites de pescado y oliva – use el Aceite Extra-virgen Orgánico Bragg – no lo use para frituras, solo para saltear ligeramente. Añada 2 cucharadas de semillas de lino (molidas) diariamente a los alimentos, luego cierre a los 4 gramos recomendados de Omega-3.

La coenzima Q10 (CoQ10) es una sustancia similar a las vitaminas que es producida por el cuerpo; es necesaria para el funcionamiento adecuado de nuestras células. Los niveles de CoQ10 disminuyen con la edad y se han encontrado estar bajos en personas con enfermedades crónicas, incluyendo la enfermedad de Parkinson, cáncer, diabetes, y problemas cardíacos crónicos. ¡Los estudios muestran que el uso habitual de suplementos CoQ10 para el dolor en músculos asociado con estatinas, ayuda a reducir el dolor!

Proantocianidinas oligoméricas (OPC)

Usted probablemente sabe de los beneficios del vino tinto, té verde (libre de cafeína), y del jugo de uvas. Todos están en la familia de las proantocianidinas oligoméricas (OPC). Los OPC son complejos de flavonoides, encontrados en la mayoría de las plantas y son parte de la dieta humana. Se encuentran en grandes cantidades en el extracto de semillas de uva y de sus hollejos, en las uvas rojas, en las pieles rojas de los cacahuates, en los cocos y manzanas. Estos depredadores de los radicales libres son rápidamente absorbidos en el torrente sanguíneo donde cruzan la barrera de sangre/cerebro. Los OPC pueden ayudar a proteger de los efectos del estrés interno y del medioambiental, tales como el hábito de fumar y la contaminación, así como también brindarle apoyo a los procesos metabólicos normales del cuerpo. El observar algunos de los beneficios ligados a los OPC es como mirar una lista de compras para una vida larga y sana. Déjeme enumerar solo algunos de los sorprendentes descubrimientos sobre este simple nutriente asombroso. Se ha visto que los OPC:

- Previenen la oxidación del colesterol "malo" LDL, por lo que reduce su riesgo de enfermedad cardiovascular
- Reducen la acumulación de la placa de colesterol en las paredes de los vasos sanguíneos
- Reducen la pegajosidad de la sangre, por lo tanto también la coagulación excesiva
- Aumentan la fuerza y la elasticidad de los vasos capilares, mejorando así la función vascular
- Reducen la hinchazón, el edema, la inflamación, y la degeneración de las venas, ayudando a prevenir problemas de circulación y várices
- Mejoran la elasticidad de los vasos sanguíneos y reduce la presión sanguínea
- Protegen contra muchos tipos de condiciones del ojo incluyendo la retinopatía diabética (causa más común de ceguera en diabéticos), cataratas y glaucoma
- Reducen la incomodidad asociada con el síndrome menopáusico y premenstrual

Si usted no está ya convencido de que los OPC son un combinación de elemento sanador y fuente de la juventud, déjeme decirle que los OPC además han sido asociados a la lucha contra la fatiga crónica, artritis, alergias, enfermedad de Alzheimer, así como también otras enfermedades degenerativas. El extracto de semilla de uva y de corteza de pino son grandiosas formas de obtener su dosis diaria de OPC. Recomiendo 30-60 mg diariamente. Ver portada del frente para más información y sitio web: *DrSinatra.com*.

BRAGGZYME®

ENZIMAS SISTÉMICAS SUPERIORES
Soporte para articulaciones, músculos y el sistema inmunológico
PARA EL ESTILO DE VIDA SANO Y ACTIVO Y SOPORTE PARA EL CORAZÓN

Dr. Paul C. Bragg, Pionero de la Salud, fue el primero en introducir los suplementos de enzimas en las Tiendas de Salud en 1931. Ahora las Fórmulas de Ciencia de Salud Bragg se enorgullecen en presentar su más avanzado suplemento de enzimas sistémicas disponible hoy día. BRAGGZYME la Enzima Sistémica Superior, es una enzima fibrinolítica sistémica superior totalmente natural que contiene un poderoso Complejo de 500 mg (Natokinasa, Serrapeptasa, Bromelaína, Papaína, Proteasa y Lipasa) con 4,500 Unidades Fibrinolíticas (FU) por cápsula.

"¡La buena Circulación es la Clave para Un Cuerpo Sano!"
– Paul C. Bragg, ND, PhD.

Este exclusivo preparado de enzimas sistémicas provee el apoyo nutricional y cardiovascular que usted necesita para ayudarle a mantener una respuesta inflamatoria normal y mantener niveles normales y seguros de fibrina para un sistema cardiovascular sano.* Braggzyme no contiene derivados animales, sabores artificiales, color artificial, levadura ni trigo.

- Apoyo de enzimas para espalda, articulaciones, músculos, tendones y sistema inmune de salud. *
- Levanta los niveles de energía – infunde oxígeno vivificador a todas las células del cuerpo. *
- Apoyo nutricional para ayudar a mantener una respuesta inflamatoria normal. *
- Ayuda a eliminar los niveles peligrosos de fibrina para un flujo sanguíneo más sano. *
- Ayuda a mantener calientes sus manos, pies y el cuerpo entero. *
- Ayuda a mejorar y mantener afilados la memoria y cerebro. *
- No contiene derivados animales, levadura, trigo, sabor artificial ni color artificial.
- Kosher Certificada
- 100% Seguro, total y naturalmente vegetariano.
  Fórmula en cápsulas vegetales

246

> *Estas declaraciones no han sido avaluadas por la Dirección de Alimentos Y Medicinas (F&DA). Este producto no está dirigido a diagnosticar, tratar, curar, ni prevenir ninguna enfermedad.

"He estado tomando Braggzyme los últimos meses, y he sentido una mejoría grande en mi dolor de rodilla causado por los deportes, surfeo sobre nieve, etc. ¡Gracias, Braggzyme!"
– Brian Evans, Gerente, Lassens Natural Foods, CA

Mi médico dijo que los niveles elevados de fibrinógeno están asociados con un riesgo aumentado de infartos y accidentes cerebro-vasculares porque pueden promover la formación de peligrosos coágulos. ¡Buenas noticias! He estado tomando Braggzyme y mi nivel de fibrinógeno en sangre fue de 329; bajó 50 puntos, y ahora es 279, lo cual es más seguro.
– Kathy Duerr, Portland, OR

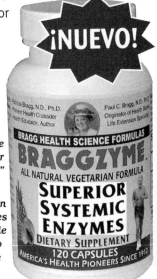

¡NUEVO!

¡Desde que he estado usando Braggzyme, tengo tremenda energía y ahora no tengo ningún dolor de cuerpo! Mi memoria está más afilada y yo estoy disfrutando de vibrante energía. Gracias A Braggzyme. – Robert DeCastro, California

Capítulo 23

Programas para un corazón saludable

Al esbozar nuestro Programa de Ejercicios Físicos para el Corazón le contamos en detalle sobre los enemigos crueles del corazón. ¡Conozca a sus enemigos y manténgase alejado de ellos! Si usted ha vivido una vida descuidada y ha dañado su corazón, creemos que todavía puede recuperarse y construirse un corazón sano. ¡Recuerde que su cuerpo se limpia, repara y sana solo! Si se le da la oportunidad, hará su mejor esfuerzo para reconstruir un corazón vigoroso para usted. ¡Pero usted debe trabajar con su cuerpo – no contra él!

No se desmotive si tiene un corazón enfermo o dañado. ¡Seguir fielmente nuestro programa de vida sana, natural le ayudará a vivir la totalidad de su expectativa de vida! Sí, su cuerpo milagroso posee tremendos poderes de recuperación que – si se usaran completamente – son de gran ayuda, inclusive en los casos más serios de afecciones cardíacas.

Punteros BRAGG para una condición cardiaca saludable

💗 **Una dieta vegetariana es más sana.** En lugar de carne, coma proteínas vegetarianas no saturadas – como frijoles de soya, tofu, frijoles, semillas crudas y frutos secos tales como: semillas de girasol, ajonjolí, semilla de lino, calabaza, almendras, pacanas, y nueces.

💗 **¡No use sal** – deshágase del salero! Use Aminos Líquidos Bragg, Sprinkle Bragg (24 hierbas aromáticas y condimentos) y Algas Marinas Kelp.

💗 **No coma productos lácteos** – leche, queso, mantequilla – altos en grasas, saturadas que obstruyen (use leches de soya, almendra, arroz.)

💗 **Si quiere comer huevos, limítelos a 3 o 4 por semana.** Los huevos de pollo alimentados orgánicamente, de pastoreo, son más sanos.

💗 **Frutas y verduras – orgánicas, crudas o ligeramente cocidas al vapor/cocinadas** – deberían formar del 60% al 70% de su dieta.

💗 **No utilice ningún azúcar blanco o substitutos comerciales tóxicos como el aspartame, NutraSweet, etc.** – contienen productos químicos dañinos (ver páginas 74-75).

💗 **Ayune un periodo de 24 horas semanalmente** (página 173-180). Esto les da al corazón y órganos vitales un descanso fisiológico. Además le ayudará a reducir colesterol y toxinas del cuerpo y las arterias.

💗 **Una dieta pobre en grasas, ejercicio abundante y caminatas rápidas con respiración profunda** ayudan a mantener los niveles de colesterol normales.

Programa Corazón Saludable BRAGG:

- **¡Absolutamente NADA DE FUMAR!** (ver páginas 91-95)
- **Duerma bastante en forma reparadora.** (páginas 181-186)
- **No deje que nada ponga una presión indebida sobre usted.** ¡La preocupación, estrés y tensión no necesariamente causan infartos – pero tampoco le ayudan a evitarlos! (ver páginas 77-84)
- **Coma alimentos y productos sanos, simples, naturales, orgánicos y por favor no coma demasiado.** (ver páginas 146-148 y 157)
- **Coma lentamente – mastique su alimento completamente.** La masticación es el primer proceso de la digestión. ¡Dar gracias por los alimentos favorece la digestión!
- **Haga suficiente ejercicio regularmente**, aunque el reposo absoluto puede ser necesario poco después de un ataque al corazón agudo o cuando el corazón está muy débil. Cuando haya superado esta etapa, encontrará que el ejercicio diario regular es una gran ayuda para reconstruir y revitalizar el corazón y la circulación. (ver páginas 97-108)
- **¡No se involucre en discusiones emocionales,** desperdician energía nerviosa preciosa! ¡Aléjese de las personas desagradables – es mejor evitarlas completamente! (ver páginas 78-84)

- **¡Adquiera el Hábito de la Felicidad!** Una disposición feliz, alegre ayuda a promover la salud y longevidad. (ver páginas 75-76)
- **Manténgase alejado de todos los edulcorantes y estimulantes artificiales** – café, té (cafeína), soda y alcohol. Además, no consuma Aspartame ni sustitutos químicos del azúcar. (páginas 72-75)
- **¡Camine enérgicamente a diario! ¡Inspire profundamente!** (ver páginas 99-102)

Como seguir el Programa de Acondicionamiento Cardiaco BRAGG

¿Le confiaría usted la reparación de su coche a alguien que no tiene conocimiento sobre automóviles? ¡Claro que no! Nunca es muy tarde para obtener y aplicar los conocimientos de salud. Ya le hemos descrito la estructura y funcionamiento de sus preciados corazón y sistema circulatorio y le hemos explicado la importancia de mantener el colesterol en sangre a un nivel normal y sano. **Le sugerimos que relea este libro de vez en cuando. Deje que este Programa sea su Guía Fiel en el Camino a la Súper Salud.**

El estrés y el revuelo emocional pueden causar o empeorar la presión alta. Reduzca el estrés a través del ejercicio regular, el cual debe ser parte de su estilo de vida, para bajar la presión sanguínea y mejorar la salud del corazón. – Gran Adelanto en Salud y Nutrición

La Madre Naturaleza no puede ser apresurada – pero si usted coopera con ella, puede tener *el corazón de un león*. Si usted tiene un corazón débil o *tuberías* débiles que están bloqueadas, recuerde que le tomó mucho tiempo ponerlos en esa condición. Tenga paciencia con la Madre Naturaleza mientras se gestan la regeneración, rejuvenecimiento y procesos de limpieza dentro de su cuerpo.

¡Un corazón joven en buena condición puede ser suyo, si usted está dispuesto a trabajar por él! Nadie más puede fortalecer su corazón. Depende completamente de usted. Sus hábitos alimenticios, su estilo de vida diario y su actividad física determinarán la condición de su corazón y la salud de la que podrá disfrutar.

Famosa dieta vegetariana del Dr. John Harvey Kellogg para pacientes cardiacos

El Dr. John Harvey Kellogg fue el fundador y director del grandioso Sanatorio Battle Creek, en Battle Creek, Michigan. Personas enfermas de todas partes del mundo – incluso la realeza – viajaron para estar bajo su cuidado personal. Mi padre tuvo la suerte de trabajar con él.

Tan pronto como una víctima de infarto era llevada al Sanatorio, el Dr. Kellogg la ponía en una dieta vegetariana estricta con el consejo de que esta debía ser una dieta para toda la vida. Era un régimen estricto, exclusivamente vegetariano que consistía de frutas, verduras, semillas y frutos secos. No se permitían carne, pescado, huevo, productos lácteos, café, alcohol ni sal. El Dr. Kellogg creía que esta dieta vegetariana estricta era la única que debía comer una víctima del corazón porque no contenía absolutamente ningún colesterol. Era además una dieta sin sal. Las únicas bebidas permitidas eran tés de hierbas, jugos frescos de frutas y legumbres y agua destilada. El Dr. Kellogg le contó a Papá que las personas que habían llegado a él con daños serios en el corazón habían vivido hasta 50 años más con esta dieta vegetariana estricta.

El mismo Dr. Kellogg lo vivió y practicó hasta que tuvo 90. Fue un lacto-vegetariano estricto, comiendo solo un poco de queso natural y 3 huevos semanalmente junto con la dieta completamente vegetariana que él mismo apoyó para sus pacientes del corazón. A la edad de 92 todavía estaba realizando operaciones delicadas en su Sanatorio. Hoy, una gran cantidad de médicos y nutricionistas se han unido a él para recomendar una dieta vegetariana para todos los pacientes de corazón. Vea las siguientes páginas para obtener ideas del menú del Dr. Kellogg.

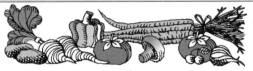

Menús famosos del Dr. Kellogg:

Menú #1

Desayuno

Albaricoques* Orgánicos Naturales Secados al sol con
Germen de Trigo Crudo encima y
Rodajas de Banano, Pera o Naranja (si se desea)
(*remoje en un frasco toda la noche en agua destilada o
zumo de piña sin endulzar)
O BIEN
puede substituir cualquier mañana
el Smoothie (licuado) Saludable de Energía Bragg (página 160)
para un delicioso desayuno energetizante. Acuérdese de ganarse
su desayuno haciendo un poco de ejercicio primero.

Almuerzo

Ensalada Combinada Vegetal Cruda y Orgánica
Remolacha Cruda, Zanahoria, Nabo, Zapallo Italiano rallados,
Tomate en Trocitos, Col, Cebollinos y
Brotes: Alfalfa, Mungo o Girasol

Aderezo Sano para Ensalada (página 294)
hecho de Limón o Naranja frescos y Aceite de Oliva Bragg
(También puede probar el aceite de de Semilla de Lino o Cáñamo)
con una cantidad muy pequeña de Miel cruda

$1/4$ de taza de semillas Crudas de Girasol o Calabaza
(ricos en Proteína y Aceite Natural)

Manzana Cruda

Cena

Ensalada Variada de Hojas Verdes Orgánicas
Con Lechugas Mixtas Crudas y Espinaca, Col Rizada,
Pepino, Zanahoria, Apio, Tomate, Perejil o Berro

Proteína – Tofu o Arroz Integral Cocido
Con Frijoles o Lentejas *(Receta en la página 161)*

Fruta fresca

¡Las manzanas orgánicas a diario ayudan a mantener a distancia al médico!

Menús famosos del Dr. Kellogg:

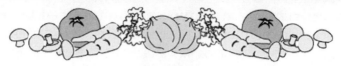

Menú #2

Desayuno

Compota de Manzana*
Avena Cortada (escocesa) – cereal caliente**
servido con Miel, Melaza de la Miel de Purga,
Jarabe Puro de Arce o Stevia (página 153)
Tostadas 100% de Harina Integral o de Centeno
(*Haga su propia Compota de Manzana, si desea añada Miel)
(**Póngale encima Banano Maduro en Rodajas u otra Fruta para Servir)

Almuerzo

Ensalada Combinada Vegetal Cruda Orgánica
(Igual que el Día 1)
Sopa De Verduras con Lentejas y Cebada Naturales
Tostada Centeno o Muffin de Afrecho de Avena Integral-Pasas

Cena

251

Ensalada de Col, Manzana y Zanahoria
Con Chalotes
Arroz Integral o Papa Horneada con Cáscara
Zanahorias Horneadas o Cocidas Al Vapor y Guisantes
Frutas Frescas
O BIEN
Ensalada de Aguacate, Cebolla Morada y Tomate
Brócoli o Espárrago Cocido Al Vapor
Semillas y Frutos Secos crudos de cualquier clase
Fruta Fresca

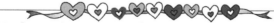

*"¡No hay sino una sola forma a vivir y esa es
de la forma Sana de Madre Naturaleza y Dios!"*

*La nutrición afecta directamente el crecimiento, desarrollo, reproducción,
bienestar y la condición corporal y mental de los individuos. La salud depende
de la nutrición más que de ningún otro factor aislado. – Dr. William H. Sebrell, Jr.*

*Los estudios muestran que tanto el betacaroteno como la vitamina C, que se
encuentran abundantemente en las frutas y verduras, juegan papeles vitales
en la prevención de la enfermedad cardiaca y cáncer.*

Disfrute del pensamiento positivo y la acción positiva

Para tener un corazón sano y poderoso usted debe desarrollar una fuerte fuerza de voluntad. Usted debe vencer todos los pensamientos negativos sobre los impactos *inevitables* que la edad supuestamente ejerce sobre el corazón y cuerpo. ¡No deje que los cobardes y enclenques le influencien y alejen de este Programa de Ejercicios Físicos Sanos para el Corazón! Estos alarmistas intentarán imprimirle su miedo diciéndole que vaya suave con el ejercicio, ayuno y cambios de vida. ¡No les crea! ¡Tenga fe en la habilidad de su cuerpo para mejorar!

Al seguir este Programa de Ejercicios Físicos Sanos Bragg para el Corazón y este estilo de vida usted está trabajando conjuntamente con la Ciencia y la Madre Naturaleza. ¡No deje que los incompetentes lo influencien o disuadan! Años investigación sobre salud han ahondado en el desarrollo de este Programa de Ejercicios Físicos para el Corazón, para proveerle de un plan maestro que le ayude a construir un corazón resistente, acondicionado para una vida larga, satisfecha, sana.

Seis puntos más para un corazón saludable Bragg

252

¡Le traemos este libro no tanto para ayudarle sino para ayudarle a ayudarse! Si repetimos ciertos puntos, es con el afán de ver cuál se conecta y termina de entrar en usted para motivarle. Nuestro objetivo principal es inspirarle a tener un entusiasmo más intenso para vivir el Estilo de Vida Saludable Bragg y advertirle contra ciertos peligros que usted puede haber fácilmente pasado por alto. A todo lo largo de este libro hemos enfatizado fuertemente estos seis puntos importantes a ser seguidos fielmente:

1. ¡Usted tiene solo un corazón y una vida – debe encargarse fielmente de proteger estos tesoros!
2. ¡Su cuerpo debe obedecer las órdenes de su mente, pues la carne es tonta y necesita un capitán de salud fuerte!
3. ¡Todo vicio que debilite su corazón y acorte su vida debe ser roto y proscrito por siempre!
4. ¡Usted debe exigirse a usted mismo un mejor estándar de vida para una mayor salud, tranquilidad de espíritu y felicidad!
5. ¡Usted debe considerar su cuerpo (su templo) como consideraría una máquina de precisión fina o un delicado instrumento cuyo cuidado y control están en sus capaces manos!
6. ¡Usted debe acercarse a la Madre Naturaleza y Dios a fin de mantener su vida simple, a medida que sus años aumenten!

¡Dejémonos ir, pues, en sus amorosos y comprensivos brazos! Trate de entender y siga Sus sabias leyes y viva tanto como Ellos quieren que vivamos – en salud magnífica durante una vida larga, activa de ayudarle a este mundo ser un mejor lugar, más seguro y más sano, para todos nosotros.

Volver a lo natural es siempre lo mejor

La meta sana del naturalista completo es identificarse tan completamente con la Madre Naturaleza de manera que el ser y el mundo se vuelvan uno. Para hacer esto, mantenga su vida simple, llena de la paz, alegría y amor. Luego con confianza serena, clara, póngase en las manos de la Madre Naturaleza y Dios para que dirijan su máquina, sanen sus heridas y le conforten en la enfermedad y la adversidad. Cuando su tiempo y utilidad en esta Tierra hayan terminado, usted será llamado a casa para vivir la eternidad en el cielo. ¡El salmo 23 alivia y es positivo!

Deje que su organismo sea alimentado por alimentos naturales, agua destilada pura (lluvia), aire fresco y suave luz del sol. ¡Haga ejercicio y relaje su cuerpo y deje a la Madre Naturaleza hacer el resto! Trate su cuerpo con el mismo cuidado y la sabiduría que trataría a un animal campeón. ¡Así como su animal recibiría premios, usted también! Algunos se burlan de las personas que cuidan su salud, que quieren volver a la naturaleza. ¡Nosotros que creemos en Dios y en la Madre Naturaleza disfrutaremos de vidas más largas, felices, sanas y satisfechas!

Acérquese a la Madre Naturaleza y a Dios

Es bueno establecer el contacto con la Madre Tierra, su suelo, agua, aire y sol. ¡Deje que sus pies desnudos anden por el suave pasto o sienta el suave lodo o arena y estrújelo entre los dedos de los pies! Nos gusta el sol suave (antes de las 10 de la mañana o después de las 3 p.m.) y los baños de aire con poca ropa. Amamos hacer ejercicio, estirarnos, caminar y nadar en las playas cerca de mares, lagos o ríos. ¡Manténgase en contacto cercano con la Madre Tierra y Dios, dejando que Su fuerza y virtud pasen a través de su piel y pies descalzos! *¡La vida moderna puede complicar nuestras condiciones de vida de invernadero!* El hombre era una criatura más sana, más feliz cuando vivía de forma más simple y más cercana a la Madre Naturaleza.

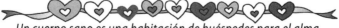

Un cuerpo sano es una habitación de huéspedes para el alma, y un cuerpo mórbido es una prisión.
– Francis Bacon, Presidente de la Cámara de los Lores Británica, Filósofo Natural (1561-1626)

Simplemente párese sobre cualquier calle de cualquier ciudad y observe a la gente apresurada. Verá que 3 de cada 4 están probablemente enfermos, obesos o sin buena condición física. ¡Muy raras veces se ve una persona súper saludable! No sea como la persona promedio enferma o medio enferma. ¡Nunca han conocido la emoción real de la salud viva! La mayor parte de las personas hoy es adicta a algún tipo de sustancia química como el tabaco, bebidas de café, té, alcohol, cola e incluso a algunas drogas. Las personas se vuelven hacia las drogas cuando su vitalidad toca fondo. Cuando la salud se va, la vitalidad se va con ella y la pasión de vivir. Estas almas perdidas se vuelven hacia las drogas en un esfuerzo para obtener de la vida emociones falsas y euforia.

Siga las leyes de la Madre Naturaleza y de Dios

En el pasado eran las personas mayores y de mediana edad quienes sentían que tenían que buscar drogas u otros recursos artificiales para aferrarse a la vida. Ahora, trágicamente, los jóvenes están consumiendo drogas de todas clases. Están botando a la basura su vitalidad natural y volviéndole su espalda a la Madre Naturaleza. Ahora los jóvenes se han convertido en candidatos para infartos. El corazón está dañado por estos estimulantes y agentes depresivos.

Mientras más nos apartamos de vivir de acuerdo con las Leyes de la Madre Naturaleza y de Dios, más enfermos nos volvemos, física, mental, emocional y espiritualmente.

Uno de los temas dominantes de este libro es la idea de un corazón poderoso, donde el hecho de construirlo a cualquier edad es un regreso gradual a una forma más natural de vivir. ¡Use alimentos sanos naturales, ejercicio enérgico, respiración profunda, sueño apacible, ropa apropiada suelta y una hermosa simplicidad de vida para alcanzar la cercanía con la Madre Naturaleza y Dios, que lo conviertan en uno con Ellos! ¡Usted nunca tendrá un corazón débil, mórbido si vive cerca y le da seguimiento a su asociación con Ellos! Cuando pueda sentir las mismas fuerzas puras, elementales, fuertes que se manifiestan en un pino expresándose en usted, estará en camino hacia principios positivos, fuertes de salud.

Comience a vivir como la Madre Naturaleza y Dios quieren que usted viva. ¡Intente sentir que lo llaman y que usted es parte de todas las cosas felices y en crecimiento de esta Buena Tierra! **Póngase usted mismo en las manos de la Madre Naturaleza y Dios. ¡Estamos todos ansiosos de ayudarle en su camino a la Salud Suprema!**

Cuando no se es religioso o espiritual, a veces en la vida puede percatarse uno de que, cuando su vida se pone frenética y fuera de control, es cuando se busca un poder más alto.

La enfermedad cardiaca es todavía hoy día el más grande asesino de los norteamericanos. Un millón de nosotros morimos cada año por afecciones cardíacas. Con todo y esto, la mayoría de las enfermedades cardiacas son 100% evitables con cambios en la dieta y estilo de vida. Las terapias naturales están demostrando reducir la mortalidad mejor que las intervenciones médicas agresivas o inclusive hasta el tratamiento médico más adelantado.

1. LA DIETA Y LA TERAPIA DE SÚPER ALIMENTOS

- **Su dieta es su máximo activo para prevenir la enfermedad cardiaca.** Una dieta sana para el corazón tiene suficientes alimentos ricos en magnesio y potasio: vegetales verdes frescos, alimentos del mar y hojas marinas; flavonoides de frutas con semilla, tés de hierbas verdes, soya, arroz integral, granos enteros, ajo y cebollas.

- **Reduzca la grasa saturada a no más del 10% de su ingesta calórica diaria.** Limite especialmente las grasas de fuentes animales y aceites hidrogenados. ¡Sea sabio y ponga atención consciente para evitar las carnes rojas, productos con cafeína, azúcares refinados, alimentos grasosos, salados y fritos, carnes procesadas y refrescos gaseosos! Las recompensas valen el esfuerzo.

255

- **Procure que el 70% de sus calorías diarias provenga de hidratos de carbono complejos como verduras y granos; y 20% de proteínas bajas en grasas.** Alimentos ricos en vitamina C – tomates, jugo cítrico y vinagre de manzana realzan en gran medida la absorción del hierro.

- **Coma menos de 100mg por día de colesterol proveniente de la dieta.** Mantenga su colesterol a 180 o menos (gráfica dentro de la portada delantera).

- **Añada 6 vasos de agua destilada purificada diarios a su dieta.** Es el mejor diurético para un corazón sano. (El agua clorada/fluorinada destruye la vitamina E en el cuerpo.)

- **Hierbas Limpiadoras de Sangre y Normalizadoras:** Raíz de Bardana, Zarzaparrilla, Chaparral, Jengibre y Regaliz, Alfalfa, Trébol Rojo, Té Verde, Diente de León, Hojas Marinas, Raíz de Romaza, Majuela, Clorela y Cebada Forrajera.

Los súper alimentos para la terapia cardiaca son Jugo y Gel de Aloe Vera, hierbas, jalea real, polen de abejas y Ginseng Siberiano.

Los súper alimentos son alimentos encontrados la naturaleza. Son bajos en calorías y altos en nutrientes. Son fuentes superiores de antioxidantes y nutrientes esenciales.

* *Abstractos de "Healthy Healing"* – por Linda Page, ver sitio web: HealthyHealing.com

2. LA TERAPIA DE HIERBAS Y SUPLEMENTOS

- **En una emergencia:** 1 cucharadita de polvo de pimienta de Cayena en agua o tintura de Cayena en agua (20 gotas), puede ayudar a sacar a una persona de un ataque al corazón; o tome Carnitina líquida como se indica. Además, medio gotero de extracto de espino blanco cada 15 minutos (ver páginas 228-229).

- **Tonifique el músculo del corazón:** el CoQ10 con E Tocotrienoles (ayuda a bajar el colesterol). Ascorbato con bioflavonoides, hasta 5,000mg diarios. Aceite de Onagra, 1,000mg 4 veces diarias. Hierbas ricas en magnesio: Agripalma, Perejil o Magnesio 800mg.

- **Mejoran el flujo sanguíneo:** El té de Salvia Roja o extractos de Ginkgo Biloba 2-3 veces al día, Creatina 3,000mg al día.

- **Los antioxidantes fortalecen el sistema cardiovascular y lo mantiene libre:** Espino y Semilla de Uva 100mg 3x al día.

- **Estimule su tiroides para reducir el riesgo de enfermedad cardiaca:** Espirulina, clorofila líquida, 2 cucharadas de hojas marinas verdes secas a diario.

- **Los tónicos cardíacos ayudan a que su corazón lata más fuerte y más establemente:** CoQ10 60mg 3x al día, Carnitina 1,000mg diariamente, cápsulas de Cayena-Jengibre o ajo 6x diariamente, cápsulas de Ginseng Siberiano 2,000mg o té 2 tazas diariamente y cápsulas de aceite de germen de trigo.

- **Hierbas protectoras de fitoestrógenos para mujeres en la menopausia:** El extracto de ginkgo Biloba ayuda a prevenir la fibrilación causada por la isquemia. Extracto de Vitex (baya de la pimienta loca) y Té de Raíz de Regaliz (deliciosa al ayunar).

- **Medidas preventivas para enfermedad cardiaca:** Ácido fólico – 100mg y B12 – B6 2,500mcg, ayudan a mantener bajos los niveles de homocisteína.

- **Reducir la pegajosidad de la sangre para prevenir los infartos:** Bromelaína 1,500mg regularmente aumenta la fibrinólisis (además las Braggzyme ayudan, páginas 246 y 296), Picolinato de Cromo, aceite de pescado o linaza con Omega-3 a diario.

- **Para limpiar las arterias:** Vitamina E 800IUs, Carnitina 1,000mg; además, Lisina y Arginina 2,000mg de cada una.

- **Ayuda a purgar las bacterias infecciosas atrapadas en las glándulas linfáticas bloqueadas y vasos sanguíneos:** Extractos de echinacea y sello de oro en combinación.

*Abstractos de "Healthy Healing" – por Linda Page, ver sitio web: HealthyHealing.com

3. TERAPIA DE APOYO AL ESTILO DE VIDA

- Muerda la punta del dedo meñique para detener un infarto.
- Aplique compresas calientes y dé masaje al pecho para suavizar el infarto.
- Tome duchas frías y calientes alternadamente para aumentar la circulación.
- Fumar constriñe las arterias y puede causar que suba incontrolablemente su presión sanguínea. ¡Los investigadores estiman que podrían haberse prevenido 150,000 muertes por enfermedad cardiaca cada año si los norteamericanos tan solo dejaran de fumar! ¡Deje de fumar ahora! (página 95)
- Haga ejercicio regular, calmado diariamente (preferentemente caminatas enérgicas). Haga ejercicios de respiración profunda diariamente para que más oxígeno del cuerpo estimule el cerebro y para permanecer joven con actividad.
- La enfermedad periodontal aumenta la posibilidad de un ataque al corazón por 2.7. ¡Agregue CoQ10 – 100mg a su programa diario de salud, es bueno para sus dientes, encías y corazón!
- Agregue relajación y una buena carcajada diaria a su vida. Además una perspectiva mental positiva hace maravillas para el estrés.

4. PROGRAMA DE REHABILITACIÓN DEL CORAZÓN

Este programa está diseñado para quienes han sobrevivido un ataque al corazón o cardiocirugía seria. Iniciar y apegarse a un nuevo estilo de vida que cambia todo sobre la manera de comer, ejercicios y manejo del estrés es un reto. El siguiente programa es un plano que usted puede usar con confianza. Se enfoca sobre las metas de prevención principales – conservar sus arterias despejadas y su sangre fluida – las cuales pueden ser logradas a través de una dieta sana y ejercicio.

- **Reduzca las grasas saturadas a un 10% de su dieta;** menos si es posible. Limite los aceites poli-insaturados a 10%. Agregue mono-insaturados (aceite de oliva, aguacates, frutos secos y semillas). Añada Ácidos Grasos Esenciales (aceite de pescado, linaza, etc.) El aceite de oliva promueve niveles sanos de colesterol HDL y ayuda a eliminar las grasas de la sangre. El Aceite de Oliva Extra Virgen prensado en frío de Bragg es el mejor, y está disponible en tiendas de salud.

La enfermedad periodontal puede llevar a complicaciones serias a quienes tengan cardiopatía coronaria. Las bacterias de la boca entran en el torrente sanguíneo y se pegan a las proteínas grasas de los vasos sanguíneos, lo cual puede causar coágulos. Además, la inflamación causada por la enfermedad periodontal puede hacer que se endurezcan las arterias. Cepíllese los dientes y límpiese los dientes con hilo dental al menos dos veces al día y consulte a su dentista.

*Abstractos de "Healthy Healing" – por Linda Page, ver sitio web: HealthyHealing.com

- **Coma alimentos ricos en potasio para la actividad cardiotónica:** Espinaca, acelga, col rizada, brócoli, bananos, calabaza de invierno, hojas verdes marinas, melaza, albaricoques, melón, papayas, camotes, hongos, tomates, zumo de zanahoria y batatas.

- **Coma bastantes hidratos de carbono complejos,** como brócoli, guisantes, panes de grano entero, pastas vegetales, papas, brotes, tofu y arroz integral. Cómase una ensalada verde todos los días.

- **Para ácidos grasos esenciales omega-3,** cómase un par de porciones diarias de nueces, semilla de lino molida o aceite de linaza.

- **Coma alimentos ricos en magnesio para la regulación cardiaca:** Tofu, germen de trigo, avena o afrecho de arroz, brócoli, papas, frijoles de lima, espinaca, acelga, bok choy y col rizada.

- **Coma alimentos con alto contenido de fibra para la alcalinidad y un sistema limpio:** Granos enteros, frutas y verduras, legumbres y hierbas.

La enfermedad cardiaca de la gran mayoría puede ser tratada y prevenida con una nutrición mejorada. Los alimentos refinados, altos en grasa y calorías, crean afecciones cardíacas. ¡Los alimentos naturales, integrales ayudan a aliviarlos! Los productos lácteos con toda su grasa, como la leche, helados y quesos son los contribuyentes provenientes de la dieta más fuertes a un

258

colesterol LDL elevado. ¡Los alimentos fritos, salados, azucarados, bajos en fibra, grasos y lácteos, carnes rojas, carnes procesadas, tabaco y cafeína, todos contribuyen a arterias bloqueadas y LDL colesterol malo, presión alta y ataques al corazón!

Los norteamericanos están en la más alta categoría de riesgo para enfermedad cardiaca. Si usted piensa las medicinas convencionales le protegerán, piense de nuevo. Muchos expertos piensan que las técnicas de medicamentos y quirúrgicas para "proteger" su corazón tienen que ver con muchos dólares en vez de salud. La cirugía en sí les cuesta a los norteamericanos más de $50 mil millones cada año. Claramente, se han salvado y extendido vidas, pero los fármacos y la cirugía acarrean riesgos serios. Los nuevos estudios muestran que los bloqueadores de los canales del calcio, que son los fármacos para presión sanguínea de mayor venta, aumentan el riesgo de ataque al corazón hasta en un 60%. Muchos fármacos de estatina hipocolesterémica pueden causar toxicidad del hígado, trastornos del estómago y deterioro de la vista. Además reducen el CoQ10, una esencial coenzima que fortalece el corazón, hasta en un 50%.*

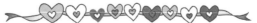

Hierbas para la Estimulación Circulatoria: *Diente de león, Alfalfa, Hojas verdes marinas, Raíz de Romaza, Clorela, Majuela, Malvavisco, Cebada Forrajera, Corteza de Agracejo*
– *Hierbas Crystal Star* disponibles en Tiendas Naturistas o visite: HealthyHealing.com

*Abstractos de "Healthy Healing" – por Linda Page, ver sitio web: HealthyHealing.com

Programa Corazón Saludable del Dr. Sinatra*

El Dr. Sinatra firmemente cree que mientras más eficientes sean las células de su cuerpo para crear y quemar energía, mejor será su salud general. Esto es especialmente cierto en cuanto al corazón, el cual usa más energía que ningún otro órgano del cuerpo.

Principales 12 Consejos para un corazón sano

1. **Haga la saludable Dieta Mediterránea modificada.** Recomiendo esta dieta porque ofrece una combinación de grasas sanas, proteína moderada y menos carbohidratos – receta óptima para la salud del corazón. Esta dieta es además rica en ácido alfa-linolénico y aceites omega-3, los cuales ayudan a prevenir la coagulación de la sangre, reducir la presión sanguínea y prevenir la acumulación de colesterol (ver más sobre esta dieta en la página 260).

2. **Eleve su nivel de condición física.** No puedo pensar en otro cambio de estilo de vida que tenga más beneficios inmediatos y duraderos para su bienestar. ¡Hasta los ejercicios más simples fortalecen su corazón y sistema circulatorio, robustecen el vigor y mejoran su estado de ánimo! El mejor ejercicio es al que usted se apegará y le será fiel. Caminar y bailar son ambos grandiosos y agradables. Recuerde que usted no tiene que sudar ni llevarse al límite hasta que quede sin aliento.

   De todo corazón apruebo el levantamiento de pesas para su régimen de ejercicio, lo cual servirá para promover huesos y corazón sanos. No solo el entrenamiento de fuerza aumenta su resistencia, sino que puede promover una presión sanguínea sana y mejorar los niveles de colesterol, además de realzar su sentido de bienestar.

3. **Reduzca su estrés.** Hay muchas técnicas efectivas para la reducción del estrés, tales como: Yoga, masaje, oración, visualización, ejercicios de respiración profunda, afirmaciones positivas, escuchar música clásica y meditar o quedarse sentado callado durante 15 minutos al día.

259

Bailar Ayuda a Su Corazón: *Un estudio reciente ha encontrado que el baile les brinda el mismo beneficio a pacientes del corazón como ejercitarse en un gimnasio. "Póngase a bailar y ayúdele a su corazón," dice www.ReadersDigest.com. – Yo amo bailar. He bailado la Polca con Lawrence Welk en su programa de televisión, bailé con Fred Astaire, Gene Kelly, Bob Hope, y Arthur Murray dijo, "Usted baila como una pluma, usted es del mismo tamaño que mi mujer Katherine." – PB*

*Ver más abstractos en el sitio web: DrSinatra.com – Heart Health Center

4. **Tome una multivitamina** que incluya carotenoides, flavonoides, vitaminas C, E y B y selenio.

5. **Co-Q10 Ubiquinol** es otro que DEBE estar incluido. Es uno de los mejores nutrientes para promover la salud del corazón.

6. **L-carnitina**, un nutriente que le ayuda a preservar la salud del corazón. Tome de 500mg a 2 gramos diariamente.

7. **El Magnesio y el calcio** promueven una presión sanguínea sana y ayudan a regular la salud del corazón. El calcio con magnesio, promueve vasos sanguíneos sanos. Tome juntos diariamente 500mg de magnesio y 1,000mg de calcio.

8. **El aceite de pescado** es una de las mejores fuentes de grasa sana disponibles. Usted puede comer pescado de agua dulce como el salmón y la caballa o tomar aceites de pescado o linaza al menos dos veces a la semana y/o tome un suplemento diario de aceite de pescado/linaza.

9. **Fumado: ¡Déjelo ya!** La investigación muestra que los fumadores son el doble de propensos a tener afecciones cardíacas serias.

10. **L-Arginina**, un aminoácido que mejora el flujo sanguíneo al corazón. Tome de 2 a 4 gramos 2 horas antes de acostarse.

11. **La natokinasa** una enzima y es muy efectiva para descomponer la fibrina, lo cual a su vez ayuda sobre a mantener la sangre fluyendo libremente (ver Braggzyme página 246 para más información).

12. **Alcohol: ¡Limítelo!** ¡Un vaso de vino tinto con la cena está bien, si se desea, pero el alcohol destilado debe evitarse del todo!

Dieta Mediterránea del Dr. Sinatra modificada*

Después de mucha investigación, he concluido que **la mejor dieta global es la Dieta Mediterránea modificada.** Esta dieta puede apoyar y balancear los niveles de azúcar en sangre y de insulina, mientras le brinda más energía y le ayuda a encontrar el peso o masa corporal ideal. Esta dieta consiste de:

• **Granos enteros, frutos secos crudos, semillas, frijoles de soya y legumbres son la base** Estos alimentos proporcionan hidratos de carbono complejos, fibra, proteína, vitaminas y minerales. Los hidratos de carbono complejos son los "quemadores lentos" – se convierten en glucosa lentamente, mantienen estables los niveles de azúcar en sangre, y no se convierten en grasa tan fácilmente como los carbohidratos refinados.

Recomiendo de 1-2 porciones pequeñas de granos enteros orgánicos y de 1-2 porciones de legumbres diariamente. En términos de soya, 2 porciones diarias. Finalmente, 2-3 porciones de frutos secos crudos y semillas diariamente.

• **Las frutas** tienen muchísima agua, fibra, antioxidantes, vitaminas y minerales. ¡Por lo tanto, llénese con un cazo de frutas saludables y deliciosas! Recomiendo de 1-2 porciones de fruta fresca orgánica diariamente.

• **Los vegetales** hacen que preparar una comida más nutritiva, deliciosa y sana sea barato y fácil. Hay muchas verduras orgánicas entre las que se puede elegir. Están llenas de fibra y nutrientes sanos. Use verduras liberalmente para hacer geniales bocadillos crudos, emparedados y platillos adicionales. Recomiendo de 3-5 porciones de verduras frescas orgánicas diariamente.

• **Grasas de alta calidad** – incluyen aceitunas y aceite de oliva, pescado graso, frutos secos crudos, mantequillas de nueces, semilla de lino, frijol de soya y aguacates. Recomiendo de 5-6 porciones de aceites y grasas sanas diariamente.

• **Pescado y huevos** son ambos componentes importantes. Ambos contienen proteína y ácidos grasos esenciales (AGE). El pescado correcto tiene beneficios que impulsan SU salud. Recomiendo de 2-3 porciones de pescado silvestre semanalmente (no criado en granja piscícola). Los huevos de pastoreo proporcionan antioxidantes esenciales. Recomiendo de 3-6 por semana.

261

• **Los productos lácteos orgánicos** contienen calcio, proteína, y vitamina B12 y D que promueven la salud. ¡Recomiendo no más de 2 porciones al día y solo orgánicos!

• Coma moderadamente de 2-3 porciones por semana de **aves** y solo 1 porción a la semana o semana de por medio de **carne roja o cordero** *(asegúrese de que sea orgánica, alimentada con pasto y libre de hormonas).*

Beneficios claves de la Dieta Mediterránea:
Extractos de: www.DrSinatra.com – *Heart Health Center*

• Alta en antioxidantes sanos
• Más pescado, menos carne roja y menos lácteos
• Alta en aceite de oliva saludable para el corazón
• Ayuda a normalizar su peso
• Niveles de energía más altos y ayuda a combatir las enfermedades
• Evita los coágulos, reduce la presión sanguínea y ayuda a prevenir la acumulación de colesterol
• Puede mantener y balancear los niveles de azúcar en sangre
• Altos niveles de ácidos grasos omega-3 saludables

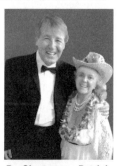

Dr. Sinatra con Patricia

Estilo de vida saludable de la Asociación Americana del Corazón

Extractos del sitio Web: AmericanHeart.org

Los hábitos de vida que sean más saludables le pueden ayudar a reducir su riesgo de infarto. Hasta los más pequeños cambios pueden hacer una gran diferencia para que usted viva una vida mejor y más saludable.

"Los Simples 7 de la Vida" pueden ayudar a darle años a su vida:

1. Mantenga un peso sano
2. Haga ejercicio regularmente
3. Haga una dieta sana
4. Mantenga su azúcar en sangre o glucosa a niveles sanos
5. Maneje su presión sanguínea
6. No fume
7. Maneje su colesterol

Una dieta sana es una de sus armas más poderosas en la lucha contra la enfermedad cardíaca. Asegúrese de comprar y comer suficientes verduras y frutas frescas orgánicas. Tenga cuidado con las grasas saturadas y/o parcialmente hidrogenadas escondidas en los productos de panadería, guisos al horno, postres y otros alimentos. Si lo desea, coma una porción de pescado a la parrilla u horneado dos veces por semana. Seleccione más substitutos de carne como frijoles secos, guisantes, lentejas y tofu y úselos como platos fuertes o en ensaladas y sopas. Los frutos secos crudos y las semillas son una buena fuente de proteína. Escoja panes orgánicos integrales, de alto contenido de fibra.

Ejercítese más: nade, ande en bicicleta, trote, esquiar, baile aeróbico, caminar o muchas otras actividades le pueden ayudar al corazón. Ya sea que esté incluido en un programa estructurado de ejercicios o que sea parte de su rutina cotidiana, toda actividad física lleva a un corazón más sano.

Sus Hábitos Diarios Crean Su Futuro

Los hábitos pueden ser equivocados o correctos, buenos o malos, sanos o malsanos, gratificantes o no. Los hábitos correctos o incorrectos, decisiones, actos, palabras o acciones . . . ¡Todos son decisión suya! ¡Escoja sabiamente sus hábitos, pues ellos pueden hacer o dañar su vida! – Patricia Bragg, ND, PhD., Paladina de la Salud

Muchas personas dicen que los niveles de colesterol no son importantes. ¡Cuidado! En Bragg creemos que su nivel de colesterol en sangre es un factor de riesgo crítico para determinar su riesgo de enfermedad cardíaca. Dr. Dean Ornish y otros expertos de salud han demostrado que al reducir los niveles de colesterol en sangre, usted puede no solo prevenir sino incluso revertir la enfermedad cardíaca. – Dr. John Westerdahl, Director Bragg Health Foundation

¡Aunque nadie puede remontarse al pasado y empezar de nuevo, usted puede empezar ahora mismo y construirse un futuro nuevo y más sano! – Carl Bard

¡Usted es lo que come, bebe, respira, piensa, dice y hace! – Patricia Bragg, ND, PhD.

Capítulo 24

Terapias de salud alternativas
Y Técnicas de Masaje

¡Pruébelas! – ¡Son Milagrosas!

Explore estos maravillosos métodos naturales de sanar su cuerpo. Finalmente, más de 600 escuelas de medicina en los Estados Unidos enseñan Terapias de Sanación Alternativas. Por favor visite los sitios web. Ahora busque y escoja la mejor técnica de sanación para usted:

ACUPUNTURA/ACUPRESIÓN **La acupuntura** dirige y recanaliza la energía del cuerpo insertando agujas delgadas como cabellos *(use sólo agujas desechables)* en puntos específicos del cuerpo. Sirve para el dolor, dolores de espalda, migrañas, salud general y disfunciones del cuerpo. Usada en Asia por siglos, la acupuntura es segura, virtualmente sin dolor y no tiene efectos secundarios. **La acupresión** se basa en los mismos principios y usa la presión de los dedos y el masaje en vez de agujas. Los sitios Web ofrecen información, visítelos: *AcupunctureToday.com* o *Acupressure.com*

QUIROPRÁCTICA La quiropráctica fue fundada en Davenport, Iowa en 1885 por Daniel David Palmer. Hay ahora muchas escuelas en los Estados Unidos, y los graduados están uniéndose a los Practicantes de Salud en todas las naciones del mundo para compartir técnicas de sanación. La quiropráctica es popular, es la profesión sanadora más grande de los Estados Unidos y beneficia literalmente a millones. El tratamiento involucra el ajuste de los tejidos blandos, espinal y corporal para liberar el sistema nervioso de interferir con la función normal del cuerpo. Su preocupación es la integridad funcional del sistema musculoesquelético. Además de los métodos manuales, los quiroprácticos usan las modalidades de fisioterapia, ejercicio, salud y guía nutricional. Web: *ChiroWeb.com*

TÉCNICA F. MATHIUS ALEXANDER Estas lecciones ayudan a darle fin al uso impropio del sistema neuromuscular y a devolverle el balance a la postura corporal. Elimina las interferencias sicofísicas, ayuda a soltar la tensión largamente acumulada, y ayuda a re-establecer el tono muscular. Web: *www.AlexanderTechnique.com*

MÉTODO FELDENKRAIS El Dr. Moshe Feldenkrais fundó este método a finales de 1940. Las lecciones conducen a una postura mejorada y ayudan a crear una facilidad y eficiencia de movimiento. Este método es una eliminación grande de estrés. Web: *www.feldenkrais.com*

263

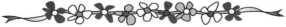

El tiempo no espera a nadie, ¡atesora y proteja cada momento que tenga!

Terapias de salud alternativas y técnicas de masaje

HOMEOPATÍA Alrededor de 1800, el Dr. Samuel Hahnemann desarrolló la homeopatía. Los pacientes son tratados con cantidades mínimas de sustancias similares a aquéllas que causan una enfermedad particular para estimular así las propias defensas del cuerpo. El principio homeopático es Igual Cura a Igual. Este remedio seguro y no tóxico es la terapia alternativa #1 en Europa y Gran Bretaña porque es barata, rara vez tiene efectos secundarios, y da resultados rápidos. Web: *Homeopathic.org*

NATUROPATÍA Traído a América por el Dr. Benedict Lust, M.D., este tratamiento usa dieta, hierbas, homeopatía, ayuno, ejercicio, hidroterapia, manipulación y luz del sol. (El Dr. Paul C. Bragg se graduó de la primera escuela de Naturopatía del Dr. Lust en Estados Unidos. Ahora son 6 escuelas). Los Practicantes trabajan con el cuerpo para restaurar la salud naturalmente. Descartan la cirugía y los medicamentos excepto como último recurso. Web: *Naturopathic.org*

OSTEOPATÍA La primera Escuela de Osteopatía fue fundada en 1892 por Dr. Andrew Taylor Still, M.D. Ahora hay 29 universidades en Estados Unidos. El tratamiento involucra ajustes de los tejidos blando, espinal y corporal que liberen al sistema nervioso de interferencias que puedan causar enfermedades. La sanación por ajuste también incluye una buena nutrición, fisioterapias, respiración correcta y buena postura. Premisa del Dr. Still: si la estructura del cuerpo está alterada o es anormal, la función adecuada del cuerpo estará también alterada y puede provocar dolor y enfermedad. Web: *www.Osteopathic.org*

REFLEXOLOGÍA O REFLEXOTERAPIA Fundada por Eunice Ingham, autora de *Stories The Feet Can Tell*, ella se inspiró por una Cruzada Bragg cuando tenía 17 años de edad. La reflexología ayuda al cuerpo removiendo depósitos cristalinos de las áreas reflejas (terminales nerviosas) de los pies y las manos por medio del masaje de presión profundo. La reflexología primitiva se originó en China y Egipto y los Indios Norteamericanos Nativos y los kenianos la practicaron por siglos. La reflexología activa el flujo de sanación del cuerpo y su energía por medio del desalojo de depósitos. Visite el sitio Web de Eunice Ingham y su sobrino Dwight Byer en: *Reflexology-usa.net*

CEPILLADO DE PIEL Hacerlo diario es maravilloso para la circulación, tonificación, purificación y sanación. Use un cepillo vegetal seco (nunca nylon) y cepille ligeramente. Ayuda a purificar la linfa para que pueda desintoxicar su sangre y sus tejidos. Remueve las células viejas de la piel, los cristales de ácido úrico y los desechos tóxicos que suben a través de los poros de piel. Use una esponja de lufa para variedad en la ducha o la bañera.

Terapias de salud alternativas y técnicas de masaje

REIKI Una forma Japonesa de masaje que quiere decir "Energía de Vida Universal." El reiki ayuda al cuerpo a desintoxicarse, luego re-balancearse y sanarse a sí mismo. Descubierto en manuscritos antiguos Sutra por el Dr. Mikso Usui en 1822. Web: *www.Reiki.org*

ROLFING Desarrollado por Ida Rolf en los 1930 en Estados Unidos. El Rolfing también es llamado procesamiento estructural y liberación postural, o dinámica estructural. Se basa en el concepto de que las distorsiones (accidentes, lesiones, caídas, etc.) y los efectos de la gravedad en el cuerpo causan trastornos y estrés a largo plazo en el cuerpo. El Rolfing ayuda a lograr un balance y postura corporal mejorados. Los métodos implican el uso de estiramientos, masajes profundos del tejido, y técnicas de relajación para aflojar viejas lesiones y romper malos patrones de postura y movimiento. Web: *Rolf.org*

TRAGERING Fundado por Dr. Milton Trager, M.D., quien fue inspirado a la edad de 18 por Paul C. Bragg para convertirse en médico. Es un método de aprendizaje mente-cuerpo que involucra oscilaciones y sacudidas suaves, dejando que el cuerpo se suelte, soltando tensiones y alargando los músculos para más paz corporal y más salud. El Tragering puede hacer sanaciones milagrosas donde se necesite en los músculos y el cuerpo entero. Web: *www.Trager.com*

265

TERAPIA DE AGUA Ducha calmante de desintoxicación: aplique aceite de oliva a la piel, alterne agua caliente y fría, cada 2-3 minutos. Masajee el cuerpo mientras esté bajo un rocío caliente, filtrado. El masaje con manguera de jardín es grandioso en el verano o en cualquier momento. Un baño de remojo caliente para desintoxicación de 20 minutos con 1 taza de sales de Epsom o vinagre de manzana (diabéticos usen agua tibia). Este remojo ayuda a sacar las toxinas creando una limpieza como de fiebre artificial. Web: *HolisticOnLine.com/hydrotherapy.htm*

MASAJE Y AROMATERAPIA Funciona de dos formas: la esencia (aroma) relaja, como lo hace el masaje. Los aceites esenciales son extraídos de flores, hojas, raíces, semillas y cortezas. Estos son usualmente usados en masajes de piel, inhalados o usados en un baño por su habilidad para relajar, aliviar y curar. Los aceites, usados por siglos para tratar numerosas dolencias, son vigorizadores y energetizantes para el cuerpo y mente. Ejemplo: el Bálsamo de Tigre, MSM, echinacea y árnica ayuda a aliviar dolores musculares. (Evite cremas de piel y lociones que contengan aceite mineral – atasca los poros de la piel). Use estos aceites naturales para la piel: almendra, semilla de albaricoque, aguacate; yo uso Aceite de Oliva Bragg Orgánico y lo mezclo con aceites esenciales aromáticos: romero, rosa, lavanda, jazmín, sándalo, cidronela, etc. – 6 oz. de aceite y 4 gotas de un aceite esencial. Web: *naha.org*

Terapias de salud alternativas y técnicas de masaje

AUTO-MASAJE Paul C. Bragg a menudo decía, "Usted puede ser su propio mejor terapeuta de masaje, aunque tenga sólo una buena mano." Mejoras casi-milagrosas de salud han sido logradas por víctimas de accidentes o accidentes cerebro-vasculares al darles vida de nuevo a las partes asoladas de sus propios cuerpos por medio del auto-masaje e incluso con vibradores. Los tratamientos pueden ser en el día o por la noche, casi continuos. El auto-masaje también ayuda a lograr la relajación al final del día. Las familias y los amigos pueden aprender e intercambiar masajes; Es una experiencia maravillosa para compartir. Recuerde, los bebés aman y prosperan con masajes diarios – empiece desde el nacimiento. Los animales domésticos aman el contacto tranquilizador, sanador de los masajes. Web: *www.rd.com/health/wellness/learn-the-art-of-self-massage/*

MASAJE – SHIATSU Forma japonesa de masaje de salud que aplica presión con los dedos, manos, codos e incluso rodillas a lo largo de los mismos puntos de la acupuntura. El shiatsu ha sido usado en Asia por siglos para aliviar el dolor, dolencias comunes, estrés muscular y auxiliar en la circulación linfática. Web: *shiatsu.org*

MASAJE - DEPORTES Un sistema de soporte importante de salud para atletas profesionales y aficionados. El masaje deportivo mejora la circulación y la movilidad para el tejido herido, les permite a los atletas recuperarse más rápidamente de lesiones miofasciales, reduce el resentimiento muscular y los patrones crónicos de tensión. Los tejidos blandos son liberados de puntos detonadores y adhesiones, contribuyendo así a la mejora del funcionamiento culminante neuro-muscular y del desempeño atlético.

MASAJE – SUECO Una de las técnicas de masaje más viejas, populares y ampliamente usadas. Este masaje profundo de cuerpo alivia y promueve la circulación y es una forma estupenda para aflojar y relajar los músculos apretados antes y después del ejercicio. Web: *MassageDen.com/swedish-massage.shtml*

Comentario del Autor: Hemos probado personalmente muchas de estas Terapias Alternativas. Se estima que pronto los costos de los cuidados de salud de América saltarán a más de $2.6 trillones. ¡Es más importante que nunca ser responsable de nuestra propia salud! ¡Esto incluye buscar a practicantes holísticos integrales de la salud que estén dedicados a mantenernos sanos inspirándonos a practicar la prevención! Estas siguientes Terapias Alternativas de Sanación son también populares y están obteniendo resultados: aroma, Ayurvédica, bioretroalimentación, color, hierbas de imágenes guiadas, música, meditación, imanes, saunas, chi tailandés, gong chi, Pilates, Rebounder, yoga, etc. Explórelos y esté abierto a mejorar su templo terrenal para una vida saludable, más feliz, más larga.

Busque y encuentre lo mejor para su cuerpo, mente y alma. – Patricia Bragg, ND, PhD.

Orar para pedir fuerza y guía amorosa

Doy gracias cada día por vivir una vida simple, sincera y serena; voy a repeler prontamente cada pensamiento de impureza, descontento, ansiedad, miedo y desánimo. Cultivaré la salud, la alegría, la felicidad, la caridad y el amor a la hermandad; ejerceré la economía en los gastos, la generosidad al dar, el cuidado en la conversación y la diligencia en el servicio designado.

Prometo fidelidad a todo lo que se me confíe, y una fe de niño en Dios. Seré fiel a los hábitos de orar, estudiar, trabajar, nutrición, ejercicio físico, respiración profunda y buena postura.

Ayunaré por un periodo de 24 horas todas las semanas, comeré sólo alimentos saludables y obtendré suficientes horas de sueño cada noche. Haré todos mis esfuerzos para mejorar física, mental, emocional y espiritualmente cada día.

– Oración usada por Paul C. Bragg y su hija Patricia Bragg

TE DAMOS GRACIAS

Por las flores que se abren a nuestros pies;
   Por el canto de el pájaro y el zumbido de la abeja;
Por todo lo hermoso que oímos y vemos,
   Padre del Cielo, te damos gracias!

Por el azul del arroyo, por el azul del cielo;
   Por la grata sombra de las altas ramas;
Por el aire fragante y la refrescante brisa;
   Por la belleza de los árboles en flor
Padre del Cielo, te damos gracias!

Por el amor de madre y el cuidado paterno,
   Por hermanos fuertes y hermanas bellas;
Por el amor en el hogar y aquí a diario;
   Por tu guía para no extraviarnos,
Padre del Cielo, ¡te damos gracias!

Por esta nueva mañana con su luz;
   Por el descanso y refugio de la noche;
Por la salud y alimento, por el amor y los amigos;
   Por todo lo que Su bondad nos da
Padre del Cielo, te damos gracias!

– Ralph Waldo Emerson

¡Cuente sus bendiciones, una por una y verá lo que ha hecho el Señor! Yo doy gracias cada día por todas las bendiciones milagrosas que recibo diariamente. – Patricia Bragg, ND, PhD.

Es nuestro deseo sincero que cada uno de nuestros lectores y estudiantes logren esta súper salud valiosa y disfruten de estar libres de todas las dolencias humanas fastidiosas, atormentadoras. Después de estudio inteligente y cuidadoso de este programa de corazón sano, ahora sabe que la mayor parte de los problemas físicos humanos surgen de un estilo de vida malsano que crea toxinas en todo el cuerpo. Muchos de estos sectores conflictivos son muy viejos y están primordialmente concentrados en los intestinos, colon y órganos.

¡Le hemos enseñado que no hay dieta para ninguna dolencia especial! El Estilo de Vida Saludable Bragg promueve la limpieza comiendo más frutas crudas orgánicas y verduras en combinación con un ayuno regular. ¡Es sólo a través de la purificación progresiva que el "pozo negro" humano puede ser eliminado! Le hemos dicho que usted experimentará una crisis de sanación de vez en cuando. ¡Durante estos momentos depuradores usted podría sentir debilidad y perder el entusiasmo! ¡Éste es el momento en el que usted debe tener fe y una gran fuerza! ¡Es durante estas crisis, cuando usted se siente peor, que está haciendo la máxima cantidad de limpieza profunda! ¡Es por esto que los enclenques, llorones y personas sin fuerza de voluntad ni fuerza intestinal fracasan al seguir este Sistema de Purificación y Rejuvenecimiento perfecto del Estilo de Vida Saludable Bragg! ¡Por favor sea fuerte!

268

Los enclenques quieren una cura que no requiera esfuerzo de su parte. ¡La Madre Naturaleza y su cuerpo no funcionan de ese modo! La desafortunada persona enferma común piensa que el Señor es un Padre amable y misericordioso que los dejará entrar al Jardín del Edén sin esfuerzo alguno e impunes por cualquier violación a las Leyes de Él y de la Madre Naturaleza.

¡Usted puede crear su propio Jardín del Edén dondequiera que viva, sin tener en cuenta el clima! Todo lo que usted tiene que hacer es purificar su cuerpo de sus venenos tóxicos viviendo un estilo de vida saludable. ¡Usted puede alcanzar una etapa de salud y juventud que nunca pensó fuera posible! ¡Puede sentirse sin edad, donde su edad cronológica realmente se queda estancada y la edad patológica le hará más joven! ¡Cuando su cuerpo esté libre de material mortalmente tóxico, usted alcanzará el estado físico, mental, emocional y espiritual que le dará felicidad todas las horas que esté despierto pues le añade muchos más años jóvenes, activos, y joviales a su vida!

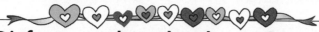

Disfrute su derecho de ser Bragg
Viva el Estilo de Vida Saludable Bragg para Lograr una Suprema Salud Física, Mental, Emocional y Espiritual!

¡Con su nueva conciencia, comprensión y compromiso sincero de cómo vivir El Bragg Saludable Estilo de Vida –puede ahora vivir una vida más larga, más saludable hasta los 120 años! *(Gen. 6:3)*

¡Dios los bendiga a usted y su familia y que Él pueda darle a usted la fuerza, el coraje y la paciencia para ganar su batalla y volver a entrar al Saludable Jardín del Edén mientras todavía esté viviendo aquí en la Tierra, con tiempo para disfrutarlo todo!

Con Bendiciones de Salud, Paz, Alegría y Amor,

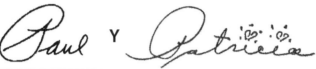

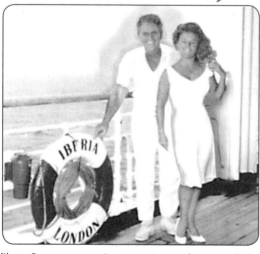

Los Paladines de la salud Paul C. Bragg y su hija Patricia le dieron la vuelta al mundo propagando la salud, e inspirando a millones a renovar y revitalizar su salud.
– 3 John 2
– Genesis 6:3

269

Los libros Bragg son escritos para inspirarle y guiarle hacia la salud, buena condición física y longevidad. Recuerde, el libro que usted no lea, no le ayudará. ¡Por eso, por favor lea y relea los libros Bragg y viva El Estilo de Vida Saludable Bragg!

Nunca sospeché que tendría que aprender a vivir – que habían modos y disciplinas específicos de ver el mundo que tuve que dominar antes de que pudiera despertarme para vivir una vida simple, saludable, feliz y sencilla.
– Dan Millman, Autor de "The Way of the Peaceful Warrior" • www.DanMillman.com
Un entusiasta y admirador de Bragg desde sus días de entrenamiento en la Universidad de Stanford.

Un libro verdaderamente bueno me enseña más que simplemente leerlo,
Pronto debo dejarlo y comenzar a vivir bajo su sabiduría.
¡Lo que empecé leyendo, debo terminarlo actuando! – Henry David Thoreau

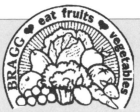

¡VUÉLVASE ORGÁNICO!		PROTEJA TODA
¡NO ENTRE EN PÁNICO!		SU SALUD

DE LOS AUTORES

Este libro fue escrito para Usted! Puede ser su pasaporte a una larga vida saludable y vital. Nosotros en las Terapias de Salud Alternativas unimos las manos con un solo objetivo en común – promover un alto estándar de salud para todos. La nutrición saludable apunta el camino – el cual es el camino de la Madre Naturaleza y de Dios. Este libro le enseña a trabajar con ellos, no contra ellos! Los Médicos de Salud, terapistas, enfermeras, maestros y cuidadores de la salud están dedicándose más que nunca a mantener a sus pacientes saludables y en forma. Este libro fue escrito para enfatizar la gran y necesaria importancia de vivir un estilo de vida saludable para salud y longevidad, cerca de la Madre Naturaleza y de Dios.

Las declaraciones en este libro son hallazgos científicos de salud, conocidos hechos de fisiología, y terapéutica biológica. Paul C. Bragg practicó métodos naturales de vida por más de 80 años con resultados altamente beneficiosos, sabiendo que eran seguros y de gran valor. Su hija Patricia dio conferencias y escribió conjuntamente con él los Libros de Salud de Bragg y continúa con las Cruzadas de Salud Bragg.

270

Paul C. Bragg y su hija Patricia expresan sus opiniones únicamente como Educadores de Salud Pública y Paladines de la Salud. No ofrecen una cura para una enfermedad. Sólo el cuerpo tiene la habilidad de curar a una persona. Los expertos pueden estar en desacuerdo con algunas de las afirmaciones hechas en este libro. Sin embargo, algunas afirmaciones son consideradas hechos basándose en la experiencia a largo plazo de los dedicados Pioneros Paladines de la Salud Paul C. Bragg y Patricia Bragg. Si sospecha que tiene un problema médico, ¡por favor busque profesionales calificados para cuidar de su salud para que le ayuden a tomar las decisiones más saludables, sabias y mejor informadas!

Cuente sus bendiciones diariamente mientras lleva a cabo su caminata diaria vigorosa de 30 a 45 minutos y ejercicios con esas afirmaciones - ¡salud! ¡fuerza! ¡juventud! ¡vitalidad! ¡paz! ¡risa! ¡humildad! ¡entendimiento! ¡perdón! ¡alegría! y ¡amor por la eternidad! – y pronto todas estas cualidades vendrán en torrente a su vida. Con las bendiciones de una súper salud, paz y amor a ustedes, nuestros queridos amigos – nuestros lectores. – Patricia Bragg, ND, PhD.

El oxígeno es el mayor nutriente del cuerpo. Cuando mejoramos nuestra ingesta de oxígeno, se fortalece nuestro sistema inmune y la habilidad del cuerpo de desintoxicarse y mantenerse saludable durante una larga vida.
– Dr. Michael Schachter, Universidad de Columbia

Si tuviera que mencionar los tres recursos de vida más valiosos, diría que son libros, amigos y la naturaleza; y el más grandioso de éstos, al menos el más constante y siempre a mano, son la Madre Naturaleza y Dios. – John Burroughs

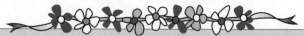

Alabanzas y Testimonios para el Estilo de Vida Saludable Bragg

Si yo pudiera tener sólo un condimento en mi cocina por el resto de mi vida, sería Aminos Líquidos Bragg. He estado usándolo religiosamente los últimos 10 años. Además, el Vinagre de Manzana Orgánico Bragg es una parte importante de mi régimen diario de salud. ¡Yum, yum! – Amy Ragen, nieta de los Fundadores de McDonald's, Ray y Joan Kroc

En 1998 me fracturé gravemente mi pierna izquierda y los médicos la repararon con placas, tornillos y pernos. Desarrollé infecciones estafilocócicas, de pus y llagas en la parte inferior de mi pie izquierdo. Tuve dolor constante en mi pie, tobillo y rodilla. Desde entonces, había tenido problemas para subir y bajar escaleras, y arrodillarme era imposible. Luego comencé a tomar el Vinagre de Manzana Bragg (2 cucharadas 3 veces al día). Después de dos días que empecé, el dolor en mis rodillas había desaparecido y ahora subo sin dolor las escaleras; y el resto de problemas se desvaneció. Nunca esperé todos estos resultados, le doy todo el crédito al Vinagre de Manzana de Bragg. ¡Gracias!
– Duke Jones, Oregonia, OH, Oficial de Policía Jubilado

Amo su Aderezo Totalmente Natural de Jengibre y Ajonjolí Bragg para ensaladas, lo compré aquí en Luisiana. ¡Es delicioso! ¡Ahora estoy probando todos sus productos de salud! Recobré mi salud comiendo alimentos orgánicos, verduras y tomando suplementos. Estoy comiendo alimentos de la manera en que Dios los creó y mi cuerpo está floreciendo. ¡Gracias por El Estilo de Vida Saludable Bragg – es genial!
– Candace Hawthorne, Metairie, Luisiana

Nuestra bisabuela cumplirá 100 años de edad en dos semanas. Ella todavía anda en kayak, trabaja en su huerto, e incluso palea su propia entrada cubierta de nieve. Por más de 80 años, tuvo una única receta de vida: 2 cucharadas de VSM Bragg y 1 cucharadita de miel mezclados en agua. Éste es el secreto, dice ella, para una vida que vale la pena vivir. ¡Cinco generaciones de nuestra familia celebrarán su cumpleaños número 100 con Bebidas de Vinagre Bragg! ¡Gracias!
– Familia Alvina Sharp, Chanhassen, Minnesota

Dios promete sanaciones milagrosas a las personas que ayunan y rezan. – Ver Isaías 58:6-9

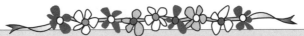

Alabanzas y Testimonios para el Estilo de Vida Saludable Bragg

¡Me encanta usar Aminos Líquidos Bragg sobre mis alimentos – son geniales! – Gracias. – Laureado Entrenador Phil Jackson, por 11 años, Equipo de Campeonato de Baloncesto L.A. Lakers

---

La Dr. Patricia Bragg es una dedicada Paladina de la Salud y ella compartió su Estilo de Vida Saludable Bragg con millones de nuestros radioescuchas. Yo he tomado el Vinagre de Manzana Orgánico Bragg fielmente todos los días durante los últimos 2 años. Gracias Patricia.
– Host George Noory • *www.CoastToCoastam.com*

Patricia, fue un gran honor conocerle hace más de 15 años, antes de que supiera de las fabulosas Cruzadas de Salud Bragg. Y ahora, he sido verdaderamente bendecida por haber tenido una conversación más a fondo con usted acerca de su vida, como la hija de Paul C. Bragg, y de la historia sorprendente de Bragg. Gracias por todo su conocimiento sobre salud y por compartirlo con el mundo. ¡Somos más saludables y más felices por causa suya!! – Saludos cordiales, Missy Woodward • *www.pcrm.org* Physician Committee for Responsible Medicine, Wash. DC

Yo simplemente quería que usted supiera que su VSM Bragg salvó la vida de mi gato. Él fue diagnosticado con Cistitis, la cual es común en gatos (obstrucción de la uretra). Gasté $2500 dólares en cuentas de veterinario y 2 días después de que volvió a la casa, dejó de orinar y se bloqueó de nuevo. Leí en línea que probara el VSM Bragg. Le di 1/4 de cucharadita mezclado con agua, usando una jeringa para alimentarlo puesto que no estaba comiendo. En un plazo de una hora orinó 3 veces en su caja de necesidades. Ahora está más saludable que nunca e incluso ¡ha perdido peso! Antes de estar enfermo pesaba 27 lbs., ahora pesa saludablemente 19 lbs. Gracias a Bragg! – Ashley, Fort McMurray, Alberta, Canadá

He sido un Campeón Levantador de Pesas en *Muscle Beach* durante 55 años y soy gran admirador de Bragg. – Chris Baioa, Santa Mónica, CA

¡Me gustaría darles las gracias por enseñarme cómo tomar el control de mi salud! ¡Perdí 55 libras y me siento excelente! Los Libros de Salud Bragg me han mostrado vitalidad, felicidad y estar cercano a la Madre Naturaleza. Ustedes dos son legítimos Paladines de la Salud en el Mundo. ¡Gracias! – Leonard Amato

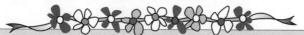

Alabanzas y Testimonios para el Estilo de Vida Saludable Bragg

He derrotado el cáncer dos veces. Perdí mi riñón derecho por culpa del cáncer en el 2002 y mi riñón izquierdo en el 2007. Parte de mi éxito fue usar Productos de Salud Bragg. El Vinagre de Manzana Orgánico Bragg con miel es lo más efectivo y me ayuda tanto. Dicho sea de paso, mi hermano Harvey Diamond escribió el libro "Fit for Life". Gracias Paul y Patricia por sus sorprendentes Libros de Salud y por sus Productos. – Mike Diamond

---

Mi Plan "Descarga de Grasa" usa el Vinagre de Sidra de Manzana Bragg como ingrediente principal para condimentar e incluso para cocinar los alimentos (Eliminar Grasa). Descubrimos que el azúcar sanguíneo se normaliza y los individuos pueden digerir la proteína mucho más eficazmente con el Vinagre de Manzana. También brinda el ácido correcto para compensar el epidémico ácido bajo del estómago, el cual está contribuyendo a la obesidad, a la falta de una adecuada absorción de hierro y calcio, y a la mal absorción de proteínas. Por supuesto, sólo recomiendo lo mejor – el Vinagre de Manzana Orgánico Bragg. – Ann Louise Gittleman, Ph.D., C.N.S. • *annlouise.com* Autora de 30 libros en Salud y Sanación

---

Traducir su libro sobre el Vinagre de Sidra de Manzana ¡ha cambiado mi modo de ver la vida! ¡Jamás podré agradecerles a Patricia y a su padre lo suficiente! Fui recientemente diagnosticada con prediabetes y mi fibromialgia estaba en su máximo punto. Tenía exceso de peso y con medicamentos para la presión alta. Comencé a utilizar el VSM Bragg y ¡mi presión sanguínea se estabilizó sin píldoras! Me entusiasmé tanto que probé los otros preceptos del libro, eliminando el café, el azúcar y la harina blanca. Recorté mi consumo de carnes y comía una tonelada de verduras crudas y frutas. En poco tiempo, me sentí 15 años más joven. ¡Perdí 10 libras en 10 días! Hoy día, mi fibromialgia está casi extinguida. Me siento tan agradecida, que me vi en la necesidad de expresarles mi gratitud a usted y a la Empresa Bragg por el trabajo de traducción ¡más increíble, valioso, esclarecedor y apasionante de todos! Que Dios los bendiga. – Ivannia, Costa Rica

---

Cambie sus pensamientos y usted cambiará su mundo. – Norman Vincent Peale

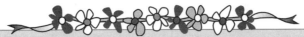

Alabanzas y Testimonios para el Estilo de Vida Saludable Bragg

He estado usando el Vinagre de Manzana Bragg desde los días de los hippies. Tengo ahora 72 años y lo disfruto todos los días. He dejado casi todas las medicinas de prescripción y saqué su libro de cocina de 40 años atrás. Gracias por lo que usted y su papá hicieron por la salud de las personas. Cuarenta años atrás, los médicos no creían que el alimento tuviera nada que ver con la salud. Mire dónde estamos hoy. Su papá debe estar mirando hacia abajo desde el cielo viendo la huella que dejó en la vida de tantas personas. Dios los bendiga. – Sharon

Después de conocerle en Australia, comencé a utilizar el Vinagre de Sidra de Manzana Bragg todos los días, y de repente obtuve energía adicional y mis niveles de azúcar en sangre se estabilizaron, perdí peso y mi cabello y piel se tornaron saludables y resplandecientes. Cuando mi hija de 9 años de edad, bailarina de ballet, tuvo un callo y una dolorosa verruga plantar, los traté a ambos con el VSM de Bragg. ¡Los problemas desaparecieron y ella se curó sin cicatriz alguna! ¡Increíble! Cuando mi pequeño de 2 años de edad se contagió de un caso muy serio de molluscum contagiosum (molusco contagioso), los dermatólogos querían quemarle o recortarle las feas excrecencias. En cambio probé el VSM de Bragg y en un plazo de 7 días todas las verrugas se habían vuelto negras en el centro y desaparecieron completamente. En un plazo de un mes no había ninguna señal en absoluto de que hubiera tenido 50 de estas horribles excrecencias en sus piernas!! ¡Era asombroso!! ¡Gracias! Si pudiera tener un solo artículo en mi botiquín, ¡definitivamente sería la Sidra de Manzana Bragg! Mis más cordiales saludos,
– Jane Allen y Familia, Chinderah NSW, Australia

El libro Bragg "El Milagro de Ayunar" me inspiró a ponerme saludable, delgado y en buena condición física. He terminado 8 Maratones de Boston. Tenía unas malsanas 350 lbs., y ahora tengo unas saludables 150 lbs.; estoy delgado, en buena condición física y ahora además soy un Paladín de la Salud. – Dick Gregory

El ejercicio, junto con alimentos sanos y un poco de ayuno, ayudan a mantener o restaurar un balance corporal sano y un peso normal para una vida larga y feliz.

Una risa es algo así como luz del sol, refresca el resto del día. – Heart Warmers

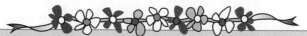

Alabanzas y Testimonios para el Estilo de Vida Saludable Bragg

Había escuchado en el programa de televisión del Dr. Oz que tomar 1 cucharada de Vinagre de Sidra de Manzana Bragg, (con la "madre,") mezclado con 16 onzas de agua purificada derretiría la grasa de mi barriga. Luego de algunas semanas, mi cintura estaba más delgada. Soy un corredor y había dejado de correr por el dolor en mis rodillas. Mi dolor de rodilla se desvaneció mientras tomaba mi bebida de VSM. Además, durante los últimos 5 años, mi nivel de azúcar en la sangre ha estado en 111. Desde que inicié mi rutina con la bebida VSM Bragg, mi nivel de azúcar en la sangre ha descendido a 90. Me fui de vacaciones dos semanas a Europa y no tomé mi bebida VSM de Bragg. Mi dolor de la rodilla volvió. Cuando regresé a casa, comencé a beber mi bebida VSM de Bragg para limpiar mi cuerpo otra vez. Mi dolor de la rodilla ya no está y mi cintura está adelgazando. ¡Gracias! – Gina Santoro, Nueva Jersey

---

El Señor trabaja a veces en formas que no esperamos. Él eligió contestar mi oración guiándome hacia sus libros de salud y estilo de vida ¡mis problemas médicos se han ido! Quiero darle gracias a Dios, y a ustedes, Patricia, y a su padre. Fueron los Libros de Salud Bragg los que me convirtieron al Estilo de Vida Saludable ¡y nunca más seré el mismo de nuevo! Gracias y Dios los Bendiga.
– Jimmy Damianos, Florida

¡El Vinagre de Sidra de Manzana es la cereza en el pastel – un libro que debe leerse! Siempre había escuchado sobre el VSM ¡Todo el mundo debería estar bebiéndolo a diario! El libro es extremadamente informativo y de agradable lectura. Contesta todas sus preguntas y aun más. ¡Los libros de Patricia y Paul Bragg han cambiado mi vida! – Dr. Steven Gibb

---

Sus productos son geniales. He estado utilizando el Vinagre de Sidra de Manzana Bragg y los Aminos Líquidos por años. ¡Nunca consideraría volver a usar salsa de soya! Yo uso la de Bragg para cocinar todo el tiempo. Gracias por estos excelentes productos de salud. Continúe llevando a cabo sus Cruzadas de Salud. – Glenda Berkley, Massachusetts

---

Un tonto piensa que no necesita consejos, pero un sabio sí escucha a los demás.
– Proverbios 12:15

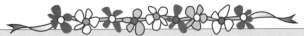

Alabanzas y Testimonios para el Estilo de Vida Saludable Bragg

Compré y leí el libro electrónico "El Milagro de Ayunar" dos veces (planeo leerlo muchas veces más). Me siento bendecido de haber encontrado su sitio Web, libros electrónicos y Estilo de Vida Saludable Bragg. Muchas gracias. – Rick Cratty, Massachusetts

¡Mis padres de 91 y 86 años de edad se mantienen jóvenes y disfrutan de las bebidas de Vinagre de Sidra de Manzana Bragg; ayuda con tantas cosas! ¡Aprecio sus enseñanzas más de lo que ustedes puedan imaginar! – Barbara Magiley, San Antonio, TX

En el pasado, nuestra familia ha tenido problemas de salud crónicos . En este último año y medio, Dios nos ha mostrado Su Voluntad para sanación y salud divina. Nuestro viaje ha incluido una dieta sana, un poco de ayuno y un cambio completo en el estilo de vida. ¡Probamos el VSM y quiero que sepan que es uno de los cambios más valiosos que hemos hecho en nuestro estilo de vida! ¡Es estupendo! ¡No puedo expresar lo bien que nos sentimos! Agradezco tanto todas las cosas buenas que Dios ha puesto frente a nosotros– este viaje, y todos los resultados milagrosos y el VSM son parte de ello. Gracias por compartir esta riqueza de salud en los Libros Bragg. ¡Dios los bendiga! – Rhonda Jackson, Oklahoma

La sorprendente Familia Duggar (*DuggarFamily.com*) "19 Niños y Contando" (en TLC) son grandes aficionados Bragg. ¡Su familia se basa en respeto, amor, y valores de familia cristianos! Lea su libro, disponible en *Amazon.com*: "A Love That Multiplies." Estamos emocionados de que la Familia Duggar ame los Aminos Líquidos Bragg y el Vinagre de Sidra de Manzana.

No vaya donde le pueda llevar el camino. Vaya más bien donde no haya camino, y deje así una huella. – Emerson

Un libro verdaderamente bueno me enseña más que su simple lectura, pronto debo dejarlo y comenzar a vivir su sabiduría. ¡Lo que empecé leyendo debo terminarlo actuando! – Henry David Thoreau

No hay emoción tan grande como hacer algo que no sabía que podía hacer. – Marjorie Holmes (encuentre sus libros en Amazon.com)

"Usted cambia su vida cambiando su corazón." – Max Lucado

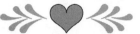

Índice

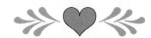

"Yo concibo que el conocimiento proveniente de libros es la base sobre la cual descansa todo el resto del conocimiento." – George Washington, 1er. Presidente de los Estados Unidos 1789-1797

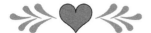 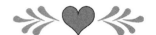

Índice

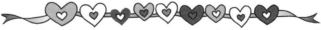

Tocar es una necesidad primitiva, tan necesaria como el alimento, ropa o refugio. Miguel Ángel sabía esto al pintar a Dios extendiendo una mano hacia Adán en el cielo de la Capilla Sixtina; escogió el tacto para mostrar el regalo de la vida. – George H. Colt

La bondad debería ser una disposición mental en la cual estamos atentos a cualquier oportunidad: para hacer, dar, compartir y ovacionar. – Patricia Bragg, N.D., Ph.D.

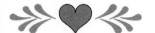 **Índice**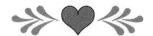

Lo que la luz del sol es para las flores, son las sonrisas para la humanidad. – Joseph Addison

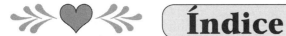
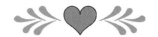

Índice

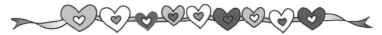

Cuando usted pueda pensar en el ayer sin arrepentimiento, y en el mañana sin temor, estará en camino al éxito lleno de paz.

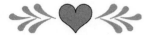 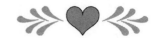

Índice

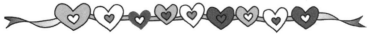

¡Cuando usted le vende a un hombre un libro no solo le vende papel, tinta y goma, usted le vende una vida enteramente nueva! Hay cielo y tierra en un libro legítimo, y el propósito principal de los libros es atrapar la mente dentro de sus propias manera de pensar y acción. – Christopher Morley

¡La felicidad es un arco iris hermoso en su corazón – un verdadero fuego luminoso de salud!
– Patricia Bragg, N.D., Ph.D., Pionera Paladina de la Salud y Educadora de Estilo de Vida

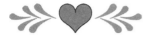 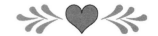

Índice

> ¡Sueñe a lo grande, piense a lo grande, pero disfrute de los pequeños milagros de la vida diaria!

El amor, la bondad y la compasión son necesidades, no lujos . . . sin ellos la humanidad no puede sobrevivir. – El Dalai Lama, Aficionado a los Aminos Líquidos Bragg

¡El amor es el sol brillando en nosotros para darle brillo a nuestras vidas! – Patricia Bragg, ND, PhD.

Dondequiera que haya un ser humano, hay una oportunidad para la bondad. – Séneca

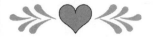 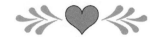

Índice

¡Déjenos, a través de nuestros actos y acciones, en vez de nuestras promesas, mostrar la esencia del amor – armonía perfecta en movimiento! – Philip Glyn, Poeta Galés

Las palabras amables son una fuerza creativa, un poder que acumula todo lo que es bueno, y la energía que esparce las bendiciones en el mundo. – Lawrence G. Lovasik

Si fuera a enumerar los tres recursos más preciosos de la vida, diría libros, amigos y naturaleza, siendo de estos el más grande, al menos el más constante y siempre a mano, la Madre Naturaleza y Dios. – John Burroughs

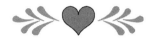

Índice

Siga más bien los pasos de los piadosos, y quédese en el buen camino, pues los buenos hombres disfrutan la vida plenamente. – Proverbios 2:20-21

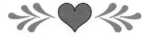 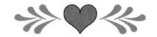
> *La paz no es una estación del año, es un estilo de vida.*

El futuro le pertenece a quienes creen en la belleza de sus sueños.
– Primera Dama de los EE.UU., 1933-1945, marido: Presidente Franklin D. Roosevelt

Debe crear una visión más alta, más grandiosa para su vida, porque usted se convierte en lo que cree. – Oprah Winfrey, presentadora de programa de entrevistas, actriz, productora, y filántropa

Las rosas son el autógrafo de Dios hecho de belleza, fragancia y amor. – Paul C. Bragg, ND, PhD.
Tome la Excursión en Vídeo del bello Jardín de Rosas Bragg en el sitio web: Bragg.com

Demasiadas veces menospreciamos el poder del toque bondadoso, de una sonrisa cálida, una palabra amable, un oído que escucha, un cumplido honesto, o el acto más pequeño de que algo importa; de todo esto tenemos todos el potencial, para darle vuelta a una vida.
– Leo Buscaglia, Ph.D., Escritor y Seguido de Salud de Bragg

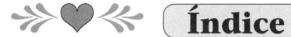 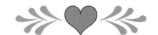

Índice

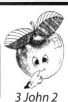

HAVE AN APPLE HEALTHY LIFE!

3 John 2

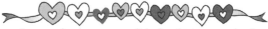

Todos nuestros sueños pueden hacerse realidad – si tenemos el valor de perseguirlos.
– Walt Disney, famoso creador, Disneylandia, películas Disney

Estoy comenzando a enterarme de que son las cosas dulces y simples de la vida las que son las verdaderas, después de todo. – Laura Ingalls Wilder, Autora

Un regalo es puro cuando es dado desde el corazón a la persona debida en el momento oportuno y en el lugar correcto y cuando no esperamos nada a cambio.

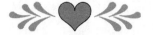 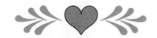

Índice

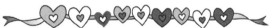

Saludable Hábito Mental: *Despiértese y diga – ¡Hoy voy a ser más feliz, saludable y sabio en mi diario vivir! Soy el capitán de mi vida y voy a guiarla viviendo un estilo de vida 100% saludable! Hecho – Las personas felices se ven más jóvenes, son más saludables y viven más!*
    – Patricia Bragg, ND, PhD., Pionera Paladina de la Salud y Educadora de Estilo de Vida

Que su mente pueda por siempre centellear como una estrella, su corazón permanecer tan puro como nieve recién caída y su espíritu por siempre sienta el asombro de un niño. – Mary Summer Rain

Sean amables entre sí – Usted puede hacer milagros con la bondad.
¡Un poco de bondad puede hacer una gran diferencia! – Santa Madre Teresa, 1910-1997

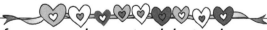

La fuerza sanadora natural dentro de nosotros es la máxima fuerza curativa.
– Hipócrates, Padre de la Medicina

*La ley, "**Pues todo lo que el hombre seimbre, eso también segará,**" está inscrito en letras de fuego en el portal de la Eternidad, y nadie la puede negar, nadie la puede burlar y nadie puede librarse de ella.*
    – Como Piensa un Hombre, James Allen, escritor británico, 1903

LOS MILAGROS DEL VINAGRE DE SIDRA DE MANZANA PARA UNA VIDA MÁS LARGA, MÁS SANA Y CON MAYOR FUERZA

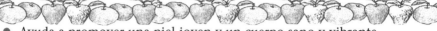

> *El viejo adagio es cierto:*
> *"Por día una manzana*
> *es cosa sana."*

- Ayuda a promover una piel joven y un cuerpo sano y vibrante
- Ayuda a eliminar la placa arterial, infecciones y toxinas corporales
- Ayuda a combatir gérmenes, virus, bacterias y moho en forma natural
- Ayuda a retrasar el inicio de la vejez en humanos, mascotas
  y animales de granja
- Ayuda a regular el metabolismo del calcio
- Ayuda a mantener la sangre en una consistencia adecuada
- Ayuda a regular la menstruación en las mujeres, alivia el
  Síndrome Premenstrual y las Infecciones del Tracto Urinario
- Ayuda a normalizar el pH de la orina, aliviando las ganas frecuentes de orinar
- Ayuda a la digestión, a la asimilación, y ayuda a balancear el pH
- Ayuda a aliviar la garganta irritada, laringitis, y picazón de garganta,
  además de limpiar la garganta y las toxinas de las encías
- Ayuda a proteger contra la intoxicación alimentaria y además
  brinda alivio si ocurriera
- Ayuda a desintoxicar el cuerpo para que los padezcan de sinusitis,
  asma, y gripe puedan respirar más fácil y más normalmente
- Ayuda a eliminar el acné, pie de atleta, alivia las quemaduras,
  y las quemaduras por sol
- Ayuda a evitar la picazón en el cuero cabelludo, la calvicie, y el cabello seco
- Ayuda a eliminar la caspa, urticaria, y herpes
- Ayuda a combatir la artritis, y ayuda a eliminar cristales y toxinas de las
  articulaciones, tejidos, órganos y del cuerpo entero
- Ayuda a controlar y normalizar el peso corporal

– Paul C. Bragg, ND., PhD., Paladín de la Salud,
Responsable del Origen de las Tiendas de Salud

Nuestras más sinceras bendiciones a ustedes, queridos amigos, quienes han hecho valiosas y plenas nuestras vidas al el leer nuestras enseñanzas sobre el estilo de vida natural, a como nuestro Creador lo diseñó para que lo siguiéramos. Él quiere que sigamos la ruta de la vida natural. Esto es lo que enseñamos en nuestros libros y cruzadas de salud en todo el mundo. Nuestras oraciones están dirigidas a usted y a sus seres queridos, para que obtengan lo mejor en salud y felicidad. Debemos seguir las leyes que Él ha dispuesto para nosotros, ¡para que podamos cosechar esta preciosa salud de forma física, mental, emocional, y espiritual!

Con Amor,   *Patricia*

¡TENGA UNA VIDA SALUDABLE CON MANZANAS!

El Vinagre de Sidra de Manzana Orgánica Cruda y Sin Filtrar de Bragg, con la Enzima Madre, es el alimento # 1 que yo recomiendo para detener la acidez gástrica, la enfermedad por reflujo, la flatulencia, la indigestión, y para mantener el balance vital ácido- base de el cuerpo, y la digestión.
– Gabriel Cousens, M.D., Autor, "Conscious Eating"

~ Haga copias del formulario de pedido para usar si los Libros Bragg no están disponibles en su área ~

LIBROS BRAGG INSTRUCTIVOS, AUTOSALUD

Escritos por la Primera Familia de Salud de Norteamérica
Biblioteca De Autosuperación Viva Más Más Fuerte – Más Saludable –

Cant.	Títulos de Libros BRAGG Health Science ISBN: 978-0-87790	Precio	$ Total
	Oferta de 10 Libros BRAGG – Especial de Mejore su Salud, Viva Más .... Costos Envío Gratis sólo 89.00		•
	(Por favor vea las siguientes 2 páginas para descripciones de los libros) – Estos libros están en Inglés		
	Vinagre de Sidra de Manzana – Sistema de Salud Milagroso – Más de 9 millones impresos............	9.95	•
	Estilo de Vida Saludable Bragg – Vida en Forma Vital hasta los 120 – simple, fácil de seguir	9.95	•
	Creación de Pies Fuertes y Saludables – Haga desaparecer los dolores – el Dr. Scholl dijo Es el mejor.......	9.95	•
	Programa de Condición Física de la Espalda – Para una Espalda Libre de Dolor y Fuerte	9.95	•
	El Milagro de el Ayuno – Biblia Bragg de la Salud, Rejuvenecimiento Físico y Longevidad............	11.95	•
	Corazón Saludable Bragg – Mantenga su Corazón y Sistema Cardiovascular Saludable y en Forma a Cualquier Edad	11.95	•
	Respiración para Súper Poder – Helps to Heal Asthma & Allergies............	11.95	•
	Creación de una Poderosa Fuerza Nerviosa – Incremente la Energía, Elimine la Fatiga, Estrés, Rabia, Ansiedad..........	11.95	•
	Agua, La Impactante Verdad – Que Puede Salvar su Vida – Detenga el Fluoruro! Aprenda cúal es el agua más segura para tomar....	11.95	•
	Recetas Saludables Vegetarianas – 700 Recetas Deliciosas, Nutritivas, Saludables	13.95	•
	Los libros Bragg listados abajo están disponibles en español		
	Vinagre de Sidra de Manzana – Sistema de Salud Milagroso – Más de 9 millones impresos............	9.95	•
	Estilo de Vida Saludable Bragg – Vivir De Forma Vital hasta los 120 – simple, fácil de seguir............	9.95	•
	Corazón Saludable Bragg – Mantenga su sistema cardiovascular saludable y en forma a cualquier edad	11.95	•

TOTAL DE COPIAS Los libros también disponibles como E-Libros – ver bragg.com
Todos los 10 libros electrónicos disponibles por $9.90.

TOTAL LIBROS $ •

Por favor Especifique: ☐ Cheque ☐ Giro Postal ☐ Tarjeta Crédito

Sólo Libros: Residentes de CA, impuestos del 8% •

Costos de Envío

(Sólo Fondos EE.UU.) **TOTAL LIBROS $** •

Cargue a: ☐ Visa ☐ Master Card ☐ Discover

Mes Año

VISA **MasterCard** **DISCOVER**

Tarjeta Expira

CVV #:

Número de tarjeta de crédito

Firma

Envío EE.UU. Por favor agregue $6 por el primer libro, $1 cada libro adicional
~ Envío y manejo gratis en EE.UU. 10 libro especial ~
Pedidos al detalle de más de $50 agregue sólo $10

Envío Internacional Para órdenes internacionales, envíenos un correo electrónico a la dirección: CustomerService@bragg.com o un fax al teléfono: 1-805-968-1001 con los datos de su pedido para una cotización de envío.

ÓRDENES CON TARJETA CRÉDITO SOLAMENTE
LLAME AL (800) 446-1990
8 am-4 pm PST • Lunes a Viernes
O ENVÍE UN FAX AL (805) 968-1001

Llamadas a oficina administrativas (805) 968-1020. Aceptamos MasterCard, Discover o VISA. Por favor prepare la orden usando este formulario de pedidos. Acelerará su llamada y le servirá como registro de pedido. Horario: 8 am to 4 pm Tiempo del Pacífico, Lunes a Viernes.
• Visite nuestro sitio Web: bragg.com • correo electrónico: bragg@bragg.com

Vea y Pida los Libros Encuadernados, Electrónicos, y también los Productos en el sitio www.bragg.com

Enviar a: **HEALTH SCIENCE, Box 7, Santa Barbara, CA 93102 EE.UU**

Por favor use letra imprenta o Impresora – asegúrese de brindar el número de calle y casa para facilitar la entrega.

Nombre

Dirección   No. Apt.

Ciudad   Estado   Código Postal   BOF 416

( )
Teléfono   Correo Electrónico

Los Libros Bragg están disponibles en la mayoría de las Tiendas de Salud – En todo el país (289)

Todos los precios de los libros y envío sujetos a cambiar en cualquier momento.

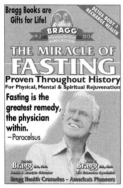
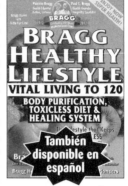
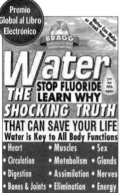
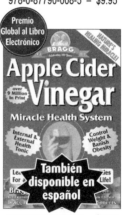
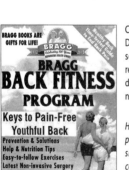
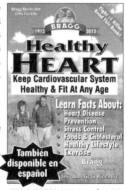
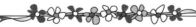

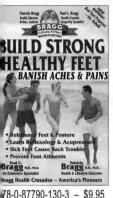
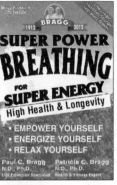
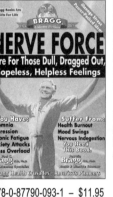
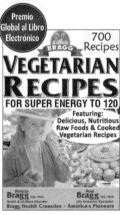

VINAGRE DE SIDRA DE MANZANA BRAGG Orgánico y Crudo
Con La Madre . . . El Milagro Delicioso Y Saludable De La Naturaleza

¡TENGA UNA VIDA SALUDABLE CON MANZANAS!

Votado como MEJOR por clientes y chefs

Nombrado MEJOR por las revistas Bon Appetit y Whole Foods

deliciousliving BEST AWARD BITE

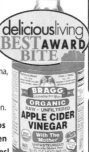

BRAGG
ORGANIC
RAW - UNFILTERED
APPLE CIDER VINEGAR
With The Mother
UNPASTEURIZED
16oz, 32oz, Galones

En el año 400 A.C. Hipócrates, el Padre de la Medicina, usó el Vinagre de Sidra de Manzana por sus poderosas cualidades naturales de desintoxicación, limpieza y milagrosas de sanación.

Si su Tienda Favorita no le ofrece Productos y Libros Bragg – ¡Pídales que se comuniquen con su Distribuidor para tenerlos disponibles!

O pueden llamar a Bragg al
1-800-446-1990 entre semana de 8-4pm

BENEFICIOS INTERNOS:
- Ayuda A Normalizar Y Controlar El Peso
- Rico En Potasio Y Enzimas Milagrosos
- Antibiótico, Luchador Contra Gérmenes E ITU Natural
- Ayuda A Eliminar Toxinas Y Residuos Del Cuerpo
- Mejora La Digestión Y Ayuda A Balancear El pH
- Alivia La Garganta Adolorida Y Seca Y La Intoxicación Alimentaria
- Ayuda A Eliminar Placa De Las Arterias E Infecciones
- Ayuda A Combatir La Artritis Y La Rigidez

BENEFICIOS EXTERNOS:
- Ayuda A Promover Un Cuerpo Joven Y Saludable
- Ayuda A Promover Y Mantener Una Piel Saludable
- Alivia Las Quemaduras De Sol, Piquietes Y Pruritos
- Ayuda A Aliviar La Caspa Y El Cuero Cabelludo Con Comezón
- Ayuda A Sanar El Acné, Espinillas Y Herpes Zóster
- Ayuda A Aliviar Las Articulaciones Y Músculos Adoloridos

AMINOS LÍQUIDOS TOTALMENTE NATURALES DE BRAGG
Condimente De Forma Saludable Con 16 Aminoácidos – Una Alternativa Saludable En Vez De Salsa Tamari Y De Soya

AMINOS LÍQUIDOS DE BRAGG — Sabor que le encantará, Nutrición que necesita . . . un favorito de toda la familia por más de 88 años. Deliciosa y nutritiva proteína renovadora de vida de frijoles de soya saludables y certificados no transgénicos solamente. Agregue o rocíe sobre guisos, tofu, sopas, salsas, arroz, frijoles, patatas, vegetales, inclusive rosetas de maíz, etc. También como un consomé energizante en la oficina, casa o gimnasio. Reemplazo saludable para las salsas Tamari, Inglesa y de Soya. Empiece hoy, agregue 16 Aminoácidos vitales a su dieta diaria para una vida saludable – ¡de la Manera fácil con AMINOS LÍQUIDOS BRAGG! ¡AGREGUE O ROCÍE para NUEVAS DELICIAS DE SABOR! PUESTO A PRUEBA Y DISFRUTADO POR MILLONES.

El condimento más saludable todo propósito de América

vaso de 10 oz 16oz, 32oz, Galones, rociador de 6oz

Healthy Living
PEOPLE'S CHOICE AWARD

BRAGG
LIQUID AMINOS
ALL PURPOSE SEASONING
NATURAL SOY SAUCE ALTERNATIVE

deliciousliving AWARD

NON GMO Project VERIFIED nongmoproject.org

Agregue O Rocíe Aminos Bragg Tiene Nuevas Delicias De Sabor Para Condimentar:			Puros Frijoles De Soya Y Agua Purificada Solamente:
• Tofu	• Aderezos	• Arroz/Frijoles	▪ No Tiene Azúcar Agregado
• Salteados	• Sopas	• Comidas En Wok	▪ No Tiene Colorantes
• Tempeh	• Aves	• Salsas de carne	▪ No Tiene Preservantes
• Salsas	• Pescado	• Carnes	▪ No Está Fermentado
• Vegetales	• Guisos	• Rosetas De Maíz	▪ No Tiene Químicos
• Ensaladas	• Patatas	• Macrobióticos	▪ No Tiene Aditivos
			▪ No Tiene Trigo Ni Gluten

vaso de 10 oz

BRAGG Organic
COCONUT LIQUID AMINOS

AMINOS LÍQUIDOS DE COCO BRAGG →
Sazonador todo propósito — Delicioso y Nutritivo hecho con cocos saludables Certificados como orgánicos y no transgénicos

ACEITE DE OLIVA EXTRA VIRGEN ORGÁNICO DE BRAGG
Delicioso, Extra-virgen, no refinado, de primera presión en frío

GANADOR DE PREMIOS!

SILVER
Olive Oil Award

BRAGG
World's Finest
ORGANIC
Extra Virgin
OLIVE OIL
First Cold Pressed
16oz, 32oz, Galones

Hecho 100% de Aceitunas Arbequina cultivadas orgánicamente que continuamente brinda la mejor calidad y sabor. Un aceite saludable para el corazón que es un antioxidante, rico en ácido oleico y vitamina E, que ayuda a normalizar el colesterol y la presión sanguínea. Tiene un cuerpo delicioso y suave, con un ligero regusto, que agrega el mejor sabor y aroma a las ensaladas, vegetales, pasta, pesto, salteados, patatas y la mayoría de las comidas – inclusive rosetas de maíz.

VINAGRETA O MARINADA DE ACEITE DE OLIVA BRAGG
- •1/3 de taza de Aceite de Oliva Extra Virgen Orgánico de Bragg
- •1/2 taza de Vinagre de Sidra de Manzana Orgánico de Bragg
- •1/2 cucharadita de Aminos Líquidos Bragg (condimento todo propósito)
- •1/4 de cucharadita Sprinkle de Bragg (24 hierbas y especias)
- •1 a 2 cucharaditas de Miel cruda   •1 a 2 dientes de ajo, picados fino
- •1/2 cucharadita de jengibre fresco, rallado   •Mezcle todo junto

También usado por todo el mundo como un tónico de belleza para la salud de la piel (Patricia lo usa a diario sobre cara y piel). En el año 400 A.C. el Padre de la Medicina, Hipócrates, usó y escribió sobre los grandes beneficios de salud del aceite de oliva

292

VINAGRE DE SIDRA DE MANZANA ORGÁNICO BRAGG

TAMAÑO	PRECIO		$ TOTAL	TAMAÑO			$ Total	$ Monto
16 oz.	$4.09 Cada uno	Cant		16 oz.	$44.00 Caja ESPECIAL /12	Cant		•
32 oz.	$6.39 Cada uno	Cant		32 oz.	$69.00 Caja ESPECIAL /12	Cant		•
1 gal.	$20.79 Cada uno	Cant		1 gal.	$75.00 Caja ESPECIAL /4	Cant		•

Gastos de ENVIO FEDEX / UPS para EE.UU.:
16 oz: Por favor agregue $10 para la primera botella y $2 por cada botella adicional
32 oz: Por favor agregue $12 para la primera botella y $3 por cada botella adicional
Galón: 1ra botella: CA $12 • PST/MST $14 • CST $16
EST $18 + agregue $8 por botella adicional

CAJA ESPECIAL – ENVÍO FEDEX/UPS para EE.UU. Costo por zona horaria:
16 oz: CA $15 • PST/MST $17 • CST $25 • EST $28
32 oz: CA $20 • PST/MST $23 • CST $38 • EST $45
Galón: CA $17 • PST/MST $22 • CST $34 • EST $40

VINAGRE BRAGG $	•
GASTOS DE ENVÍO	•
TOTAL $	•

AMINOS LÍQUIDOS BRAGG

TAMAÑO	PRECIO		$ TOTAL	TAMAÑO			$ Total	$ Monto
6 oz.	$3.79 Cada uno	Cant		6 oz.	$83.00 Caja ESPECIAL /24	Cant		•
10 oz.	$4.69 Cada uno	Cant		10 oz.	$51.00 Caja ESPECIAL /12	Cant		•
16 oz.	$4.99 Cada uno	Cant		16 oz.	$54.00 Caja ESPECIAL /12	Cant		•
32 oz.	$8.19 Cada uno	Cant		32 oz.	$90.00 Caja ESPECIAL /12	Cant		•
1 gal.	$29.99 Cada uno	Cant		1 gal.	$104.00 Caja ESPECIAL /4	Cant		•

AMINOS LÍQUIDOS DE COCO BRAGG

TAMAÑO	PRECIO		$ TOTAL	TAMAÑO			$ Total	$ Monto
10 oz.	$6.95 Cada uno	Cant		10 oz.	$75.00 Caja ESPECIAL /12	Cant		•

Gastos de ENVIO FEDEX / UPS para EE.UU.:
6/10/16 oz: Por favor agregue $10 para la primera botella y $2 por cada botella adicional
32 oz: Por favor agregue $12 para la primera botella y $3 por cada botella adicional
Galón: 1ra botella: CA $12 • PST/MST $14 • CST $16
EST $18 + agregue $8 por botella adicional

CAJA ESPECIAL – Costo por zona horaria:
6 oz: CA $12 • PST/MST $14 • CST $20 • EST $21
10/16: CA $15 • PST/MST $17 • CST $25 • EST $28
32 oz: CA $17 • PST/MST $20 • CST $35 • EST $38
Galón: CA $19 • PST/MST $24 • CST $38 • EST $45

AMINOS BRAGG $	•
GASTOS DE ENVÍO	•
TOTAL $	•

ACEITE DE OLIVA ORGÁNICO BRAGG

TAMAÑO	PRECIO		$ TOTAL	TAMAÑO			$ Total	$ Monto
16 oz.	$13.39 Cada uno	Cant		16 oz.	$145.00 Caja ESPECIAL /12	Cant		•
32 oz.	$21.59 Cada uno	Cant		32 oz.	$233.00 Caja ESPECIAL /12	Cant		•
1 gal.	$69.99 Cada uno	Cant		1 gal.	$252.00 Caja ESPECIAL /4	Cant		•

Gastos de ENVIO FEDEX / UPS para EE.UU.:
16 oz: Por favor agregue $10 para la primera botella y $2 por cada botella adicional
32 oz: Por favor agregue $12 para la primera botella y $3 por cada botella adicional
Galón: 1ra botella: CA $12 • PST/MST $14 • CST $16
EST $18 + agregue $8 por botella adicional

CAJA ESPECIAL – ENVÍO FEDEX/UPS para EE.UU. Costo por zona horaria:
16 oz: CA $15 • PST/MST $17 • CST $25 • EST $28
32 oz: CA $20 • PST/MST $23 • CST $38 • EST $45
Galón: CA $17 • PST/MST $20 • CST $34 • EST $37

ACEITE OLIVA BRAGG $	•
GASTOS DE ENVÍO	•
TOTAL $	•

El Vinagre de Sidra de Manzana, los Aminos Líquidos y el Aceite de Oliva son alimentos y no sujetos a impuestos

Por favor Especifique: ☐ Cheque ☐ Giro Postal ☐ Tarjeta Crédito

Cargue a: ☐ Visa ☐ Master Card ☐ Discover

Mes   Año

VISA   **MasterCard**   **DISCOVER NETWORK**

Tarjeta Expira

CVV #:

Número de tarjeta de crédito

Firma

ÓRDENES CON TARJETA CRÉDITO
LLAME AL **(800) 446-1990**
8 am-4 pm PST • Lunes a Viernes
O ENVÍE UN FAX AL **(805) 968-1001**

Llamadas a oficina administrativas al (805) 968-1020. Aceptamos MasterCard, Discover o VISA. Por favor prepare la orden usando este formulario de pedidos. Acelerará su llamada y le servirá como registro de pedido. Horario: 8 am to 4 pm Tiempo del Pacífico, Lunes a Viernes.
• Visite: www.bragg.com • correo electrónico: bragg@bragg.com

Enviar a: HEALTH SCIENCE, Box 7, Santa Barbara, CA 93102 EE.UU.

Por favor use letra imprenta o Impresora – asegúrese de brindar el número de calle y casa para facilitar la entrega

Nombre

Dirección   No. Apt.

Ciudad   Estado   Código Postal   BOF 416

( )
Teléfono   Correo Electrónico

293

Productos para la Salud Bragg disponibles en la mayoría de las Tiendas de Salud y Departamentos de Salud de Abarrotes en todo el país

*Todos los precios de los productos y de envío están sujetos a cambiar en cualquier momento.

DISFRUTE DE TODOS LOS 8 DELICIOSOS Y SALUDABLES ADEREZOS DE ENSALADA Y MARINADAS DE BRAGG

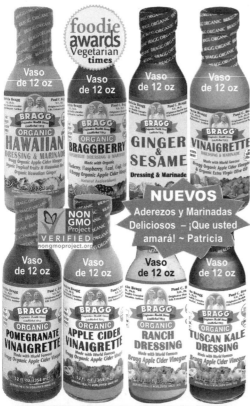

NUEVOS
Aderezos y Marinadas Deliciosos – ¡Que usted amará! ~ Patricia

HAWAIIANO: Trae el Sabor del Aloha a las ensaladas, vegetales, salteados y otros alimentos saludables. Sabores secretos hawaiianos que le encantarán

BAYAS BRAGG: Le trae nuevas delicias de sabor, con Arándanos Azules, Frambuesas, Acai, Goji y Uva. Bajo en grasa y con antioxidantes naturales

JENGIBRE Y AJONJOLÍ: Este Aderezo Saludable Bragg está basado en los deliciosos sabores de nuestros famosos Aminos Líquidos Bragg y el sabor dulce y ligeramente ácido del jengibre. ¡Grandioso sobre ensaladas y vegetales!

VINAGRETA BRAGG: Haga que su ensalada sea especial con su sabor ligeramente ácido y gustoso. Mezcla de Aceite de Oliva Extra Virgen Orgánico de Bragg, Vinagre de Sidra de Manzana Orgánica de Bragg, Aminos Líquidos de Bragg, ajo, cebolla, miel cruda y deliciosas hierbas orgánicas.

GRANADO: Aderezo sin grasa, delicioso y gustoso, bajo en calorías para ensaladas y vegetales.

VINAGRETA DE SIDRA DE MANZANA: Aderezo delicioso, gustoso y sin grasa para ensaladas y vegetales. Hecho con el mundialmente famoso Vinagre de Sidra de Manzana Orgánica Bragg.

ADEREZO RANCH: A Un aderezo cremoso, sustancioso en sabor y delicioso para ensaladas y otras comidas favoritas. Contiene lo mejor de ingredientes orgánicos incluyendo el Vinagre de Sidra de Manzana Orgánica Bragg. Es el aderezo orgánico y dip perfecto para comidas y fiestas.

BERZA TOSCANA: Una vinagreta deliciosa y acidita para ensaladas y un sazonador lleno de sabor para sus vegetales. Especialmente creada como el aderezo perfecto para la saludable berza o col rizada y otras ensaladas verdes.

BRAGG SPRINKLE
24 Hierbas y Especias Orgánicas

Este viejo favorito está de nuevo disponible. Bragg Sprinkle fue creado en 1931 por Paul C. Bragg, Pionero de Salud y Creador de las Tiendas de Alimentos Saludables. El Sprinkle Orgánico agrega nuevos sabores saludables, deliciosos a la mayoría de las recetas y comidas. Está libre de sal, sin aditivos, preservantes o rellenos

BRAGG ORGANIC KELP SEASONING

Este original condimento de Alga Orgánico está hecho de algas marinas secadas al sol de las nítidas aguas del Océano Atlántico combinadas con 24 hierbas y especias totalmente orgánicas. Es un delicioso y saludable condimento para casi todas las recetas y comidas, y está especialmente indicado en dietas bajas en sodio.

Condimento de Levadura Nutricional Delicioso de BRAGG
¡GRAN SABOR!

Nutricionalmente diseñado para ayudar a cumplir con las necesidades nutricionales de los vegetarianos, veganos y cualquiera que desee una buena fuente de vitaminas B12 y Complejo B. Su sabor similar al queso lo hace un delicioso y saludable condimento e ingrediente para rociar encima de las comidas

- Libre De Gluten • No Transgénico
- Sin Sal • Sin Azúcar • Sin Lácte
- Sin Colores Artificiales Ni Preservantes
- Sin Productos De Cervecería
- Sin Candida Albicans
- Certificado Como Vegetariano y Kosher

294

Uno es lo que come, bebe, respira, piensa, dice y hace! – Patricia Bragg, ND, PhD.

ADEREZOS PARA ENSALADAS Y MARINADAS BRAGG

TODOS LOS ADEREZOS/MARINADAS: 12 oz. – $6.49 cada uno o $35 caja ESPECIAL / 6   **$ Total**   **$ Monto**

Jengibre y Ajonjolí	Cant		Hawaiiano Bragg	Cant		.
Vinagreta Bragg	Cant		Vinagreta Sidra Manzana	Cant		.
BraggBerry	Cant		Vinagreta de Granado	Cant		.
Aderezo Ranch	Cant		Aderezo Berza Toscano	Cant		.

Gastos de ENVIO FEDEX / UPS para EE.UU.:	**CAJA ESPECIAL – ENVÍO FEDEX/UPS**	**ADEREZOS** $	.
Por favor agregue $10 para la primera 3 botellas	**para EE.UU. Costo por zona horaria:**	**BRAGG**	
$2 por cada botella adicional	CA $11 • PST/MST $12 • CST $14 • EST $16	**GASTOS DE ENVÍO**	.

TOTAL $.

BRAGG LEVADURA NUTRICIONAL

TAMAÑO   PRECIO $ TOTAL   TAMAÑO $ Total $ Monto

4.5 oz. $ 6.69 Cada uno	Cant		4.5 oz. $ 73.00 Caja ESPECIAL /12	Cant		.

Gastos de ENVIO FEDEX / UPS para EE.UU.:	**CAJA ESPECIAL – ENVÍO FEDEX/UPS**	**LEVADURA** $	.
Por favor agregue $10 para la primera 3 botellas	**para EE.UU. Costo por zona horaria:**	**BRAGG**	
$2 por cada botella adicional	CA $10 • PST/MST $10 • CST $12 • EST $15	**GASTOS DE ENVÍO**	.

TOTAL $.

BRAGG SPRINKLE

TAMAÑO   PRECIO $ TOTAL   TAMAÑO $ Total $ Monto

1.5 oz. $ 4.99 Cada uno	Cant		1.5 oz. $ 54.00 Caja ESPECIAL /12	Cant		.

Gastos de ENVIO FEDEX / UPS para EE.UU.:	**CAJA ESPECIAL – ENVÍO FEDEX/UPS**	**SPRINKLES** $	.
Por favor agregue $10 para la primera 3 botellas	**para EE.UU. Costo por zona horaria:**	**BRAGG**	
$2 por cada botella adicional	CA $10 • PST/MST $10 • CST $12 • EST $15	**GASTOS DE ENVÍO**	.

TOTAL $.

BRAGG ALGAS MARINAS ORGÁNICAS

TAMAÑO   PRECIO $ TOTAL   TAMAÑO $ Total $ Monto

2.7 oz. $ 4.99 Cada uno	Cant		2.7 oz. $ 54.00 Caja ESPECIAL /12	Cant		.

Gastos de ENVIO FEDEX / UPS para EE.UU.:	**CAJA ESPECIAL – ENVÍO FEDEX/UPS**	**ALGAS MARINAS** $	.
Por favor agregue $10 para la primera 3 botellas	**para EE.UU. Costo por zona horaria:**	**BRAGG**	
$2 por cada botella adicional	CA $10 • PST/MST $10 • CST $12 • EST $15	**GASTOS DE ENVÍO**	.

Los aderezos, levadura, sprinkle y algas marinas BRAGG son alimentos y no están sujetos a impuestos   **TOTAL $**   .

Por favor Especifique: ☐ Cheque   ☐ Giro Postal   ☐ Tarjeta Crédito

Cargue a: →   ☐ Visa   ☐ Master Card   ☐ Discover

Mes   Año

VISA   **MasterCard**   **DISCOVER** NETWORK

CVV #:

Tarjeta Expira

Número de tarjeta de crédito

Firma

ÓRDENES CON TARJETA CRÉDITO
LLAME AL **(800) 446-1990**
8 am-4 pm PST • Lunes a Viernes
O ENVÍE UN FAX AL **(805) 968-1001**

Llamadas a oficina administrativas al **(805) 968-1020.**
Aceptamos MasterCard, Discover o VISA. Por favor prepare la orden usando este formulario de pedidos. Acelerará su llamada y le servirá como registro de pedido. Horario: 8 am to 4 pm Tiempo del Pacífico, Lunes a Viernes.
• Visite: www.bragg.com • correo electrónico: bragg@bragg.com

Enviar a: HEALTH SCIENCE, Box 7, Santa Barbara, CA 93102 EE.UU.

Por favor use letra imprenta o Impresora – asegúrese de brindar el número de calle y casa para facilitar la entrega

Nombre

Dirección   **No. Apt.**

Ciudad   **Estado**   **Código Postal**   BOF 416

(   )
Teléfono   **Correo Electrónico**

Productos para la Salud Bragg disponibles en la mayoría de las Tiendas de Salud y Departamentos de Salud de Abarrotes en todo el país   **295**

*Todos los precios de los productos y de envío están sujetos a cambiar en cualquier momento.

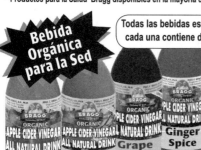

Bebida Orgánica para la Sed

Todas las bebidas están en botella de vidrio de 16 oz., cada una contiene dos porciones de 8 oz. cada una.

NUEVO

Apple Cider Vinegar & Honey

Apple - Cinnamon

Grape Acai

Ginger Spice

Limeade

Apple Cider Vinegar & Herb Stevia

Para Aumentar la Energía

Pomegranate Goji

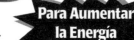

"Amo las Bebidas Saludables de Vinagre de Sidra de Manzana Bragg. Son mi secreto de secretos."
– Katy Perry, Seguidora de Bragg

BRAGG
Bebidas Saludables de VINAGRE DE SIDRA DE MANZANA
ORGÁNICA

Disfrute del saludable beneficio y sabor del Vinagre de Sidra de Manzana Orgánica BRAGG en bebidas de salud refrescantes y energizantes. Delicioso e ideal energizante para la casa, oficina, gimnasio o deportes. Perfecto si se toma para la sed y como bebida energizante saludable.

Los científicos de la Universidad del Estado de Arizona reportan que un vaso de 8 oz de la bebida Bragg VSM-Estevia Dulce muestra potencial de manejo de azúcar en sangre. Ver estudio en la red: FoodNavigator-usa.com

Ver opciones deliciosas de BEBIDAS:
- VSM & Miel • Granado y Baya Goji • Uva Concord -Acai
- VSM y Estevia • Manzana-canela • Especias y Jengibre • Lima

Mezcla de Concentrado de VINAGRE DE SIDRA
DE MANZANA Y MIEL ORGÁNICA BRAGG

Nuevo

Vaso de 16 oz, 32 oz

Hechas Con El "Mundialmente Famoso" Vinagre De Sidra De Manzana Bragg Y Miel Orgánica Cruda

Una mezcla de concentrados deliciosa y orgánica del famoso Vinagre de Sidra de Manzana Orgánica Bragg y Miel Orgánica. Úselo para hacer sus propias Bebidas de Vinagre de Sidra de Manzana Bragg y además es delicioso para verter por encima de cereales, frutas frescas, yogur, ensaladas, vegetales, sopas o bien para usar como marinada para salteados y otras recetas.

En el año 400 A.C. Hipócrates, el Padre De La Medicina, usó El Vinagre De Sidra De Manzana por sus cualidades naturales desintoxicantes, limpiadoras, sanadoras y energizantes. Hipócrates recetaba el VSM mezclado con miel por sus propiedades de salud.

Por favor visite:
BRAGGZYME®.com

Yo tomo 3 tapitas diariamente al levantarme. – Patricia

Poderosas enzimas sistémicas para un estilo de vida activo y soporte para el corazón

El Dr. Paul C. Bragg, fue el primero en introducir los suplementos de enzimas en 1931. Ahora Bragg Health Science está orgullosa de presentar el suplemento enzimático más avanzado, Braggzyme – que contiene una Fórmula de Complejos de 500 mg poderosa (Nattokinasa, Serrapeptase, Bromelaína, Papaína, Proteasa y Lipasa).

Las Enzimas Sistémicas Superiores BRAGGZYME™ proporcionan soporte nutricional y cardiovascular necesario para ayudar a mantener una respuesta inflamatoria normal y mantener niveles seguros de fibrina para un sistema cardiovascular saludable!* Braggzyme no contiene derivados animales, sabores artificiales, colorantes artificiales, levaduras o trigo.

120 Cápsulas vegetales

- Soporte enzimático para corazón, sistema inmune, espalda, articulaciones, tendones, y músculos.*
- 4,500 Unidades Fibrinolíticas (UF) por tapa para ayudar a normalizar niveles saludables de fibrina.*
- Dispara los niveles de energía – infunde con oxígeno dador de vida en cada célula del cuerpo.*
- Ayuda a eliminar los niveles de fibrina peligrosos para un flujo sanguíneo más saludable.*
- Soporte nutricional para ayudar a mantener una respuesta inflamatoria normal.*
- Ayuda a mantener sus manos y pies y todo el cuerpo caliente.*
- Ayuda a mantener su memoria y cerebro más agudos.*
- 100% Seguro, Fórmula Totalmente Vegetariana en cap. Veg. de clorofila.

*Estas afirmaciones no han sido evaluadas por la FDA. Este producto no está hecho para diagnosticar, tratar, curar ni prevenir ninguna enfermedad.

BEBIDAS ORGÁNICAS DE VINAGRE DE SIDRA DE MANZANA

TODAS BEBIDAS VINAGRE DE SIDRA MANZANA: 16 oz. – $2.59 cada una or $28 caja ESPECIAL / 12 $ Total   **$ Monto**

Producto			Producto		
Original VSM y Miel	Cant		Uva-Acai	Cant	•
Jengibre y especias	Cant		Lima	Cant	•
Canela-Manzana	Cant		Granado y goji	Cant	•
VSM Y Estevia	Cant				•

CUADRO DE ENVÍO PARA BEBIDAS DE VINAGRE

Número de botellas	CA	PST/MST	CST	EST
1-2 botellas	$9.00	$9.00	$10.00	$15.00
3-4 botellas	$9.00	$9.00	$12.00	$15.00
5-6 botellas	$10.00	$10.00	$14.00	$15.00
7-12 botellas	$12.00	$15.00	$23.00	$28.00
Caja ESPECIAL /12	$12.00	$15.00	$23.00	$28.00

BEBIDAS VSM BRAGG	$ •
GASTOS DE ENVÍO	
TOTAL $	•

Por favor llame primero a Tiendas de Salud y Abarrotes, pues muchas ya venden Productos de Salud Bragg o visite el sitio web: bragg.com

BRAGG MEZCLA DE CONCENTRADO MIEL ORGÁNICA y VINAGRE DE SIDRA DE MANZANA ORGÁNICA

TAMAÑO	PRECIO	$ TOTAL	TAMAÑO		$ Total	**$ Monto**
16 oz.	$ 8.99 Cada uno	Cant	16 oz. $ 97.00 Caja ESPECIAL /12	Cant		•
32 oz.	$ 15.99 Cada uno	Cant	32 oz. $ 172.00 Caja ESPECIAL /12	Cant		•

Gastos de ENVIO FEDEX / UPS para EE.UU.:
16 oz: Por favor agregue $10 para la primera botella y $2 por cada botella adicional
32 oz: Por favor agregue $12 para la primera botella y $3 por cada botella adicional

CAJA ESPECIAL – ENVÍO FEDEX/UPS para EE.UU. Costo por zona horaria:
16 oz: CA $15 • PST/MST $17 • CST $25 • EST $30
32 oz: CA $22 • PST/MST $28 • CST $42 • EST $50

MEZCLA BRAGG	$ •
GASTOS DE ENVÍO	
TOTAL $	•

BRAGGZYME – Enzimas Sistemicas

TAMAÑO	PRECIO	$ TOTAL	TAMAÑO		$ Total	**$ Monto**
120 cap	$ 43.95	Cant	120 cap $483.00 Caja ESPECIAL /12	Cant		•

Para el BRAGGZYME, no hay cobro de envío

LAS BEBIDAS DE VINAGRE DE SIDRA DE MANZANA Y LA MEZCLA DE CONCENTRADO DE MIEL BRAGG son alimentos y no están sujetas a impuestos!

BRAGGZYME	$ •
Impuestos de ventas para BRAGGZYME Solamente los Residentes de CA agreguen impuesto del 8%	
TOTAL	$ •

Por favor Especifique: ☐ Cheque   ☐ Giro Postal   ☐ Tarjeta Crédito

Cargue a: ☐ Visa   ☐ Master Card   ☐ Discover

Mes   Año

VISA   **MasterCard**   **DISCOVER** NETWORK

Tarjeta Expira

CVV #:

Número de tarjeta de crédito

Firma

ÓRDENES CON TARJETA CRÉDITO
LLAME AL **(800) 446-1990**
8 am-4 pm PST • Lunes a Viernes
O ENVÍE UN FAX AL **(805) 968-1001**

Llamadas a oficina administrativas al (805) 968-1020. Aceptamos MasterCard, Discover o VISA. Por favor prepare la orden usando este formulario de pedidos. Acelerará su llamada y le servirá como registro de pedido. Horario: 8 am to 4 pm Tiempo del Pacífico, Lunes a Viernes.
• Visite: www.bragg.com • correo electrónico: bragg@bragg.com

Enviar a: HEALTH SCIENCE, Box 7, Santa Barbara, CA 93102 EE.UU.

Por favor use letra imprenta o Impresora – asegúrese de brindar el número de calle y casa para facilitar la entrega

Nombre

Dirección _____ No. Apt.

Ciudad _____ Estado _____ Código Postal _____ BOF 416

( ) _____ Teléfono _____ Correo Electrónico

Productos para la Salud Bragg disponibles en la mayoría de las Tiendas de Salud y Departamentos de Salud de Abarrotes en todo el país

*Todos los precios de los productos y de envío están sujetos a cambiar en cualquier momento.

Suscríbase para recibir boletines de salud gratis

Patricia quiere mantenerse en contacto con usted, sus familiares, y amigos sobre los más recientes Descubrimientos de Salud, Nutrición y Longevidad. Por favor incluya una estampilla para cada nombre de EE.UU. enumerado o visite *www.bragg.com* y suscríbase gratis para literatura sobre salud.

Con Bendiciones de Salud, Paz y Agradecimiento

Por favor copie, luego escriba en imprenta claramente y envíe a:

CRUZADAS DE SALUD BRAGG, Apartado Postal 7, Santa Barbara, CA 93102

Nombre

Dirección　　　　　　　　　　　　　　　　No. Apt.

Ciudad　　　　　　　　Estado　　　　　Código Postal

Teléfono (　　) 　　Correo Electrónico

Nombre

Dirección　　　　　　　　　　　　　　　　No. Apt.

Ciudad　　　　　　　　Estado　　　　　Código Postal

Teléfono (　　) 　　Correo Electrónico

Nombre

Dirección　　　　　　　　　　　　　　　　No. Apt.

Ciudad　　　　　　　　Estado　　　　　Código Postal

Teléfono (　　) 　　Correo Electrónico

Nombre

Dirección　　　　　　　　　　　　　　　　No. Apt.

Ciudad　　　　　　　　Estado　　　　　Código Postal

Teléfono (　　) 　　Correo Electrónico

Nombre

Dirección　　　　　　　　　　　　　　　　No. Apt.

Ciudad　　　　　　　　Estado　　　　　Código Postal

Teléfono (　　) 　　Correo Electrónico

Cruzadas de Salud Bragg distribuyendo salud por el mundo desde 1912

PATRICIA BRAGG, N.D., Ph.D.
Paladín de la Salud y Ángel de Salud y Sanación

Autora, Conferencista, Nutricionista, Educadora de Salud y Estilo de Vida para Líderes Mundiales, Estrellas de Hollywood, Cantantes, Atletas, etc. y millones

Patricia es una paladina de la salud 100% dedicada con una pasíon como la de su padre, Paul C. Bragg, autoridad reconocida mundialmente en salud. Patricia ha ganado su propia fama internacional en este campo. Ella lleva a cabo los Seminarios Bragg sobre Salud y Condición Física para convenciones y para grupos de mujeres, hombres y jóvenes, y de iglesia alrededor del mundo y promueve vivir la vida con el Estilo de Vida Saludable Bragg y con Libros "Instructivos, Autoayudaen salud" en programas de radio y television alrededor del mundo de habla inglesa. Consultores para Presidentes y la Realeza, para Estrellas de la Pantalla, Televisión y el Tablado, y para Atletas campeones, Patricia y su padre han escrito conjuntamente la Biblioteca de Salud Bragg de Libros instructivos e inspiradores que promueven un estilo de vida más saludable para una vida larga, saludable y feliz.

Patricia misma es el símbolo de la salud y de la juventud perpetua, y de la energía femenina radiante. Es un ejemplo viviente y brillante de los preceptos de estilo de vida saludable de su padre y de ella misma, y ama compartir esto de forma mundial.

Como californeana de quinta generación por el lado de su madre, Patricia fue criada usando el Método de Salud Natural de Bragg desde la infancia. En la escuela, no solo descolló en atletismo, sino que también ganó galardones por sus estudios y sus consejos. Es una gran música y bailarina… así como tenista y escaladora… y la mujer más joven que haya obtenido una patente de EE.UU. Patricia es una Profesora de Salud popular y dotada, y una popular y solicitada visita en programas de entrevistas en la radio y televisión, donde regularmente difunde el Estilo de Vida Saludable Bragg, sencillo y fácil de seguir para todas las personas de todas las edades.

El cuerpo del hombre es su vehículo en la vida, su templo terrenal… y el Creador nos quiere llenos de gozo y salud para una vida más fructífera. Las Cruzadas Bragg de Salud y Condición Física (3 Juan 2) la ha llevado alrededor del mundo más de 20 veces – difundiendo salud y gozo físicos, emocionales, mentales y espirituales. La salud es nuestro derecho por nacimiento, y Patricia enseña cómo prevenir la destrucción de nuestra salud por causa de hábitos de un estilo de vida incorrecto hecho por el hombre.

Patricia ha sido una Consultora de Salud para Presidentes Norteamericanos, Realeza Británica, hasta para Triatletas Campeones y Betty Cuthbert, la "chica dorada" de Australia (16 records mundiales y 4 medallas de oro de carrera olímpica) y para la estrella triatleta y de carrera olímpica de Nueva Celanda, Allison Roe. Entre aquellos que la buscan para que les brinde consejo se encuentran algunas de las principales estrellas de Hollywood, desde Clint Eastwood hasta el grupo de canto siempre juvenil de The Beach Boys y sus familias, Estrellas Cantoras de la Ópera Metropolitana y principales bailarines del Ballet. El mensaje de Patricia simpatiza mucho a personas de todas las edades, nacionalidades y tipos de vida. Quienes siguen el Estilo de Vida Saludable de Bragg y asisten a las Cruzadas Bragg alrededor del mundo son testimonios vivientes… ¡como el súper atleta sin edad Jack LaLanne, quien a la edad de 15 años pasó de la enfermedad a la Salud y Condición Física Totales.

Patricia le inspira a que Renueve, Rejuvenezca y Revitalice su vida con los libros y Cruzadas de Salud mundiales del "Estilo de Vida Saludable Bragg". ¡Millones se han beneficiado de estos eventos cambiadores de vida con una vida más larga y más saludable! Ella ama compartir con su comunidad, organización, grupo religioso, etc. Además, es una perfecta invitada a programas de entrevista de radio y televisión para difundir el mensaje de vivir el estilo de vida saludable. Vea y escuche a Patricia en la red: bragg.com or on YouTube.com/PatriciaBragg. Para obtener una entrevista de radio o una solicitud de conferencia, escriba o envíe un correo electrónico a: **patricia@bragg.com**

CRUZADAS DE SALUD BRAGG, Apartado Postal 7, Santa Barbara, CA 93102, EE.UU.